"十二五"国家重点图书

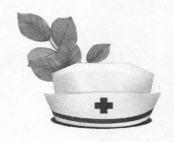

灾害护理学

Zaihai Hulixue

U0251876

主　　编	胡秀英	成翼娟		
副 主 编	陈　茜	吴小玉	叶　磊	刘逸文
编　　者	（按姓氏汉语拼音排序）			
	陈华英	陈　茜	陈　龑	成翼娟　淳雪丽
	胡秀英	黄雪花	李小麟	廖再波　刘　敏
	刘逸文	刘祚燕	龙　纳	罗碧如　申文武
	王　恒	王　磊	吴冬梅	吴琳娜　吴小玉
	吴学华	杨　玲	叶　磊	张雪梅　赵秀芳
秘　　书	刘祚燕	王　恒	陈　龑	
特别指导	山本あい子			

四川大学出版社

特约编辑:许　奕
责任编辑:朱辅华
责任校对:唐明超
封面设计:米茄设计工作室
责任印制:李　平

图书在版编目(CIP)数据

灾害护理学 / 胡秀英，成翼娟主编. —成都：四
川大学出版社，2013.2
ISBN 978－7－5614－6518－9

Ⅰ.①灾…　Ⅱ.①胡…　②成…　Ⅲ.①灾害－护理学
Ⅳ.①R47

中国版本图书馆 CIP 数据核字（2013）第 035450 号

书　名	灾害护理学
主　编	胡秀英　成翼娟
出　版	四川大学出版社
地　址	成都市一环路南一段 24 号 (610065)
发　行	四川大学出版社
书　号	ISBN 978－7－5614－6518－9
印　刷	郫县犀浦印刷厂
成品尺寸	185 mm×260 mm
印　张	16.25
字　数	375 千字
版　次	2013 年 3 月第 1 版
印　次	2013 年 3 月第 1 次印刷
印　数	0 001～2 000 册
定　价	32.00 元

◆读者邮购本书,请与本社发行科
联系。电话:85408408/85401670/
85408023　邮政编码:610065
◆本社图书如有印装质量问题,请
寄回出版社调换。
◆网址:http://www.scup.cn

序

　　纵观人类的发展史，就是一部不断与自然灾害作斗争的奋斗史。随着近年来经济社会的快速发展，工业化和城市化进程不断加快，环境污染日益严重，生态系统持续退化，重大自然灾害频发，防灾减灾难度加大。相关数据表明，仅在2012年，全球就有9 500人因自然灾害丧生，经济损失超过1 600亿美元。作为世界上自然灾害最为严重的国家之一，中国过去一年受灾人数就达到2.9亿，造成直接经济损失4 000多亿元。推进生态文明、应对灾害危机、建设美丽中国，已经成为我们每个中国人的内心向往和美好梦想。

　　把梦想变成现实，期待着我们共同奋斗；应对和解决重大灾害危机，更需要我们每个人一起担当。作为一所高水平大学，四川大学经历了"5·12"汶川大地震的洗礼，始终自觉承担抵御灾难、应对危机的社会责任，全力、全面、全程支援抗震救灾和灾后重建，特别是与香港理工大学共同组建了全球第一个灾后重建与管理学院，致力于对全球灾害危机应对进行前瞻性研究，努力提高人类防灾减灾能力以及重大灾害危机处理水平。作为大学特别是高水平大学的学者，更有责任和义务，也最有实力和能力，在增强全社会防灾减灾意识、提高应对灾害能力当中，作出自己应有的贡献。

　　四川大学灾后重建与管理学院博士生导师胡秀英教授和护理学院成翼娟教授，带领她们的研究团队在系统总结国内灾害护理经验、借鉴国际灾害救护先进理念的基础上，结合我国自然灾害发展趋势和防灾减灾工作的实际需要，特别是以亲身参与"5·12"汶川大地震现场救援和护理作为典型案例，提供和分享自己真实的体会、经验和成果，组织编写了《灾害护理学》一书。本书不仅及时填补了国内灾害医疗救护研究领域的空白，更为推动我国灾害护理专业发展作出了积极贡献。

尽管从某种意义上说，地震、滑坡、泥石流等自然灾害是无法避免的，但我们完全可以增强每个人的防灾减灾，特别是灾害救援护理的意识、知识和技能，使整个社会都能具有科学预防灾难的认识和手段，具有避免和战胜灾难的信心和能力，尽可能把重大灾害危机给人类带来的损失降到最低。作为"十二五"国家重点图书出版规划项目，《灾害护理学》全书以灾害周期为主线，系统论述了灾害发生各阶段的医疗救护及各类人群的护理重点，体现了理论的先进性、结构的系统性和实际的操作性。本书不仅可作为灾害护理专业教育的生动教材，也是我们每个人增强自身防灾减灾意识和技能的科普读物。

鉴于以上理由，衷心向广大读者推荐这本《灾害护理学》，也由衷希望此书能够为提升每个公民的防灾减灾能力，积极应对和解决人类面对的重大灾害危机，贡献一份新的力量。

四川大学校长、中国工程院院士

谢和平

2013 年 1 月

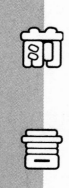

前言

　　由于地球温暖化的影响，全球的自然灾害日趋严重。地震、水灾、风灾、火灾等给人类带来巨大的生命及财产损失。人类在共御灾害的同时也推动着历史的进步，在大型灾害事件的影响下，世界灾害护理学诞生并不断发展起来。

　　无论是灾害救援还是灾后重建，护理都发挥着重要的作用。灾害发生时医护人员及时的救治，可有效地挽救伤者生命；特别是有培训经历的护理人员，其娴熟的救援与恰当的护理，除了能够救护生命，还能够起到安定现场人心、减少人群恐慌等作用，有利于社会的稳定，能够取得较大的社会效益。因此，灾害护理的教育与实践势在必行。

　　灾害护理学在国外，如美国、日本、英国等已经是护理学生的教育课程，编写的教材主要是介绍灾害护理相关知识和技能，特别是该国常见灾害相关的救援及其护理知识；由于灾害护理学是新兴学科，灾害护理学的教材或专著的版本较多，相关的知识与信息在不断地更新。我国的灾害护理学在"5·12"汶川大地震后得到迅速发展而初具雏形，但尚未形成完整的学科体系。为了开展灾害护理学的课程教育与培训，编写灾害护理学的教材或专著成为迫在眉睫的任务。

　　为了开展灾害护理的教育与培训，为共御下一次灾害做好准备，我们组织编写了灾害护理学，并入选

"十二五"国家重点图书出版规划项目。本书主要以我国现有的灾害护理培训与实践经验为基础，借鉴国际最新灾害护理理念与理论，并根据各国灾害类型、卫生、经济、人文等所带来的政策及环境差异进行分析，结合我国国情编写而成。全书共九章，书中详细介绍灾害与灾害护理学的基本概念、灾害护理学的发展、灾害各期的护理活动、灾后脆弱人群的健康问题与护理、灾害导致的心理危机及其护理干预、灾害护理的专业发展等。本书的特色是以灾害周期为主线，重点论述灾害周期各期的护理活动及各类人群的护理重点，尤其在灾害稳定期的护理活动中重点阐述了备灾减灾知识，让大家理解与掌握备战灾害的救护知识与技能。本书可作为护理人员的参考读物，同时亦可作为高等院校大学生文化素质公选课教材和护理本科生教材，也还可作为在职护理人员继续教育的培训教材。

本书在编写过程中得到世界灾害护理协会会长山本あい子教授的特别指导，各位编者通力合作，四川大学出版社的编辑也为本书的出版付出了辛勤的努力，在此表示衷心的感谢。

由于编者的水平及能力有限，本书难免有疏漏之处，敬请读者不吝指教，以促使本书内容日臻完善。

胡秀英　成翼娟
2013 年 1 月

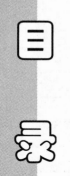

目录

第一章　灾害概论

灾害是当今世界面临的重大问题之一，严重影响经济、社会的可持续发展并威胁人类的生存。由于人类活动的空间和范围不断扩大，各种自然灾害如地震、洪水、台风，以及人为灾害如交通事故、工业污染、战争、传染性疾病的流行也随之增多。时代越发展，科技越进步，社会越繁荣，其威胁就越不可低估。而人类不能长期生存在灾害的威胁中，每一部人类文明史都包含着与灾害斗争的历程。人类不能完全预防和杜绝灾害的发生，但可以通过努力将其造成的危害减小到最低限度。认识灾害，增强防灾减灾意识，提升应对灾害威胁的战略能力，这是灾害救援留给人们的深刻启示。

第一节　灾害的基础知识

一、灾害的定义

世界卫生组织（World Health Organization，WHO）对灾害的定义为："任何能引起设施破坏、经济严重损失、人员伤亡、人的健康状况及社会卫生服务条件恶化的事件，当其破坏力超过了所发生地区所能承受的程度而不得不向该地区以外的地区求援时，就可以认为灾害或灾难发生了。"泛美卫生组织（Pan American Health Organization，PAHO）于 1980 年将灾害定义为："一种势不可挡的生态崩溃，达到需要外部援助的程度。"世界红十字会给灾害的定义是："灾害是一种异常事件，突然导致大量的人员伤亡。"在 Webster 的字典中给灾害的定义是："一种突然的不幸事件，带来巨大的破坏和损失"。意大利 Gunn 教授在他的《灾害医学的科学基础》一文中将灾害定义为："灾害是在人和环境的关系中的一种巨大的生态失衡的结果，是一种严重的突然事件，以致社区需要外部甚至国际的援助才能度过。"联合国"国际减灾十年"专家组对灾害的定义为："灾害是一种超过受影响地区现有资源承受能力的人类生态环境的破坏。"

由以上定义可以看出，灾害是对能够给人类和人类赖以生存的环境造成破坏性影响的事件总称。灾害是危害人类生命财产和生存条件的各类破坏性事件，当这些自然的或人为的破坏性事件超出了受灾地区的自救力或承受力时，就构成了灾害。由于各地区的承受力是相对的，因此，破坏性事件对受灾地区的危害也是相对的，相同的破坏性事件对不同地区造成的危害可能是不同的。由此可见，做好灾害教育能帮助人们提高灾害防范意识，增强对灾害的抵抗力，减少灾害造成的各项损失。

二、灾害的分类与分级

（一）灾害的分类

对灾害的分类，根据不同的研究对象和研究目的，有以下几种分类方法。

1. 根据灾害发生的原因分类

（1）自然灾害：自然灾害是以自然因素变异为主因而产生并表现为自然态的灾害，即"天灾"。这些灾害尚不能完全被人类所征服，但可以通过对灾害采取积极的预防和应急措施，使灾害损失减少到最低限度。自然灾害包括以下几类。

1）天文灾害：陨石灾害、磁暴灾害、电离层扰动、极光灾害、星球撞击等。

2）气象灾害：水灾、旱灾、台风、龙卷风、暴风、冰冻灾害、雹灾、雷电、沙尘暴等。

3）地质灾害：地震、火山爆发等。

4）地貌（表）灾害：滑坡、泥石流、塌方等。

5）水文灾害：海啸、厄尔尼诺现象等。

6）生物灾害：病害、虫害、草害等。

（2）人为灾害：人为灾害是以人的影响为主因的灾害，即"人祸"。这些灾害多数是可以通过人类的努力避免的，如改善劳动安全条件、加强防范意识等，可以防患于未然。人为灾害包括以下几类。

1）环境灾害：水污染、大气污染、海洋污染、噪声污染、农药污染以及其他污染等。

2）火灾灾害：城市火灾、工况火灾、森林火灾以及其他火灾等。

3）爆炸灾害：火药爆炸、石油化工制品爆炸、工业粉尘爆炸等。

4）交通事故灾害：公路铁路交通事故、民航事故、海事事故等。

5）建筑物事故灾害：房屋倒塌、桥梁断裂、隧道崩塌等。

6）工伤事故灾害：电伤、烧伤、跌伤、撞伤等20余种。

7）卫生灾害：医学事故、中毒事故、职业病、地方病、传染病及其他疫病（如呼吸系统疫病等）。

8）矿山灾害：矿井崩塌、瓦斯爆炸等。

9）科技事故灾害：航天事故、核事故、生物工程事故等。

10）战争及恐怖爆炸灾害等。

2. 根据灾害的发生过程、性质和机制分类

1）自然灾害：主要包括水文灾害、气象灾害、地貌（表）灾害、天文灾害和生物灾害等。

2）事故灾害：主要包括工矿商贸等企业的各类安全事故、交通运输事故、公共设施和设备事故、环境污染和生态破坏事故等。

3）公共卫生事件：主要包括传染病疫情、群体性不明原因疾病、食品安全和职业危害、动物疫情，以及其他严重影响公众健康和生命安全的事件。

4）社会安全事件：主要包括恐怖袭击事件、经济安全事件和涉外突发事件等。

3. 根据灾害发生的先后顺序分类

1）原生灾害：即始发或原发灾害，如火山爆发。

2）次生灾害：即原生灾害所诱发的灾害，如火山爆发引起的火灾。

3）衍生灾害：即由原生和次生灾害所衍生出来的较为间接的灾害，如火山爆发后对天气趋势和气候的影响等。

主要自然灾害的原生灾害和次生灾害详见图1-1。

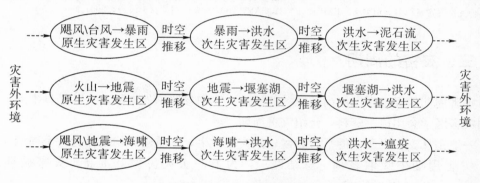

图1-1 几种主要自然灾害的原生灾害和次生灾害

［徐玖平，王鹤. 自然灾害灾后重建技术及实践的研究进展. 灾害学，2010，25(1)：98-111.］

4. 灾害的扩展分类

灾害的扩展分类详见表1-1。

（二）灾害的分级

从灾害的定义可以看出，灾害的严重程度或等级是与受灾地区的承受能力或自救能力相关联的。因此，要对灾害进行严格的分级是比较困难的。目前，国际上尚无统一的灾害分级。国内学者根据我国国情，参考人口的直接死亡数和经济损失数，将灾害分为以下5个级别：

（1）A级(巨灾)：死亡10 000人以上或损失1亿元人民币以上者。

（2）B级(大灾)：死亡1 000~9 999人或损失1 000万（包含1 000万）~1亿元人民币者。

（3）C级（中灾）：死亡100~999人或损失100万（包含100万）~1 000万元人民币者。

（4）D级（小灾）：死亡10~99人或损失10万~100万元人民币者。

（5）E 级（微灾）：死亡 10 人以下或损失 10 万元人民币以下者。

表 1-1　灾害的扩展分类

扩　展	典型表现	主要的灾害对策	其他的特征
点	高速路的交通事故 高层建筑倒塌 大面积雪崩	清理现场 废墟中的医疗 恰当的分散转送	没有必要设置现场医疗点 受灾者比较集中
线	龙卷风 台风 海啸	预报及避难 医疗点的设置 重症伤者的运送	比较容易接收受灾者 受灾者比较集中
面	地震 干旱 饥荒 内战	现场医疗点的设置 食物、水及卫生条件的保障 重症患者的搬运	伤者主动访问困难 受灾者所在范围很广，受 灾区域界限不明了

（福家伸夫. 灾害医疗//太田宗夫. EMERGENCY CARE 2007 新春增刊. メディカ，2007.）

三、灾害的周期

灾害周期的界定在国内尚无统一的说法。我们参照国外文献，尤其是日本的《日本集团灾害医学会用语》资料，介绍灾害周期。

一般是从灾害未发生的平常时候，到灾害发生，到重建、稳定作为一个周期。从每一个灾害周期中吸取教训、总结经验，为下一次灾害做好准备。灾害循环周期（disaster cycle）如图 1-2 所示。

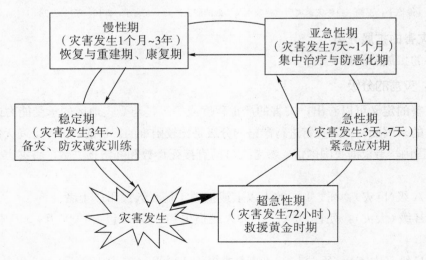

图 1-2　灾害循环周期

（据《日本集团灾害医学会用语》改编）

灾害的种类不同，各期的时间长短不一（表1-2）。掌握好各期特点有助于灾害应对的顺利进行。

表 1-2　灾害种类及其周期

灾害种类	周　期	超急性期		急性期 2 期	亚急性期 3 期	慢性期 4 期	稳定期 5 期
		救援期：0 期	早期：1 期				
大地震	数十年～几百年	数小时	～72 小时	～7 天	～1 个月	1 个月～3 年	3 年～
海啸	数十年～几百年	数小时	～72 小时	～7 天	～1 个月	～1 年	1 年～
暴雨、洪水、台风	数年～数十年	数小时	～72 小时	～7 天	～2 周	～数个月	数个月～
火车事故	数年	数分钟～数十分钟	～3 小时	～3 天	～1 周	～1 个月	1 个月～
空难	数年	数分钟～数十分钟	～3 小时	～3 天	～1 周	～1 个月	1 个月～

表1-3显示了各个时期灾害医疗应担当的角色（表中括号内的时间以大地震为例）。

灾害循环周期各期表现及其注意事项分述如下：

（一）灾害超急性期

此期为刚发生灾害后的 72 小时这段时期，也是搜救与紧急医疗救援的"黄金期"。在这个时期中，救出因灾害而受伤的人员，并对其进行急救医疗救助。

刚发生灾害后的救出或救援是以邻居、家人等受灾同伴为主，他们救出受伤人员后，再将其运送至附近的医疗点，或自救与互救。

灾害发生大约 30 分钟内，各级机构应组织好搜救队、急救医疗团队，并立即到达现场，进行搜救、"第一次检伤分类"、医疗活动以及搬送伤病员到医疗单位等。相应的医疗机构必须在灾害发生后 30 分钟内准备好伤病员的入院流程或体制。为了抢救生命，48～72 小时的黄金救援时间内进行救援或救助的同时，进行初期的医疗处理也非常重要。

（二）灾害急性期

灾害急性期指灾害发生后 3 天到 1 周的时间，也是继续搜救与紧急医疗救援的重要时期。在这个时期内，除了搜救、救急救命医疗活动外，还包括灾害受伤者的医治以及避难生活发生的健康问题的应对等。另外，很重要的工作是现场救援点或临时医疗点或前方医院对灾害受伤者的"第二次检伤分类"，以及对灾害受伤者搬运到后方医院时的"第三次检伤分类"。

此外，受灾地区的医疗单位需要实施针对医疗救治功能恢复的应急对应措施，同时应准备接受来自受灾区域外的支援。

表 1-3　各个时期灾害医疗的角色

分期	0. 超急性期——救出、救助期（数小时）	1. 超急性期（~72 小时）	2. 急性期（~7 天）	3. 亚急性期（~1 个月）	4. 慢性期（恢复重建期）（~3 年）	5. 稳定期~准备期（3 年~）
社会支援	灾害现场附近人群救援	医疗机构收治伤病员，外地救援人员到达	把握灾害整体形势，策划灾害医疗支援计划	重建生命线，派遣志愿者	迁往板房	建造新家园，地区复兴，构建灾害对策

灾害医疗部分

　自主防灾

　　急救、3T*、外科治疗

　　　DMAT*

　　　　慢性疾病患者的照护

　　　　　抗感染策略

　　　　灾害急、慢性期的心理援助与护理

　　　　　　灾害的评价与验证

　　　　　　　手册、指南等的整理

　　　　　　　　防灾训练与教育

（酒井明子. 灾害护理. 江南堂，2008.）

* 3T：检伤分类、紧急处理、转送。

* DMAT：Disaster Medical Assistance Team，灾害医疗援助队。

（三）灾害亚急性期

灾害亚急性期是指灾害发生后 1 周到 1 个月的时期。在这个时期内，主要是经救助的受伤重症患者的集中治疗。另外，虽然新外伤者的发生较少，但在地震、水灾等情况下，因瓦砾的清除工作而发生外伤者的应对也非常必要。

在这个时期，往往会因生活（命）线中断而发生生活环境恶化，避难所（临时帐篷等）的集中生活导致感染发生，因疲劳或担心等而产生睡眠障碍、身体状态不良等。此外，患有慢性疾病的受灾者，因服药等治疗中断可引起疾病的急性恶化等。同时，患者不断出现因灾害而产生的心理创伤体验，可能导致各种各样的心身症状。因此，对亚急性期的受灾者，进行防治感染、治疗慢性疾病、心理护理等非常重要。

此外，在这个时期内，对救援人员的关注也非常必要。刚发生灾害后，救援人员作为专业人员投入到救灾工作中，往往忽略自身的健康，大多数人在出现健康问题时才如梦初醒，自己心身状态常常难以恢复。如果长期处于高度紧张状态，亚急性期里救援者的身体、精神会达到极限状态。为此，一般救援人员要及时轮换。要关注救援人员的健康，为其提供相应护理也非常重要。

（四）灾害慢性期

灾害慢性期是指灾害发生后 1 个月到 3 年的时期，是个人、企业、各级机关恢复到灾害前状态的时期，以及社区功能恢复的时期。在这个时期，个人身心状况逐渐恢复、受灾者从临时安置点向板房住宅转移，永久性住宅正在积极建设准备；同时，学校、各级机构、社区等也在逐渐恢复。此期主要是为了恢复到灾害前的正常状态，是灾害后的紧急、非常状态向正常状态移行的非常重要的时期。

但是，不管是个人还是社会都很难恢复到灾害之前的状态，所以需要灾后重建。重建的意思是再次繁荣或兴盛。重建的目的不是为了恢复至与受灾前相同的状态，而是不管是个人生活还是社区生活，都应以运用灾害经验，持续改进发展，能有效应对下次灾害为目标。因灾害、国情等不同，重建时间难以一律以何时开始何时结束的期间来划分。重建是为力求社区的复苏，建造比原来更好的社区。在此阶段，逐渐从重建模式转变成为下次灾害的准备期模式时，就会进入稳定期。

（五）稳定期

稳定期是指灾害发生大约 3 年后到下一轮灾害到来之前未发生灾害的时期。这一时期的主要任务是做好"防灾减灾"的准备。我们虽然不能阻止灾害的发生，但是，我们可以减少灾害发生时造成的损失。在稳定期如何制定防灾减灾对策并做好准备在很大程度上会影响灾害发生时的应对情况。

首先，要建立防灾减灾体制，制定防灾对策，教育、训练、培养人才，完善储备，制定医院指南和地区医疗指南。灾害对策中最重要的就是计划和训练。通过真实的训练彻底实施灾害应对计划并进行评价，是能否高质量应对灾害的关键。

第二节 灾害及其影响

一、灾害危害概述

（一）灾害的影响

由于灾害的种类繁多、发生率高，不但导致巨大的财产损失，而且造成大量的人员伤亡，对人类健康和生存造成深远影响，对生产力造成严重的破坏，消耗大量的医疗卫生资源。大量的人员伤亡又继发性地导致巨大的经济损失。另外，灾害对人心理的影响是深远的、多方面的。更值得注意的是，灾害造成的损失实际上超出了受灾群体的范围，甚至殃及整个社会。因此，灾害不仅是全球的一个重大的公共安全问题，而且已成为全球的一个重大的公共卫生问题，对国家的发展、民众的安全和世界和平带来巨大影响。灾害已经成为除战争以外和平时代国家安全的新威胁，可以说，灾害给人类带来的危害绝不亚于战争。

灾害造成的影响详见图 1-3。

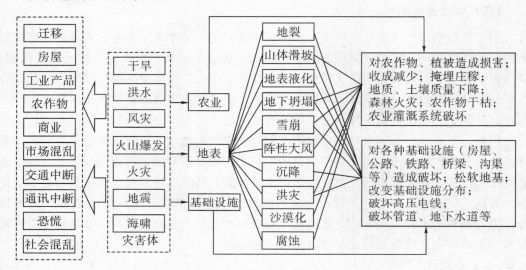

图 1-3　灾害的影响

[徐玖平，王鹤. 自然灾害灾后重建技术及实践的研究进展. 灾害学，2010, 25 (1)：98—111.]

1. 灾害对人类社会安全的威胁

（1）危及人类生命和健康，威胁人类正常生活。灾害特别是重大或突发性灾害，可以造成人员大批伤亡。一次严重灾害会导致千百万人甚至上亿人受灾，并造成巨大的人员伤亡。灾害引发的次生灾害，尤其是传染病的流行，对人类生命和健康的危害甚至超过原生灾害。同时，灾害还使受灾人群的心理受到严重创伤，引起人们恐惧、慌乱、悲哀、绝望等心理障碍，导致健康状况恶化，社会功能受损。灾害使人类的正常生存和生活受到严重威胁。

（2）破坏资源和环境，威胁国民经济可持续发展。灾害所造成的破坏，有些可以恢复，但对资源和环境的破坏是难以在短期内恢复的，有的甚至永远无法恢复。生物资源虽然种类繁多，在总体上属于不可再生资源。水资源受污染，恢复也需要很长时间。因此，灾害不仅破坏现今社会经济发展，也危及子孙后代的生存发展条件。

（3）近期危害和远期危害。近期危害即直接对人体造成的伤害、对健康造成的不良影响及威胁，如火灾使得皮肤烧伤、地震时的砸伤等。远期危害是指突发性灾害造成的、需要经过一定时间才能表现出来的人体损害，包括精神创伤及治疗后的各种后遗症、残疾以及灾后的传染病流行等，如核泄漏对环境、气候的影响，水灾后的瘟疫流行等。

2. 灾害对国家政治安全的影响

灾害不仅给人民生命财产带来损失，而且可能引发国家内部的危机，进而影响国家政权安稳。从国际上来看，这样的事例并不鲜见。如飓风引发的洪水灾害即是导致巴基斯坦分裂的重要原因之一。新中国成立之前，我国一直以农业生产为主，抗御自然灾害的能力较差，各种常发的自然灾害造成严重的饥荒，人口大量死亡，社会矛盾激化，从而引起社会动荡和农民起义。如发生在明朝 1637—1642 年的严重旱灾，持续时间长达6 年，受灾范围涉及北方 15 个省，加上统治者横征暴敛，民无生路，激发了李自成、张献忠等率领农民起义，最终导致明王朝的灭亡。

3. 灾害对国家经济安全的影响

据世界红十字会 1998 年世界灾害报告，从 1987—1996 年的 10 年间，全球每年平均发生大型灾害 483 起，其中自然灾害 271 起（56%），人为灾害 212 起（44%），0.78 亿人口受灾，死亡51 511人。灾害发生率以东南亚国家最高，同期全亚洲每年因自然灾害造成的经济损失高达 490 亿美元。另据世界红十字会 2003 年世界灾害报告，2002 年全球灾害发生数继续增高，6.08 亿人口受灾，死亡24 500人，估计总经济损失为 240 亿美元。这些还不包括战争、饥荒和疾病等灾害导致的损失。20 世纪 90 年代以来，灾害事件的发生数和受灾人数呈不断上升趋势，但其死亡人数和经济损失却在减少。灾害的发生和影响在不同国家之间有巨大的差异。在 2002 年因灾死亡人数中，只有 6% 是发生在高度发达国家，欠发达国家每起灾害的平均死亡人数为 555 人，中等发达国家为 133人，而高度发达国家仅为 18 人。然而经济损失的情况则刚好相反，欠发达国家每起灾害的平均经济损失为6 100万美元，中等发达国家为14 900万美元，而高度发达国家却高达47 700万美元。

4. 灾害对航天安全的影响

人类活动的空间从陆地扩展到了海洋、空中和太空。航天人员在征服各种活动空间的过程中，由于自然灾害和人为失误导致了大量灾害事故的发生。1986 年 1 月 28 日，美国"挑战者"号航天飞机在升空 73 秒后爆炸，7 名宇航员全部丧生，造成爆炸的直接原因是右侧助推器上一个密封圈失效，而异常寒冷的气候也是造成爆炸的一个重要因素。

（二）灾害的损伤与疾病

与灾害相关的疾病可以从其灾害的特征以及以前的数据中预测。因此，为了做好对各种灾害的准备及灾害发生初期的应急对策，有必要理解以下内容。

1. 自然灾害的损伤与疾病

自然灾害中，生命线的中断及居所的失去等生活环境的改变，不仅会对灾区人民造成急性期的直接受伤，也可能对他们有潜在疾病影响，如存在长期的慢性疾病等。

（1）地震：地震是最常见的自然灾害之一，往往对人类的生命财产安全造成巨大的威胁。

地震中伤亡的原因有：①建筑物倒塌、家具倾倒及其他物品的坠落造成的压砸伤，是主要原因；②继发的火灾；③继发的海啸。地震中的死亡有当场死亡、早期死亡及后期死亡（表1-4）。灾害初期以外伤为主，骨折、内脏损伤、头部损伤、挤压伤及挤压综合征（crush syndrome）等占绝大多数。灾害发生1周以后，各种感染及慢性应激性疾病增加，发生避难所生活相关的经济舱综合征（下肢深静脉血栓）等。慢性期一定要注意由灾害的冲击引发的创伤后应激障碍，以及卫生条件的下降引起的感染性疾病的发生。其中，挤压综合征是地震常见损伤，它是指在事故或灾害中，人被石块土方压埋，尤其是肌肉丰满的肢体长时间受压而引起肌细胞受伤及坏死，肌红蛋白破坏分解后的有毒中间代谢产物被吸收入血，引起肾脏、心脏衰竭等的一系列病理改变，早期症状表现为尿液变为茶色及尿量减少等。2008年5月12日我国四川省汶川县发生的里氏8.0级地震，涉及10个省、区、市，受灾群众4 625万多人，69 227人遇难。2010年4月14日，我国青海省玉树藏族自治州玉树县发生里氏7.1级地震，2 698人遇难，受灾面积35 862平方公里，受灾人口246 842人。

表1-4　地震中的主要死因

死亡类别	主要的死亡原因
当场死亡	头部及胸部挫伤、大出血，海啸引起的淹死等
早期死亡（几分钟到几小时）	外伤性窒息及胸部受压、循环血量减少性休克等
后期死亡	挤压综合征、脱水、高热、低温、感染、心脏病等

（2）海啸：海啸是由海底地震等引起的。震中发生在太平洋的海啸数小时之内就会席卷太平洋沿岸。海啸中的死亡者大多数是淹死的。受伤者多数喝下了大量的海水，引起吸入性肺炎及海水原因引起的低温。另外，海水席卷了大量的建筑物碎片等，引起多发性外伤、骨折、挤压伤等。海啸侵袭的地方，生命线中断，卫生状况急剧下降，生活环境恶化，造成了各种感染的发生。2004年发生在苏门答腊岛的地震（里氏9.0级）引发的海啸，最高波浪达到34米，印度洋沿岸受害人数达到21万人以上，大海啸直接引起的平均死亡率为50%，有的地方的平均死亡率高达80%。

（3）风灾（台风、龙卷风）：对于台风及龙卷风等，其强度、发生时间、地点是可能被预测的。因此，其发生时居民大多数都可以避难，风灾直接引起的死亡是比较少的。但是，台风所引起的触电、坠楼、船只等的倾覆，以及海浪、河流的泛滥导致人淹死等这些也不在少数。另外，龙卷风卷起所破坏的建筑物碎片也多可造成外伤。比如，日本是一个台风多发的国家，2007年9月发生的9号台风袭击东京，死亡及下落不明者6人，受伤者超过80人。规模或大或小的风灾每年都有发生，各地均受害。其中，2005年8月发生在加勒比海的热带风暴（卡特里娜飓风）袭击美国新奥尔良，死亡人数超过1 100人。

（4）火山爆发：火山爆发影响范围较广，包括岩浆的直接影响及其形成的泥石流、火山气体等造成的不同形式的损伤。

1）火山喷射物及形成的泥石流造成的伤亡：火山喷射物造成的伤亡多数是人受外伤，以及其温度太高造成的呼吸道烧伤及头面部烧伤。火山岩浆流就如同流动的混凝土，会造成大面积的烧伤。

2）火山气体造成的伤亡：火山爆发后会产生有毒气体如二氧化碳（CO_2）、硫化氢（H_2S）、二氧化硫（亚硫酸气体，SO_2）、盐酸（HCl）、氟化氢（HF）、一氧化碳（CO）等。二氧化碳和硫化氢被吸入呼吸道会对人体造成很大的危害。任何气体一旦变为高浓度，就会对呼吸道黏膜产生持续的刺激，引起意识障碍或痉挛、肺气肿等严重的症状。

日本位于环太平洋火山带，全世界约有 1/10 的火山分布在日本，其中活火山就有 108 座。在 2000 年有珠山及三宅岛等发生了火山爆发，危及岛上居民。

（5）水灾：一般情况下，降水强度在 100 mm/h 以上的情况造成水灾的危险性增加。大雨造成河流泛滥、泥石流及山崩等，这些都是大雨带来的次生灾害。水灾的直接伤害就是河水泛滥、洪水等导致人淹死。在超急性期，泥石流引起的活埋、外伤，以及由溺水引起的低温等较多。另外，在梅雨季水害多发时，从公共卫生方面加强管理预防慢性感染性疾病等尤为重要。我国夏季为洪涝灾害的高发季节。

2. 人为灾害的损伤与疾病

（1）火车事故：火车脱轨或翻倒事故的伤亡者，多遭受外伤及外伤性窒息、头颈部的致命伤等。另外，救出长时间被掩埋在车下的受害者时，必须注意可能会发生挤压综合征。除了事故对受害者造成的直接外伤外，还要非常注意火灾及触电等给救援者带来的次生灾害。如 2011 年 7 月 23 日，我国杭州至福州南的 D3115 与北京南至福州的 D301 列车追尾，6 节车厢脱轨，40 人遇难，191 人受伤。

（2）航空事故：空难发生较少，如果发生坠落，一般情况下都很少有生还者。飞机坠落事故基本上都是外伤或是当场死亡。但是，在飞机场内发生的事故则有救出的可能性。飞机造成的多是颈椎伤、内脏破裂等致命伤。另外，燃料引起的火灾发生时，在密闭的空间里多会造成重度烧伤。航空事故在近年时有发生。

（3）多重交通事故：高速路上的交通事故主要是车速过快造成的撞车事故。事故原因包括司机超车等人为因素以及下雪造成的路滑等自然环境因素。路滑造成的事故，有时候会发生数十辆甚至上百辆车发生碰撞，造成难以想象的损伤。高速路上发生的事故会造成司机及乘客头部外伤、骨盆骨折、重症多发性外伤等，且可能会伴有汽油引起的火灾所造成的烧伤、一氧化碳中毒等。撞车后如果不及时救出伤者则有发生挤压综合征的危险。

（4）海难事故：海难事故指在航海时船只所遭遇的并危及乘客的灾难。船只的倾覆、燃烧，导致溺水、低温、烧伤等，常造成人员伤亡。暴风中及高速船只发生触礁时，船只自身受到猛烈撞击，乘客跌落，实际上受到的是同样能量的撞击。海难事故中的疾病比较复杂。船只种类从大型客船到渔船以及游艇等很多。近年来，年轻人喜欢的一种休闲方式就是游艇出海，小规模的事故时有发生。近年来日本和中国香港有报道海难发生。

（5）化学物质造成的事故：化学灾害往往占据工业事故的大部分，化学物质种类繁多，中毒量、中毒症状也多种多样。由于化学物质不同，受害者的症状也非常多样，从刺激黏膜开始直到引起窒息。最重要的就是要注意初期症状，早发现异常状况。另外，由于化学物质对环境的污染，救援者要做好充分的防御准备，并且在移动受害者时需要保护自己，之后要做去污处理。工业事故频发的地方，企业最好建立并使用"化学物质等安全监测数据表"，以便快速了解和分析化学灾害发生的原因、处理方法等信息。

（三）历史上重大的灾害事件

1968—1974 年，非洲撒哈拉地区发生特大干旱，20 万人和数百万头牲畜因此丧生。此后，撒哈拉及以南地区持续出现旱灾，截至 20 世纪 90 年代，受灾人口已达 3 亿以上。

1970 年 5 月 31 日，秘鲁瓦斯卡兰山发生特大雪崩，山下容加依城被全部摧毁，造成两万居民死亡。

1970 年 11 月，强热带风暴"博拉"袭击原东巴基斯坦（现孟加拉国），造成特大洪水、暴雨灾害，死难人数达 30 万以上。

1976 年 7 月 28 日，我国唐山发生里氏 7.8 级大地震，死亡 24.2 万人。

1984 年 12 月 3 日，印度博帕尔市美国联合碳化物公司旗下的一家农药厂发生剧毒气体泄漏事件，造成当地 50 万居民中毒，上万人立即中毒死亡。

1985 年 11 月 13 日，哥伦比亚内瓦多德尔鲁伊斯火山两次爆发，造成两个城镇完全被毁，2.5 万人死亡。

1986 年，乌克兰切尔诺贝利核电站爆炸，导致 56 人死亡，4 000 多人因受到强烈辐射而患上癌症。

1987 年 5 月 6 日，黑龙江省大兴安岭的 4 个林区发生特大火灾，大火持续燃烧了近 1 个月，到 6 月 2 日才算全面熄灭。着火面积 101 万公顷，焚毁了 85 万立方米木材，受灾群众 5 万多人，死亡 211 人，受伤 226 人。这是新中国成立以来毁林面积最大、伤亡人员最多、损失最为惨重的一次特大森林火灾。

1995 年，日本神户、大阪地区发生里氏 7.0 级地震，30 万居民无家可归，6 055 人死亡。

1995 年 3 月 20 日，日本东京的营团地下铁（现在的东京地下铁）发生恐怖袭击事件。恐怖袭击者在东京地下铁三线共五列列车上发放沙林毒气，造成 12 人死亡及近 6 000 人受伤。

1996 年，日本发生由出血性大肠埃希菌"O_{157}"引起的暴发性食物中毒事件，到 1996 年 8 月为止，造成 11 人死亡，9 578 人感染。

1998 年夏天，我国遭遇一场百年不遇的特大洪水。据不完全统计，受灾人口超过

1亿人，受灾农作物1 000多万公顷，死亡1 800多人，倒塌房屋430多间，经济损失达1 500多亿元。

1998年10月，飓风"米奇"登陆中美洲，造成9 000人死亡。

2001年9月11日，恐怖分子劫持飞机撞击美国纽约世贸中心和华盛顿五角大楼，造成3 126人丧生。这次事件是历史上最致命的恐怖袭击事件。

2001年9月18日起发生的为期数周的美国炭疽攻击事件，导致5人死亡，17人被感染。

2002年，严重急性呼吸综合征（非典型性肺炎，SARS）蔓延，全球超过8 000人染病，近800人死亡。

2004年12月26日，里氏9.0级地震引发印度洋大海啸，南亚10多个国家受灾。其中，印度尼西亚、斯里兰卡、泰国受灾严重。各国死难总人数达20万以上，160万人被迫离开家园。

2005年8月，美国南部沿海地区遭受飓风"卡特里娜"侵袭，造成1 300多人死亡，100多万人流离失所。

2008年1月，我国南方冰雪巨灾，受灾人口超过1亿，112人死亡，直接经济损失1 516.5亿元人民币。

2008年5月12日，我国四川省汶川县发生里氏8.0级地震，涉及10个省、区、市，受灾群众4 625万多人，69 227人遇难，失踪17 923人，受伤37 4 643人。

2008年3月和2009年7月，拉萨、乌鲁木齐发生骚乱，分别造成18人和184人无辜遇难，400人和逾千名群众受伤。

2009年11月有报道指出，孟加拉国可能有两百万人集体砷中毒，且已经造成多人丧命，未来将有更多人因此失去生命，堪称人类史上最大的中毒案。世界卫生组织将孟加拉国的地方性砷中毒称为"历史上一国人口遭遇到的最大的群体中毒事件"。

2010年春季，我国西南五省市——云南、贵州、四川、重庆、广西出现有气象资料以来的首次最严重大旱。受灾人口逾6千万，估计直接经济损失至少350亿，干旱的严重程度史上罕见。

2010年4月14日晨，我国青海省玉树藏族自治州玉树县发生里氏7.1级地震，2 698人遇难，受灾面积35 862平方公里，受灾人口246 842人。

2010年5月，美国墨西哥湾原油泄漏事件，成为"和平时期（全球）最严重的漏油事件"。

2011年3月11日，日本东北部海域发生里氏9.0级地震，引发大规模海啸，并发生核泄漏事故，造成重大人员伤亡。日本将此次地震称为"东日本大地震"。截至当地时间4月28日16时，日本东北部海域强震及其引发的海啸已确认造成14 575人死亡，11 324人失踪。

2011年7月23日，我国杭州至福州南的D3115与北京南至福州的D301列车在行至温州方向双屿路段下岙路追尾，6节车厢脱轨，40人遇难，191人受伤。

联合国减灾署等发布的数据显示，2011年全球发生洪水、地震、热带风暴等重大自然灾害共302起，2.06亿人受灾，其中一半受到洪涝灾害影响，另有6 000万人遭遇旱灾，3 400万人受风暴影响。2011年，全球近半数自然灾害发生在亚洲，85％的死亡和75％的经济损失出现在亚洲，自然灾害造成的经济损失高达3 660亿美元，比2010年的1 090亿美元多两倍以上。

二、常见灾害及其危害

（一）地震及其危害

地震是指地球内部缓慢积累的能量突然释放而引起的地球表层的震动，是人类文明史上破坏性极强且经常发生的严重自然灾害。强烈的地震发生在城镇社区，瞬间可以造成建筑物倒塌损坏、人身伤亡、财产损失，后果十分严重。地球上每年有100次以上的地震发生，其中80％以上的地震多发生在地球板块连接的特定区域之内（中国、日本、意大利、伊朗、秘鲁、土耳其、俄罗斯、智力、巴基斯坦等地）。2007年8月在秘鲁发生的里氏8.0级大地震中，超过500人丧生，15 000人受伤，4 000户以上的房屋倒塌。

地震灾害中的受害程度大小取决于发生环境（地点、时间等）以及地震的规模（震级）。作为自然灾害的首恶，地震具有突发性和不可预测性，发生频度高，可产生严重次生灾害，对社会造成很大的影响。与其他自然灾害相比，地震灾害具有以下特点：①突发性强，猝不及防；②破坏性大，成灾广泛；③社会危害大，影响深远；④预测难度大，防御困难；⑤次生灾害多，灾情复杂；⑥持续时间长，重建困难。

地震造成的灾害可分为直接灾害、次生灾害和衍生灾害。

1. 直接灾害

直接灾害是指由地震的原生现象如地震断层错动，以及地震波引起的强烈地面震动所造成的灾害。主要有：①地面破坏，如地面裂缝、塌陷、喷水冒沙等；②建筑物破坏，如房屋倒塌、桥梁断裂、水坝开裂、铁轨变形等；③山体等自然物破坏，如山崩、滑坡等；④海啸，海底地震引起的巨大海浪冲上海岸，可造成沿海地区的破坏；⑤地光烧伤，虽不常见，但我国唐山、汶川地震等均有此例。

2. 次生灾害

次生灾害是指直接灾害发生后，破坏自然或社会原有的平衡、稳定状态而引发的灾害。有时，次生灾害造成的伤亡和损失比直接灾害还大。由地震引起的主要次生灾害有：①火灾，由震后火源失控引起。②水灾，由水坝决口或山崩阻塞河道等引起。③毒气泄漏，由建筑物或装置破坏等引起。④瘟疫，由震后生存环境的严重破坏而引起。⑤地震伤害以外伤为主，多为复合多发伤、挤压伤，常合并休克或心肺衰竭。运动系统和神经系统的损伤导致瘫痪及四肢骨折、脱位。大面积损伤常为开放性，由于环境污染十分严重，常继发感染，此类感染严重，多为厌氧细菌感染，故伤后数日极易发生破伤风、气性坏疽，致使在当地或运送至外地途中救治不及而死亡。

3. 衍生灾害

衍生灾害指地震灾害所引发的各种社会性灾害，如停工停产、经济失调、社会混乱、心理创伤等。

（二）水灾及其危害

水灾是指洪水泛滥、暴雨积水、海潮侵袭和土壤水分过多对人类社会造成的灾害，可分为洪灾、涝灾、渍灾和潮灾，一般所指的水灾，以洪、涝灾害为主。洪、涝灾害的祸患具有明显的阶段性：洪水暴发瞬间的原生灾害，以及水灾之后由水灾引起的次生灾害。

1. 原生灾害

（1）受洪水淹溺，可能被泥沙掩埋，或呛入异物（泥沙、水草等）导致窒息，吸入大量河水，导致肺水肿、血液稀释、电解质紊乱，甚至可因心力衰竭、肺衰竭、肾衰竭、缺氧、脑水肿等导致死亡。溺水者即使心肺复苏成功，也容易继发感染。

（2）大批建筑物被冲毁，可造成人员伤亡，尤以颅脑外伤、脊柱脊髓损伤、骨折、出血、挤压伤、休克等多见。

（3）洪水漫溢，人畜粪便及腐败的尸体污染水源，不洁饮水和变质食物均会引起腹泻等疾病，甚至引起痢疾、肝炎等肠道传染病的暴发流行。受灾者长时间浸泡在水中，易引起水源性传染病及寄生虫病。

2. 次生灾害

常见的次生灾害主要有电击伤、冻伤、中毒、瘟疫等。①在水中的带电电缆、倒塌电杆上的电线会使人遭到电击而受伤；②冻伤，因天气寒冷，缺少取暖设备引起；③中毒，被洪水浸泡而外溢、冲入水源或污染食物的农药、毒物和放射性物质可致人中毒，甚至危及生命；④洪水暴发后，环境破坏严重，常暴发流行性传染病，如呼吸道传染病（流行性感冒等）、消化道传染病（细菌性痢疾、急性胃肠炎、伤寒、病毒性肝炎等）、虫媒传染病（疟疾、流行性乙型脑炎、登革热、丝虫病等）、动物传染性疾病（狂犬病、钩端螺旋体病等）和其他传染病（腹泻、流行性出血热等）等，其灾害有时超过洪水本身；⑤洪、涝灾害造成的家破人亡、流离失所，给人类带来难以承受的心理伤害，导致恐慌、焦虑等心理障碍。

（三）风灾及其危害

风灾是指因暴风、台风或飓风过境而造成的灾害。风灾的危害程度与风向、风力和风速等具有密切关系。风向是指风吹来的方向，如由北方吹来的风叫北风。风向通常可由风向标等观察出来，风向标箭头的指向就是风吹来的方向。风力是指风的力量，风力的大小与风速大小成正比。

我国气象部门规定：风力达到 8 级或以上（风速≥17 m/s）时称为大风，达到这一风力时，造成的灾害明显增多，如毁坏建筑物，造成人员伤亡；影响海上作业，甚至掀翻渔船，造成船毁人亡；影响陆上交通，妨碍公路和铁路交通，在公路上，大风可造成汽车失控，车速越快，汽车失控事故越多，另外还可颠覆火车车辆；土质松软干燥、植被稀少地区的"黑风"或沙尘暴最容易形成对人畜的危害；可对农作物造成机械损伤，如折断、倒伏、落花、落果、落粒、授粉不良等。

（四）雪灾及其危害

雪灾是由冰雪天气所造成的一种自然灾害，通常有雪崩、雪暴、凌汛及白灾等现象，同时冰雪天气常常伴随有寒潮。

雪灾严重影响甚至破坏交通、通讯、农业、畜牧业等方面，对人们的生命安全和生活造成威胁。下雪特别是下大雪会阻塞道路，同时由于能见度很低，严重影响交通。大雪还易压断通讯、输电线路，华北地区曾出现过因大雪而造成大范围停电的事故。厚的积雪还会压坏蔬菜大棚，使蔬菜遭受冻害；积雪也能遮挡大棚的光照，影响郊区的蔬菜生产。降雪往往伴随大风降温出现，雪后气温骤降，如不及时采取防范措施，仔猪等牲畜也容易因冻病死亡。同时，雪灾也会使受灾者冻伤或患上雪盲症（又称"日光眼炎"，是阳光中的紫外线经雪地表面的强烈反射对眼部造成的伤害，有怕光、流泪、异物感、视物不清等症状）。

（五）泥石流及其危害

泥石流是一种广泛分布于世界各国的严重的地质灾害，多发生于山地坡面上以及山区沟谷当中，与特殊的地形、地貌有极大的关系，是在大量降水、溃坝及冰雪融化形成的地面流水作用下，使沙土石达到水饱和状态，并在重力作用下，向低洼处流动的一种特殊洪流，俗称"走蛟"、"出龙"、"蛟龙"。

泥石流通常暴发急骤，来势凶猛，并且兼有崩塌、滑坡和洪水破坏的综合作用，其危害程度比单一的崩塌、滑坡和洪水更为广泛，更为严重，更为惨烈。泥石流所到之处泥沙淤积，即使洪水消退，那些厚厚的泥沙仍难以清除。

泥石流对人类的危害表现为：①冲毁城镇、乡村，破坏房屋以及一切灾区范围内的建筑物，危害人畜生命，造成人畜伤亡；泥石流还淤埋农田，破坏耕地，破坏生态平衡，危害农作物，造成减产减收；同时，大量土石冲入江河中，堵塞江河，使水位迅速上涨，淹没水位较低的道路、耕地和建筑。②泥石流危害公路、铁路和河道。大量固体碎屑物质可直接埋没公路、铁路、车站，淤塞、摧毁河道，致使交通、航运中断，并破坏水利水电工程及矿产设施。③对人类的损害主要以掩埋造成的呼吸道阻塞性窒息死亡为主，此外还有骨折、外伤、挤压综合征及精神创伤等。

（六）核泄漏及其危害

核泄漏又称核熔毁（nuclear meltdown），多因重大核能反应炉事故而发生放射性物质大量向外泄漏，造成核辐射或放射性物质污染等环境问题，是已知核能应用上的最大环保隐患。核泄漏最常见的原因是核子反应炉核心冷却系统故障导致的控制辐射的相关设备失常，如日本福岛核电站核泄漏事件。使用核能发电的航海器具障碍，如潜舰障碍，也可能导致核泄漏事件，但其影响有限。故通常情况下，核泄漏主要还是指用来发电的核能电厂发生的核泄漏事件。

核泄漏事故会对空气、土壤、水源及其他生态环境造成严重且不可逆转的辐射性污染和破坏，对人类健康和生命造成核辐射损伤，造成社会恐慌和不安。以苏联切尔诺贝利核爆炸性核泄漏事件为例，其放射性污染是日本广岛原子弹爆炸污染的 100 倍，放射性污染遍及苏联 15 万平方公里的地区。事故初期，30 公里以内的区域被划为严格隔离区，俗称"死亡区域"。事故发生 10 年内 100 公里范围内被禁止生产牛奶，事件发生后长达半个世纪的时间里方圆 10 公里范围以内不能耕作、放牧。据不完全统计，全球共有 20 亿人口受切尔诺贝利事故影响，至少 27 万人患上癌症，其中致死 9.3 万人，事故造成的致癌死亡人数是联合国官方估计的 10 倍。完全消除辐射影响最少需要 800 年。由此可见，大型核泄漏核事故是人类的巨大灾难。

（七）大型事故灾害及其危害

大型事故灾害是指一些意外事故造成大批人员伤亡的灾害，如矿山事故、大规模的交通事故、爆炸等。

矿山事故是指矿山企业生产过程中，由于不安全因素的影响，突然发生的伤害人身、损坏财物、影响正常生产的意外事件。矿山事故创伤大多是由于井下塌方、冒顶、片帮、跑车、瓦斯爆炸等因素造成的。这些因素导致矿山事故创伤以多发伤和复合伤的形式出现。由于井下冒顶、片帮、塌方等暴力作用于身体多个部位，可造成头部损伤，亦可有腹部或下肢损伤，煤车撞挤伤或机器绞伤，伤病员身体的邻近部位遭受到连续的或反复的外力可同时造成上肢和胸部损伤，胸、腹部联合伤，或下腹部、骨盆和下肢损伤。

交通事故是指在交通系统或体系中，因过失原因引起交通协调关系的破坏，并造成直接损害后果的事故。交通事故的发生呈不断增多的趋势，以多发伤为主，伤亡以青壮年居多。发生交通事故时，不论是公路、铁路、航空或海运，最明显的特征是：运动物体速度快、能量大，瞬间可造成巨大的破坏。

爆炸伤是由爆炸产生的突然上升的压力作用于人体而引起的损伤，是战时和平时常见的一类损伤。爆炸伤的伤情特点：①伤病员突然大量发生；②伤型、伤类复杂，复合伤发生率高；③多发伤和多部位伤发生率高；④外伤掩盖内脏损伤，易漏诊、误诊；⑤伤情重、发展快、死亡率高。

第三节 灾害相关学科

一、灾害学

灾害是人类过去、现在、将来所面对的最严峻的挑战之一。随着高度工业化时代的来临和向城市化进程的迈进，越来越多的灾害触目惊心地发生。全世界都在积极探索应对灾害的策略，灾害学应运而生。

灾害学（catastrophology）是研究灾害发生的原因，探求灾害的规律性，预测灾害可能发生的时间和空间，并提出如何使灾害发生的影响减少到最低程度的一门科学，是人们系统化、专业化研究灾害问题的科学。

自灾害学产生后，因其研究对象的复杂性、综合性，呈现出明显的多学科交叉、科技结合的特点，走过了一条从单学科到多学科合作，从多学科向跨学科发展的轨迹，并发展成一个庞大的学科群。从学科类别来看，灾害学的形成和发展演变主要有两大轨迹：一是基于自然科学和技术科学，如灾害物理学、灾害地理学、地质灾害学、地貌灾害学、气象灾害学、天文灾害学、生物灾害学、环境灾害学、灾害监测学、灾害预报学等而建构、发展起来的；二是基于人文社会科学，如灾害管理学、灾害经济学、灾害社会学、灾害法学、灾害伦理学、灾害历史学、灾害军事学、灾害保险学、灾害心理学、灾害医学、灾害护理学、灾后重建学等而建构、发展起来的。在各国学者的共同努力下，上述学科都取得了不同程度的成果，其中一些学科取得了突破性进展，对人类防灾、减灾发挥了重要作用。相比较而言，基于自然科学和技术科学而建构、发展起来的灾害学学科要比基于人文社会科学而建构、发展起来的灾害学学科发展速度快，成果更丰富。就人文社会科学性质的灾害学而言，各学科发展也不平衡，如灾害经济学、灾害社会学、灾害管理学、灾害历史学等学科相对起步早，发展快，而其他如灾害法学、灾害心理学、灾害医学、灾害护理学、灾害伦理学、灾后重建学等则起步晚，发展较慢。

灾害学的发展趋势一是向纵深方向发展，研究越来越深入，分类越来越细，专业化程度越来越高；二是各分支学科之间的综合性、交叉性研究越来越多，重要性越来越突出，特别是自然科学与人文社会科学的结合，将使灾害学研究向更科学的方向发展。

灾害学具有重要的实践意义和广阔的发展前景，已引起人们的高度重视。1987 年联合国第 42 届大会通过"关于减轻自然灾害十年"的提案，决定将从 1990 年起的 10 年定名为"国际减轻自然灾害十年"，试图通过一致的国际行动，减轻由于自然灾害所造成的生命财产损失。1989 年第 44 届联合国大会还决定每年 10 月的第二个星期三为"国际减少自然灾害日"。我国政府积极响应联合国的号召，1989 年成立了中国国际减灾十年委员会（2000 年根据国务院决定将"中国国际减灾十年委员会"更名为"中国国际减灾委员会"），负责制定我国减灾活动的方针政策，组织协调有关部门和社会各界共同开展减灾活动，指导地方政府开展减灾工作，推进减灾国际合作。

二、灾害医学

灾害医学（disaster medicine）又称灾害救援医学，是研究在各种自然灾害和人为灾害条件下，为受灾伤病员实施紧急医学救治、疾病防治和卫生保障的一门学科，是介于灾害学与医学之间的综合性学科，涉及灾害预警、防范、检测、诊断、防护、现场救治与后送、院内进一步救治、康复及心理干预等各个方面，是灾害救援的重要组成部分。因此，它既有急救医疗的部分，同时又包含灾后恢复与重建的重要内容。

灾害医学以灾害学、灾害卫勤组织指挥学、灾害急救医学、临床医学、护理学、灾害疾病预防控制学、灾害流行病学、灾害医学管理学、灾害康复医学、灾害心理医学、灾害基础医学等为基础，涉及社会学、管理学、工程力学、国际法学、通讯、运输、建筑、消防等学科。灾害医学研究各类灾害对人体的损伤规律，动员必需的卫生力量，组成严密的救援网络，充分发挥医学科学技术能力，拯救灾区人民的生命，最大程度降低死亡率和残疾率，尽快恢复伤病员的工作和生活能力，控制灾后疾病的发生和流行。灾害医学制定合理的卫生保障方案，整体防御可分预警、防范、检测、诊断、防护、现场救治与后送、院内进一步救治、康复、心理、基础研究等方面。灾害医学还包括医疗应急策划、应急管理、事故指挥，是政府、决策者之间和合作伙伴的重要链接与联系。灾害医学由于它自身的特点，正在成为医学领域中的一门独立的新兴学科而崛起，越来越受到各国政府的重视。灾害医学帮助我们认识灾害及减灾的医学规律，更好地防范和减灾，达到保护生命和维护健康的目的。

世界上第一个急救服务组织于 1927 年成立于意大利佛罗伦萨，其主要任务是从事专业的伤病员救护和转运工作。1976 年，国际著名的麻醉科、内外科医生在德国美茵次（Minze）发起并成立了急救、灾害医学俱乐部（disaster medicine club），将急救医学和灾害医学紧密联系在一起。不久，该俱乐部更名为世界急救医学、灾害医学学会（WAEDE），主要研究世界各国在医院外抢救垂危濒死患者的经验和现场急救组织。但在长期的院前急救实践中，群体灾害事件和公共卫生事件越来越多，仅依靠临床医生、医院的管理模式和经验是远远不能满足需要的，所以，急救——灾害医学很快引起了社会其他有关部门和人士的关注。WAEDE 得到了迅速的发展，每两年召开一次世界性的学术大会，由专业人士讨论该领域的新进展。

随着灾害事故不断增多，现代急救灾害医学也在不断完善和发展。我国有关专家对现代急救医学新的含义和特点进行了较全面的概括：①专业急救机构已由医疗卫生部门扩展到多功能的救护机构；②专业急救机构由城市、地区单一的或几个组织联合协作，转变为城市、地区的急救网络服务系统，出现了国际救援机构，为保险业、旅游业等方面的急救需求提供保证；③在社区水平上强化急救服务和对居民进行救灾知识培训，提高"第一目击者"的救护能力等；④灾害救援医学充实了急救医学的内容，促进了急救医学的发展。

针对世界灾害"全球一体化"的严峻考验，灾害医学的发展也必将趋于全球化。近年来，许多发达国家和地区（如美国、英国、法国、澳大利亚、日本、泰国、我国台湾地区等）相继成立了灾难医学协会等组织，有些医院还专门成立了灾害医学部门或科室，推进了灾害医学的发展。在悉尼召开的第十三届国际灾难医学大会，已由当初的仅有急救医师和麻醉师参加的会议发展为包括公共卫生组织与管理、医护、军事医学、警察、消防人员等社会各种减灾力量参加的盛会。这表明灾难医学在当今世界的重要性已为更多的有识之士所认同。灾害救援医学方面较为先进的国家大多完成了从"单灾种防灾管理体系"向"多灾种综合管理体系",再向"综合国家危机管理体系"的转变。在这样一个体系下,医疗卫生救援又建立起了本专业的子系统,如日本有"现场紧急救护体系"和"灾害医疗救治体系"。目前灾害医学的发展已从单纯的学术研究演变成一些国家的政府行为,灾害医学的发展出现了跨学科、跨部门、跨地区、跨国界合作的趋势。欧美等发达国家现已相继成立了全国性灾害医学学术组织和灾害医学救援中心,并进行了广泛的理论与实践探索。

我国灾害医学的发展也有近 10 年的历史,但目前仍处于"单灾种防灾管理体系"向"综合防灾管理体系"过渡的阶段。国内尚无关于灾害医学模式系统研究的具体成果。相关法律法规、现场救援和紧急救援体系建设尚需完善。现代救援理念、科技手段、装备水平也需进一步提高。全社会大急救、全面急救知识的普及和教育,物资储备,专业救援力量储备等更需法制化、制度化,许多问题都需要得到系统化、规范化的研究。

三、灾害护理学

灾害护理学(disaster nursing)是研究在各种自然灾害和人为事故所造成的灾害性损伤条件下实施紧急护理学救援、疾病防护和卫生保障的一门科学,是为受灾伤病员提供预防、救治护理、康复等卫生服务的科学,是介于灾害学、临床医学与护理学之间的学科。它既需要多学科介入,也需要相关学科在灾害护理学方面的融合与应用。灾害护理学由于其自身的特点,正作为医学领域中一门独立的新兴学科而崛起,越来越受到全世界各国的重视。其中,日本走在了全球的前列。1995 年日本阪神·淡路大地震之后,日本的一部分护理大学认识到灾害护理教育的必要性,开始将灾害护理学设置到教学计划中,并取得了可喜成果。以兵库县立大学护理学部的山本めぃ子教授作为学科带头人,开始致力于将灾害护理的基础教育整合到继续教育教学大纲的系统性开发和研究,并在第一届亚洲灾害护理研讨会上展示了研究成果。2001 年 "9·11" 恐怖事件之后,美国创办了 "大规模灾害教育的国际护理联盟(International Nursing Care Coalition of Mass Casualty Education,INCMCE)",还编写了灾害护理的教科书。WHO 和国际护士协会(International Council of Nurses,ICN)也分别建立了灾害护理协作网。2008 年世界灾害护理学会(World Society of Disaster Nursing,WSDN)成立,并于2010 年在日本神户举办首届灾害护理学术交流会,于 2012 年在英国举行了第二届灾害护理学术交流会,促进了灾害护理学的发展。

与发达国家相比,我国有关灾害方面的教育考虑较少,大部分高校没有设置灾害护理教育课程,灾害意识及知识的普及亦不成熟。经历过 "5·12" 汶川大地震、玉树地震以及百年不遇的雪灾和西南旱灾之后,我国也逐渐认识到灾害护理的重要性,逐步加强灾害护理教育培养,并注重与国际接轨,促进灾害护理全球化。

四、灾后重建学

灾后重建（post-disaster reconstruction）是在灾害发生之后，采取应急救援、灾害管理，以及灾后评估、救助、规划等的一系列过程，是一个典型的系统工程，可划分为前期应急重建、中期恢复重建及后期发展重建三部分。

灾后重建工程是由多个子系统构成的一个大系统，这个系统是一个典型的、开放的、发展的复杂巨系统。国内学者从框架结构、时空结构、运行结构和整体特性四个方面对灾后重建工程进行了分析。

1. 框架结构

灾后重建系统的框架结构体现了灾后重建过程中的各个方面（图1-4）。其中，灾害以自然灾害为主，灾害分类分级、灾害管理和灾后重建是应对灾害的三个步骤，重建理论和重建技术是其支撑。从宏观的角度讲，灾后重建包括自灾害发生起的所有与灾后应急、救援、评估、规划等相关的部分，灾后重建系统应包括每一个阶段的工作。

2. 时空结构

灾后重建系统的时间结构是指子系统的时间关联方式，空间结构则是指子系统的空间排列方式。灾后重建系统两者兼而有之，呈现出特有的时空结构。灾后重建系统的时空结构表现在以下三个方面：①灾后重建系统运行有一个总的时间进度，在总体时间进度下再划分为前期重建、中期重建及后期重建等过程；②在每个重建子系统内部，每项具体工作有前后顺序，应急管理在第一时间进行，随后是以抢救人民生命财产为主要目标的灾后救援以及灾害风险控制，再之后是灾害评估、重建规划、重建援助等一系列灾后重建工作的实施；③自然灾害内部之间进行着物质、能量和信息的交换，形成相互关联、相互制约的复杂传导系统，即灾害链。

大型灾害发生以后，常常诱发出一连串的次生灾害及灾害相关体。灾害链之间的元素在时间和空间上体现出一定的物质、能量和信息的流动和传递规律（图1-1）。原生灾害发生之后，次生灾害形成的灾害链随着时间推移，相应的承灾区也在空间上发生推移，二者体现了自然灾害的开放性和动态性。

3. 运行结构

灾后重建系统的各个系统之间互相支持，并不断地进行信息经验的交换，子系统内部各个组分之间互相依存、互相制约。重建理论是灾后重建的指导思想，重建规划、计划工作是具体实施重建工作的方针，在重建技术的基础之上灾后重建的其他环节才能有条不紊地运行。灾后重建系统的运行结构和时空结构相互融合（图1-5），具有良好的整体性。

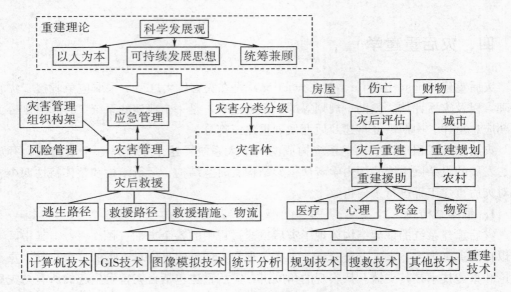

图 1-4　灾后重建系统框架结构

［徐玖平，王鹤. 自然灾害灾后重建技术及实践的研究进展. 灾害学，2010，25（1）：98-111.］

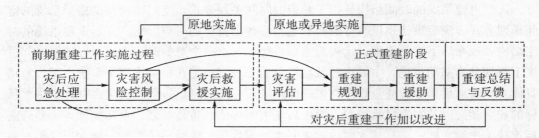

图 1-5　灾后重建系统运行图

［徐玖平，王鹤. 自然灾害灾后重建技术及实践的研究进展. 灾害学，2010，25（1）：98-111.］

4. 整体特性

灾后重建系统是一个典型的开放的复杂巨系统，其主要特性表现在开放性、复杂性、巨量性和涌现性几个方面。

（1）开放性：灾后重建系统的开放性体现在系统本身和自然环境、社会环境之间的相互融合、相互联系上，具体表现在三个方面：①灾后重建系统内部的各个子系统都是开放的个体，不仅相互之间有交流和学习，同外界之间也是相互贯通的，其系统本身在不断地改善重建行为。②灾后重建系统在整个重建过程中将不断地接受外部环境的支援，包括各种物质支援和智力支持。③灾后重建的过程是一个改造社会、改造自然的过程，同时还要接受社会的监督和自然的约束。社会的监督来自社会舆论与公众的建议和意见；自然的约束表现在灾后重建必须同环境保护相结合，在尊重自然规律的基础上做好规划，保证灾后重建科学有序进行。

（2）复杂性：灾后重建系统包含应急管理、风险控制、灾后救援、灾害评估、重建规划、重建援助等子系统，这些系统之间的关系是复杂的、非线性的、动态性的。每一个子系统下面又对应了生态环境、社会生活、区域经济、行政管理、法律政策和风土文化等方面。生态环境的重建是恢复重建的基础，社会生活的重建是恢复重建的前提，区域经济的重建又是恢复重建的保障，行政管理、法律政策和风土文化的恢复重建又对其他方面的重建产生影响。这些系统之间存在着错综复杂的联系，体现了灾后重建系统的复杂性。

（3）巨量性：灾后重建系统涵盖了若干子系统，每个子系统又涉及诸多方面，每个子系统都由成千上万的组元构成。仅社会灾害灾后重建就涉及战后重建、核泄漏事件、恐怖主义活动、交通事故、网络攻击等方面，其中战后重建包括了受灾地区的重建规划问题，核泄漏事件涉及了灾后救援与污染控制问题，交通事故涉及了灾后应急处理与救援的实施，恐怖主义活动包括了恐怖袭击、爆炸、劫机等行为，网络攻击主要涉及了计算机恢复技术的开发。这些灾后重建中涉及的问题包罗万象，其覆盖面广泛，包含的信息量巨大，涉及的人与物众多，可见灾后重建系统的巨量性。

（4）涌现性：灾后重建的涌现性主要表现在灾后重建研究的整体全面性上。中外学者从医疗、科技、经济等方面，运用了各种技术手段，关于灾后救援与重建对综合性自然灾害的修复问题进行了灾后重建研究。研究方向涉及疾病、心理、医疗、房屋评估、设备应用、经济援助、非政府援助等13个方面，说明了灾后重建研究的广泛分布和涌现性。

近几十年来，人类在灾后重建的研究上取得了巨大的进展，尤其体现在自然灾害后的重建研究上，在灾害频发的国家如美国、日本、中国等，其研究成果更加突出。各国研究者较为全面地进行了各类灾害体背景下的灾后重建研究，但对天文灾害、生物灾害等方面的研究还很欠缺。在未来的灾后重建模式中，重建系统、重建技术乃至灾害体本身还需不断地发展与完善。

五、灾害心理学

灾害不单纯是一种自然现象，它还是一种社会现象，它与人类的心理和行为有着不可分割的联系。一方面，灾害的发生给人类的心身造成不同程度的影响；另一方面，人类的心理及行为又将影响甚至某种程度地控制灾害发生的概率和破坏程度。因此，灾害学作为一个跨学科的、系统的科学，心理学必定是其中一个重要的研究领域。

（一）灾害心理学研究的对象和内容

灾害心理学（disaster psychology）是研究灾害与心理关系的科学，其主要任务是揭示受灾者在灾害过程中的心理活动规律，它是在灾害学和心理学的交叉点上产生的综合性应用心理学。它将运用心理学、生理学、社会学、环境学、灾害学、医学、教育学等理论和技术去探求灾害与心理及行为的关系，既有自然科学的知识，也有社会科学的内容。心理学家 Reyes 和 Jacobs 于 2006 年出版的《国际灾难心理学手册

(International Handbook of Disaster Psychology)》是灾难心理学产生的一个重要标志。

（二）灾害与心理生理的关系

1. 突发性灾害易产生心理危机

灾害发生后，每一位受灾者的心理和生理必定会受到影响，只是程度不同而已。心理学研究结果证明，当人们由于自身或外界的变化致使心理失去平衡，而又无力在较短时间内恢复常态时，便会出现心理危机。重大的灾害性事件由于其突发性和紧急性，会使人出现心理失衡，从而产生思维不清、意志失控、情感紊乱等心理危机。心理疾病一旦得不到及时的疏导，轻者将导致神经症，重者将可能导致抑郁症或精神分裂等严重的精神疾病。

2. 灾害刺激后灾害反应的过程

根据应激理论，可以把灾害刺激后灾害反应的过程归纳为：应激原（灾害刺激）→受灾者的认知评价→应激状态（心身紧张状态）→机体的心理生理反应（应激反应）。

3. 灾害的心理和生理反应

灾害的心理和生理反应一般由以下五个主要阶段构成：

（1）准备：对预警性灾害反应的起始阶段，其中灾害意识起着重要的作用。

（2）冲击：受灾者对突发灾害的最初反应，通常表现为短暂的惊慌失措。

（3）防御和抵抗：面临灾害的刺激，人类大脑神经系统被激活，产生了抵抗的意识，并且机体产生自我保护与抵抗危险的行为，此时心身常处于高度紧张状态。

（4）衰疲：受灾者渐渐体力不支，难以适应恶劣环境，出现焦虑、抑郁、悲伤、易病，甚至绝望、轻生等。

（5）恢复：心身对灾害作出积极反应，通过各种渠道恢复心身健康，恢复正常生活。

以上五个阶段不一定依次出现，可以发生跳跃，而且人类的个体反应亦有差异，部分人不能很好地过渡到最后的恢复状态而需要给予心理辅导和治疗。

（三）灾害应激时的心理卫生工作

灾害发生后的医疗救助不仅是帮助受灾者恢复机体的健康，同时要给受灾者提供心理卫生的指导和治疗，让他们走出受灾心理的阴影，以积极的心态完成自我心身的恢复。心理卫生工作的内容包括：

（1）研究灾害过程中心身疾病产生的根源；

（2）心身疾病的类型及分布；

（3）受灾者的心理自我防御机制及调节；

（4）灾后的心理康复治疗及预防；

（5）研究灾害心理反应的干预策略和心理救灾体系。

（四）研究灾害心理学对防灾抗灾的作用

研究灾害心理学将为人类提供有效的灾害控制形式、手段和方法。对受灾人员和救灾人员进行必要的心理干预将是一项提高我国的防灾、抗灾、救灾工作水平和减少灾害带给人类的身心影响的不可或缺的工作。众所周知，当今全球面临的灾害形势严峻，如何提高受灾者的心理承受能力并减轻灾害给人类带来的身心影响，已成为人类共同的愿望。我国在灾害心理学的研究和应用方面才刚刚起步，还不能完全适应灾害科学的发展和社会的迫切要求，我们必须大力开展灾害心理学的研究，运用"急救白金10分钟"的急救理念，提高急救的时效性，做好基层医疗单位的急救培训工作，把心理学很好地应用于灾害应急救援工作中。

第四节　灾害相关制度与体制

任何应对突发公共事件的法律对策，组织是前提，信息是关键。应对重特大自然灾害的组织系统，纵向而言，包括中央及地方灾害预防及救助组织机构，例如，国务院或省级政府所设立的灾害预防及救助委员会等；横向而论，包括灾害应对指挥部（中央及地方），如灾害救助特种搜救队、灾害搜索救助训练中心等。

一、灾害相关制度

（一）灾害预防制度

1. 防灾减灾制度

防灾减灾制度包括灾害预防及救助教育、训练及相关知识的普及制度，灾害预防及救助科学技术研究成果的迅速应用制度，国土资源整治行为如绿化、停止砍伐森林、防沙治沙、水土保持、修建防洪设施等制度，对老旧建筑、重要公共建筑的建设与相关设备检查与更新制度，城市防灾机能的改善制度等。

2. 灾害预防及救助准备制度

灾害预防及救助准备制度包括灾害预防及救助组织的建立与业务工作的开展制度，灾害监测、预报、灾情发布及其相关设施的配备制度，灾害预防及救助物资、器材的储备及检查制度，灾害预防及救助设施、设备的配备及检查制度，妨碍灾害应变措施事项的改进制度等。

3. 训练及演习制度

各级政府及相关部门应当适时实施灾害预防及救助训练及演习，其他机关、部门及其相关人员、居民，以及学校、团体、公司、厂矿等部门都有共同参与或协助演习的义务。

4. 责任制度

各级政府及相关部门应当配备灾害预防的专职人员，执行灾害预防的各项具体工作。例如，每个单位都有消防负责人，每年安排具体的消防培训与演练，责任到岗到人。在灾害预防及救助工作中表现不力的人员，应当承担一定的行政、民事、刑事责任，以保证国家灾害预防及救助法律制度的有效实施。

（二）灾害应急预案制度

2006年1月8日，国务院发布了《国家突发公共事件总体应急预案》。该行政法规使得政府在国家灾害等公共突发事件的危机处理过程中，发挥着核心作用。政府应对灾害的应急预案制度包括：灾害预防及救助基本预案制度和具体各种灾害预防及救助业务预案制度，国务院及其各部委的全国性或行业性灾害预防及救助预案制度以及各级政府的地区性灾害预防及救助预案制度等。该预案强调，行政机关依其他法律制定的灾害预防及救助预案以及灾害预防及救助的相关规定，不得与本法规定的预案制度相抵触。

（三）灾害应对制度

1. 应对措施的实施制度

应对措施的实施制度包括灾害信息的发布、传递，应对警戒，受灾群众疏散，抢救与避难的劝告，灾情搜集与损失查报等制度；紧急搜救、紧急医疗救护及运送治疗制度；受灾群众临时安置、救灾物资及受灾群众饮用水的供应制度；社会救助及弱势群体特殊保护制度、食品卫生安全制度以及其他次生灾害的预防制度等。

2. 法律措施的应对制度

法律措施的应对制度是指划定一定区域范围为警戒区域，限制或禁止民众进入或命其离去；宣布交通管制，指定道路区间，限制或禁止车辆通行；在灾区采取其他秩序维持及犯罪预防和惩治制度等。如灾情特别严重，可宣布进入紧急状态。

3. 灾害应急指挥调配中心的设立与运作制度

各级灾害应急指挥调配中心成立后，应根据指挥部的决策，由中心负责人负责救灾的指挥、协调与整合工作。各级灾害应急指挥调配中心应当有固定的工作场所，配备充实的灾害预防及救助设备，灾害应急指挥调配中心应当将其工作场所与联系信息以公众易知的方式公开。

4. 指挥人员的工作制度

灾害应急指挥调配中心的指挥人员应当指挥、协调、整合各编组机关执行应对灾害的工作，指挥、督办、协调政府机关与人民解放军、武警部队、公安消防、民兵预备人员以及志愿者组织等的救灾工作，有权决定或变更救灾措施。

5. 受灾群众安置和补救制度

在受灾群众安置方面，采取政府集中安置与投亲靠友相结合、临时安置与永久安置相联系的制度；在受灾群众补救方面，采取政府救助与社会募捐、亲友资助与保险赔付相结合，对受灾群众的生命、财产损失进行补救，目的是使其能够尽快生活自理。

（四）灾后重建制度

灾后重建过程包括临时安置、重建准备和全面重建三个阶段。临时安置阶段包括医疗与心理救助、临时住宿、防治次生灾害及诱发灾害、恢复社会秩序、临时恢复生产秩序等；重建准备阶段主要由灾情评估、地质调查、规划环境和重建规划四个方面的工作组成；全面重建阶段包括灾害善后工作、社会功能恢复、生产恢复和生活恢复四个方面。灾区重建制度的重中之重是灾后重建保障体系的建立，包括：①组织保障制度。主要是设立灾区重建委员会，负责统筹灾区重建工作。②资金保障制度。通过国家财政拨付制度、临时财政预算制度、发行灾区重建政府债券等，保障灾区重建资金的落实。③政策保障制度。针对"5·12"汶川大地震，我国政府提出了对口支援政策，要求一个省帮扶一个重灾县，四川省每一个部门对口配套帮扶一个重灾县，几个省帮一个重灾市州。实践证明，一系列政策有效保障了灾区重建工作。④法制保障制度。灾区重建法制建设工作，既是灾区重建的重要保障，也是打造法治政府的重要内容。⑤监督保障制度。应当重点加强对重建资金的运用情况、实施重建工程政府官员的考核情况、重建工程质量情况等的监督。⑥信息保障制度。政府应当将重建信息持续地向社会公开，使民众成为灾区重建的积极参与者与忠实看护者。

二、灾害救援体制

（一）灾害救援体制概述

灾害救援是指国家或某一地区发生的自然灾害、事故灾难、恐怖袭击等重大灾害造成社会破坏后，政府组织动员全社会力量开展的救援行动。灾害救援体制是指灾害应急救援管理机构的组织形式，是整个救援过程得以顺利实施的组织载体，其最大化目标是在灾害救援过程中能够实现不同职能管理部门之间的协同运作，明晰政府职能部门与机构的相关权限，优化整合各种社会资源，充分发挥整体功效。我国重大灾害救援体制的主要内容包括：预防阶段、准备阶段、反应阶段和恢复阶段。

1. 预防阶段

预防阶段的任务主要是消除突发事件出现的机会或者为了减轻危机的损害所做的各种预防性工作。目前，国家和省、市均成立具有救灾功能的各部门，这些部门就构成了全国范围内的减灾、防灾、救灾和灾后重建的职能网络。在《中华人民共和国减灾规划（1998—2010年）》的基础上，加强减灾工程的建设，如针对水患的防洪工程、针对地震的房屋抗震等级规定、公众避震场所的建设等。另外，在该阶段救灾职能部门应对各种灾害资料的日常数据进行收集、处理、分析、研究、模拟和预报警报，借助多层次信息网络建立灾害预警系统，需要进行救灾协调演练，强化专业救灾队伍训练，加强防灾、减灾的宣传工作。与此同时，该阶段还需要加大灾害通讯系统假设的资金投入，在目前的通讯系统基础上逐步引入卫星等高科技通讯手段，提高灾害通讯系统的可靠性。

2. 准备阶段

科学的应急预案是组织有序救援工作的制度保障。重大灾害的突发性打乱了政府的日常公共管理，科学的应急预案是提高政府保障公共安全和处置突发重大灾害能力，控制和减轻重大灾害引起严重社会危害的前提。针对我国灾害种类多的特点，在《国家突发公共事件总体应急预案》和《中华人民共和国突发事件应对法》的基础上，地方政府根据本地区未来潜在发生的重大灾害制定具有针对性的应急预案。充足的救灾物资储备是实施救援工作的保障。制定救灾物资的筹集、储备、运输和管理制度，做到储备部门、交通运输部门、赈灾部门和监督部门工作高效衔接。另外，物资的储备要统筹规划、合理布局，在全国不同地区选择物资储备中心的储备仓库，针对不同自然灾害储备相应的物资，保证应急处理所需的必需品。建立重大灾害应急基金，除了日常国内外个人及社会团体捐助的救灾资金外，要在各级政府财政预算中扣除一定比例的救灾专项资金，从制度上给予切实的资金保障，并设置专用账户，接受审计部门的检查，保证专款、专户和专用。

3. 反应阶段

反应阶段是指一旦重大灾害发生，政府应快速、准确、有效地做出反应，防止灾害危害的进一步扩大。反应阶段的核心任务是拯救生命。灾害发生后，迅速组织高效的救援工作是反应阶段的关键。要建立中央大力扶持、地方快速反应、社会积极参与的救援体系。地方政府根据受灾情况启动相应的应急预案，第一时间实施自救，同时收集翔实的灾情资料，迅速上报。省级政府救灾职能部门应迅速组织省内专业救援队伍、医疗队伍、军队、武警和救灾物资快速抵达灾区，协同地方实施进一步的救援工作。中央政府应根据上报资料，迅速派出行政官员赶赴灾区，负责协调全国救灾物资的筹集和调运，为灾区救援工作提供强有力的人力、财力和物力保障。具体的救援工作要以拯救受灾群众生命为首要任务，稳定受灾群众情绪和保障其基本生活为重点，并做好灾区的潜在传染病疫情防治工作。另外，在反应阶段，地方政府应做好灾情信息的管理，保证和上级救灾机构之间的信息交流通畅，并通过新闻媒体向全社会及时公布受灾情况。

4. 恢复阶段

重大灾害的发生往往具有较强的破坏性，恢复重建是一项长期任务。既要注重当前急需解决的问题，又要注重灾区未来的可持续发展，稳步推进灾区的恢复重建工作。恢复阶段首先要对灾害的损失进行科学的评估，并对灾区的自然环境、地质条件及资源环境承载能力进行评估，为恢复重建提供科学依据。其次，在制定重建规划时要注意短期目标与长期目标的协调，短期目标是注重解决受灾群众的基本生活问题，长期目标是关注灾区经济的可持续发展。另外，在灾后重建过程中要引入多元主体参与恢复重建工作。政府侧重宏观引导，注重发挥市场机制作用和受灾群众自救的能动性。在政府和市场失灵的领域，引入非政府组织，形成政府为主导、企业为主体、非政府组织辅助和受灾群众自救的恢复重建格局。

（二）我国主要的灾害救援体制

1. 以政府为主导的灾害救援体制

面对灾害的发生，首先应当建立以政府为主导，政府权责分明的危机应对机制。与日常公共管理不同，公共危机管理一般是在紧急突发状态下进行的，政府决策者要克服事件紧张造成的巨大心理压力，迅速协调不同部门作出正确的应对决策，并采取有效措施控制危机局势进一步升级。政府作为应对灾害的主体，应当合理地分配权力，尤其是合理地分配纵向性权力，即中央与地方政府直至最基层政府之间对权、责的配置和划分。灾难发生时，往往时间紧迫，存在资源有限、信息流通不畅等困难，要求政府部门打破常规管理中的权、责划分机制，根据现实情况合理对政府权力进行有效配置。

　　政府应急机制主要分成四个部分，分别是预警机制、快速反应机制、协调机制和信息疏导机制。其中，预警机制包括明确报警、接警、出警的部分和第一响应队伍，明确其工作要求与程序；明确预警的方式、方法、渠道和落实情况的监督措施。另外，预警机制还需要明确预警级别的确定原则、条件和发布程序等。按照突发公共事件的严重性和紧急程度，可分为一般（Ⅳ级）、较重（Ⅲ级）、严重（Ⅱ级）和特别严重（Ⅰ级）四级预警，并用蓝色、黄色、橙色和红色表示。快速反应机制包括明确灾害等突发事件的等级标准、预案启动的级别及条件、相应级别指挥机构的工作职责和权限；明确灾害发生后通报的部门、程序、时限等。对于跨国（境）、跨区域、跨部门的重大灾害，可针对当时情况制定相应的分级程序和措施。另外，灾害发生后需要明确抢险救助、医疗救护、卫生防疫、交通管制、现场监控、人员疏散、安全防护、社会动员、损失评估等程序和要求，明确灾害应对程序中各相关机构，责任人，组织方式，队伍调遣，物资使用、征用和调用等要求。协调机制主要包括建立以事发地党委和政府为主、有关部门和相关地区协调配合的领导责任制和现场指挥机构，明确各有关部门、单位的职责及相互关系。信息疏导机制主要是建立灾害快速应急信息系统，明确常规信息和现场信息采集的范围、内容、方式、方法、传输渠道及要求，信息分析和共享的方式、方法，报送及反馈程序等，并符合有关信息公开的规定。

2. 社会团体与民间组织协同参与的灾害救援体制

　　灾害发生后，发挥社会团体与民间组织协同参与，明确政府以外主体的权与责。尽管政府在灾害管理中处于核心地位并发挥主导作用，但仅仅依靠政府应对灾害是远远不够的，必须实现灾害应对主体的多元化，调动一切可以调动的社会力量和资源来应对灾害，以弥补政府职能的不足，减低政府救治的成本投入。

　　我国从古至今就有民间社会力量参与慈善救助的优良传统。进入新时代后，这种民间性力量也发生了重大的变化，首先是民间非营利性组织，如中国红十字会等，此类组织具有组织性、非政府性、非营利性、自治性和志愿性等特点，组织目标是以促进社会公共利益为己任。凡是能够贴近民间且对灾害事件反应积极，便于整合和筹集民间资本，发挥公众志愿精神，有效吸纳相关民众利益要求并向政府组织输入的非营利性组织理所当然能够成为应对灾害的重要主体。其次是民间营利性组织，诸如企业、财团等，虽然它们是以利润最大化为目的，但并不意味着这些以营利为目的的组织就不会参与公益性强的灾害应对活动。在"非典"肆虐之时，有远见并有社会责任感的企业向医疗单位捐款捐物，得到了社会的广泛认同与赞许，从而打破社会常规的看法或偏见。此外，企业在灾害来临之际，积极投入灾害的救治与应对有助于提升社会的凝聚力与社会各阶层之间的高度信任感。许多企业是愿意为灾害应对贡献自己力量的，因为这种社会责任感的承担不仅对企业而言带来的是经济效益，更在于社会资本与长久利益的获取。

三、灾害信息传递体制

（一）灾害信息传递体制概述

一方面是从防灾减灾的角度，灾害信息管理中最重要的问题是如何及时准确地报送和发布灾情信息，当前存在的最突出的问题是灾害信息失真问题。另一方面是从新闻传播的角度，灾害新闻报道要注重新闻价值和社会效果的平衡，通过公开、准确的灾害报道，缓解公众的紧张情绪。新闻媒体在危机管理中具有无可替代的作用。突发性灾害事件发生后，专门机构建立的用于灾害信息监测与预警的信息网络系统将灾害事件转化（编码）为灾害信息（如震中、震级、强度等），向政府机关上报，并通过大众媒体第一时间发布灾害信息（解码）。同时，由于新媒体（手机短信、网络等）的发展，群体传播的渠道在专业机构未通过大众媒体发布权威信息之前即开始传播未经处理的原始灾害信息，由于缺乏对信息编码和解码的能力（如危机信息判断的专业知识、信息表达能力等），会对大众传媒的报道产生噪声影响。

1. 灾害信息传递的中间环节

政府部门的灾害应急处理部门在获得灾害信息后，通过与大众媒体的信息传递将上报的灾情、灾害损失情况的汇总和救灾工作的协调开展等情况传播到社会大众；同时，由于灾害突发事件具有较强的新闻价值，大众传播则调动所有的媒体及专业人员参与到灾害事件的采集、制作与报道之中，通过记者直接从灾区采集获取第一手灾害信息。大众传媒把灾情向政府危机决策层进行反馈，使政府充分掌握灾区灾情、受灾群众状况和救灾工作的进度，促使各个机构更好地有效配合与协调，满足灾区的救灾需求。

2. 灾害信息传递的关键环节

大众传媒是灾害信息传播中的关键环节，是灾害信息发布、灾情客观反映、灾害救助开展情况监督和灾区群众心理压力疏导的主要信息传播渠道，而且，为了获得真实、详细、及时的信息，赢得受众，大众传媒通过设立一套专业化的信息采集、甄别和处理系统，可以依靠其资源优势确保灾害信息的客观公正。因此，不论是从社会影响的广泛性还是灾害信息的真实性和准确性来看，大众传媒在受灾信息的传播流程中都占据主导地位。

（二）灾害信息传递的内容及其作用

1. 灾害时通讯手段的多样性

新技术发展带来的传播媒介革新，改变着社会的传播方式，以手机、博客、论坛等新媒体为载体的人际传播，成为公众传媒之外的公众满足信息需求的新渠道。由于缺乏相应的监督与引导，这种新的灾害信息传播渠道会加大信息传播中的噪声影响，使真实信息的传播受阻，对救灾工作和受灾群众情绪、社会稳定产生不利影响。根据目前的媒体发展趋势，可以预见未来的信息传播将向分散化、双向互动、自主性强、多种传播方式整合的方向发展。新媒体的发展和普及，使得突发事件中仅凭简单控制或压制新媒体的做法已经不再可行。政府在应对突发事件时，需要意识到社会传媒方式发生的重大变化，危机管理者必须以引导而非强制的形式来管理新技术传媒。例如，在新闻发布中，采用一些公关手段，适当选取某些新媒体参与报道作为合理疏导渠道，最大限度地降低信息传播中的噪声影响并处理好与新媒体的关系。

2. 灾害时信息传播的主导渠道

大众传媒的信息管理主渠道是建立公共危机应对机制，满足及时、全面、多方位、多层次地传递灾害信息的要求，在重大危机发生后，能够立即启动、及时反应、迅速策划，并随着事态的发展而不断跟进和调整。一般来说，后方负责宏观策划和背景资料的搜集、整合，前方记者则根据后方指挥，负责信息的挖掘、采集，对相关人物和事件进行有针对性的采访，前后方联动，实现对公共危机事件及时、充分的报道。在报道中，记者充分发挥自身的主观能动性，重视第一时间赶到，注重现场报道。重要媒体机构重视对危机信息的全面呈现，追求从深度和广度上传递信息，并在技术上辅以大量的图片、表格等，帮助公众了解和记忆。

3. 灾害时通讯的操作方式

在对灾害信息传播的不断探索中，已经形成了一系列比较规范的操作方式。首先，以人为本的理念要深入到传媒的核心价值，强调对人的价值、生命的重视。其次，加强公众对灾害危机报道的参与，媒体要真实、迅速和全面地报道大规模的自然灾害，仅凭媒体自身的力量是很难实现的，而此时处于灾害影响下的受众个体则成为真实、高效和个性化的灾害信息来源，而且公众的参与更有助于感染和鼓舞公众情绪，并使得整体社会情绪受到正确的疏导。再次，新技术手段的采用要善于结合实际，利用现有免费或廉价的技术。

4. 媒体担负平稳社会情绪的作用

在对新媒体的融合中要充分实现传统媒体的专业性和主导地位。相对于新媒体，传统媒体的新闻工作者的专业操守和服务公众的自觉态度，以及其媒介可控性，对于灾害等突发事件中的信息传播可以更好地审核新闻的社会价值，把握社会舆论导向。而新媒体尤其是网络媒体具有即时性和高度参与性，增加了舆论导向和社会价值取向的不确定性和随意性。无论是政府灾害信息的下达，还是公众舆论的上传，都需要传统媒体这个中间纽带发挥完整、系统、融合的作用，凭着自身的优势，进行新闻价值的判断，果断、及时、准确地报道灾害信息，引导舆论，平稳社会情绪，提高全社会抗击灾害的能力。

（胡秀英　成翼娟　吴小玉）

参考文献

[1] 杨晓媛. 灾害护理学 [M]. 北京：军事医学科学出版社，2009.

[2] 魏中海. 灾害医学救治技术 [M]. 北京：科学出版社，2009.

[3] 周志俊. 世界重大灾害事件记事 [M]. 上海：复旦大学出版社，2004.

[4] 丁志刚. 灾害政治学：灾害中的国家 [J]. 甘肃社会科学，2009，5：135－138.

[5] 陈林，臧渝梨. 世界灾害护理学会科研学术会议交流内容介绍 [J]. 中华护理杂志，2010，45（4）：380－381.

[6] 龙纳，胡秀英，刘祚燕. 灾害的应对与备灾教育启示 [J]. 护理研究，2010，24（7A）：1693－1695.

[7] 徐玖平，王鹤. 自然灾害灾后重建技术及实践的研究进展 [J]. 灾害学，2010，25（1）：98－111.

[8] 张丽萍，王雪艳. 灾难心理学研究现状与思考 [J]. 天津中医药大学学报，2009，28（4）：218－219.

[9] 孙秋菊，李文涛，安力彬，等. 灾害医学的发展及挑战 [J]. 医学与社会，2009，22（10）：28－32.

第二章 灾害护理概论

灾害事件频繁发生，严重影响着人类的生存环境和生存质量。发展灾害医学和救援医学，提高人类应对灾难事件的能力，是全世界关注的热点问题之一。作为灾害医学和救援医学的交叉学科，灾害护理学也随之诞生、成长。本章将从灾害护理学科的构建、灾害护理相关理论、灾害护理的特点、护理人员在灾害救援中的角色及素质要求、灾害护理相关伦理问题、防灾减灾中的信息传播与利用等方面进行介绍。

第一节 灾害护理学科的构建

一、灾害护理的概念与发展

（一）灾害护理的概念

灾害护理（disaster nursing）又称灾难护理，目前国内还没有对此提出统一的定义或翻译标准。参照世界灾害护理学会对灾害护理的定义，将"系统、灵活地应用护理学独特的知识和技能，同时与其他专业领域合作，为减轻灾害对人类的生命或健康所构成的危害而开展的活动"称作"研究灾害护理"。而将"研究灾害护理活动所需知识与技术的开发及其成果应用的一门学科"称作"灾害护理学"。

（二）灾害护理的发展

1. 早期的灾害护理记载

人类的灾害相关救护活动，可以追溯到远古时期。在灾害护理活动中，最早尝试研究并应用研究成果让现实发生转变的是弗罗伦斯·南丁格尔。在克里米亚战争期间（1854—1856年），她率领38名护士奔赴战场，认真分析造成士兵死亡的原因，发现主要原因可能是极差的卫生条件。因此，她制定了护理计划与效果评价标准，通过应用改善伤病员的疗伤环境和增强伤病员营养等基础护理手段配合治疗，使伤病员的死亡率从42%降低到2%，创造了医学救护史上的奇迹，也为灾害护理奠定了基础。

救援活动的最早倡导者是国际红十字会创始人之一亨利·杜安。在1859年意大利索弗利诺战争救护经历的基础上，他出版了《索尔弗利诺回忆录》一书。在书中，他提出救援活动应该不分敌我，同时他还倡议有必要建立国际性救援团体。这种思想感动了世界各地的人民，1863 年诞生了由 5 人组成（包括亨利·杜安）的救援委员会，救援委员会随后发展成为国际红十字会。

2. 近期灾害护理的发展

以美国和日本为首的发达国家对灾害护理专业的建立与发展作出了很大的贡献。日本是一个灾害多发国，除了地震以外，每年台风在给其带来充足雨水的同时，也因降雨过多造成洪水、山体滑坡、泥石流等自然灾害的频发。灾害发生时，护理人员总是同其他的医务人员共同战斗在救灾前线。实践证明，在灾害发生后的各种救援活动中，护理人员的专业知识和技能发挥着不可替代的作用。1995 年日本阪神·淡路大地震后，灾害护理逐渐受到了日本以及世界各国的重视并得以发展。同时，日本的一些护理学校开始意识到灾害护理教育的必要性，已将灾害护理学纳入教学计划中。1998 年日本率先创建了日本灾害护理学会，同时在护理教育中开设了灾害护理学课程，致力于灾害护理的基础教育与继续教育教学大纲的系统性开发和研究，并在第一届亚洲灾害护理研讨会上展示了研究成果。日本还启动了"灾害护理无处不在"项目，获得的理论成果包括：灾害准备的 5 个要素，与健康、照护、培训等相关的 6 个常见问题，灾害护理活动中必备的 6 个因素，并阐述了特殊人群在灾害救护过程中的注意事项。2005 年，23％的学校实施了灾害护理教育；2007 年，30％的学校进行了灾害护理教育；2009 年，在护理基础教育中加入了灾害护理教育。

"9·11"事件后，美国的灾害护理学完成了其概念的阐述和理论的形成，并在各种灾害救援中得到修正和完善。同时，美国联合多个国家的护理界创建了大型灾害教育的国际护理联盟（International Nursing Coalition for Mass Casualty Education, INCMCE）。2003 年，美国出版发行灾害护理最新的教科书——《化学、生物学和放射性恐怖活动与其他意外伤害的灾害护理和应急预案》，标志着美国灾害护理学的形成。2007 年，社区健康护士教育者协会拟定了"灾害护理学课程发展"白皮书的草案；2008 年，正式通过审查并顺利出版，为灾害护理教育的发展提供了参考。同年，美国护理协会也发布公共卫生护士需要掌握的 12 项应急准备能力，为美国护士提供了应对紧急突发事件的护理指南。

2008 年 1 月 22 日，世界灾害护理学会（World Society of Disaster Nursing, WSDN）在日本兵库县神户市举行了成立大会。世界灾害护理学会是由日本、美国、中国、韩国、英国、泰国、印尼西亚等 7 国 40 余家教育机构、职能团体和学术团体共同发起并成立的。成立大会讨论通过了大会会章，选举并产生了第一届世界灾害护理学会理事会、理事长、学术集会会长。日本的山本あい子（Aiko Yamoto）教授当选为世界灾害护理学会理事长，南裕子教授当选为学术交流会会长，世界灾害护理学会秘书处设在了兵库县立大学地域护理开发研究所。2010 年 1 月，世界灾害护理学会首届科研学术会议于日本神户市成功举办。会议以"灾害联结全球人民"为主题，以分享灾害救护经验、发展灾害护理体系、加强灾害防备、共享灾害护理信息及建设灾害护理协作网为目标，从全球视角回顾并总结了灾害护理发展历程，致力于促进社区安全，普及灾害护理知识，增进相互间的了解与联系，实现灾害护理全球化。此次会议是一次交流各国灾害护理经验与知识的重要契机，也成为分享世界灾害护理发展成果的交流平台。在学术会议上提出了以《国际护理协会灾害护理能力框架》为指南实施灾害护理课程设置的建议，推动了灾害护理教育内容与教学方法的标准化进程。2012 年 7 月，世界灾害护理学会第二届学术交流会议在英国威尔士成功举办，进一步促进了世界灾害护理学的发展。

3. 我国灾害护理的发展

相对于以美国、日本为代表的灾害研究先进国家，我国灾害方面的教育与研究比较滞后，大部分高校没有设置灾害护理教育课程，没有规范的灾害护理相关技能培训与正式的学术交流，灾害意识及知识的普及尚不成熟。

2004 年的印度洋海啸后，我国护理人员第一次参加了国际灾害救援；在 2005 年巴基斯坦 7.8 级地震和 2006 年印尼 5.9 级地震的救援中，中国国际救援队共有 12 名护士参加。救援行动结束后，护理人员发表了多篇灾害护理相关论文，从不同角度总结了灾害救援护理工作经验，进行了灾害护理理论与实践的初步探讨。2005 年，我国有学者在国内首次使用灾害护理一词；2006 年，有人建议在医学院校开设灾难医学、灾害护理学选修课，同时也倡议在继续教育中增加相应内容，灾害护理在国内受到关注。"5·12"汶川大地震是我国灾害护理快速成长和发展的催化剂，在护理人员发挥作用的同时，凸显出我国的灾害护理需求。护士在地震外伤处理，大量伤病员的急救管理、疏散及临时安置点内的护理活动等方面表现出了知识与技能的不足。至此，国内灾害护理备受关注，国内权威杂志相继刊载了大量关于灾害护理学科建立的相关文献。通过这些文献，让国内护理领域同仁对护士在灾前、灾中及灾后的角色与责任有了初步认识，并意识到只有通过发展与建设灾害护理学，才可以使护理人员自身的整体知识得到重组，达到提高护理人员灾前备灾、灾中应灾及灾后重建的理论知识与实践技能的目的，更好地发挥护士在灾害医疗救援中的重要作用。为此，2008 年"中国灾害护理学会"成立，并于 2009 年"5·12"在四川成都成功举办"全国灾害护理学交流暨专题讲座"，近千名护理人员参加大会，对灾害护理相关的问题进行了深入讨论，成为了我国灾害护理发展史上的重要标志之一。

此外，中国卫生部和世界卫生组织在中国山东济南联合主办了"2008 年亚太地区卫生突发事件及灾害护理协作网会议"，来自中国、日本、美国、英国、瑞士等 20 余个国家和地区的 130 多名代表参加了会议。会议以"充分发挥护士在突发事件及灾害救治中的作用"为主题，讨论了世界卫生组织全球灾害护理课程的框架、内容、评价指标体系及课程改革问题，如何推进国际、地区间突发事件及灾害护理教育及科研工作的开展等。这些经验与总结，在 2010 年 4 月 14 日发生的青海玉树里氏 7.1 级特大浅表地震和 2010 年 8 月 7 日发生的甘肃甘南藏族自治州舟曲县特大泥石流的救护中得到成功应用。2012 年 7 月，在世界灾害护理学会第二届学术交流会议上，中华护理学会正式加入世界灾害护理学会，成为理事单位。世界灾害护理学会山本あい子理事长宣布第三届世界灾害护理学术交流会将于 2014 年在中国北京举行，这将对我国的灾害护理发展起到积极的推动作用。正如恩格斯所说"没有哪一次巨大的历史灾难，不是以历史的进步为补偿的"，灾害护理的实践经验推动了灾害护理的进一步发展。

二、灾害护理的建立

（一）灾害护理建立的必要性

1. 护士是灾害医疗救援的重要力量

近十余年，世界范围内灾害几乎每天都在发生，给人类带来惨重的损失。灾害发生后，护士总是奋战在救灾的第一线，可以说是灾害医疗救援的重要力量。1995 年日本阪神·淡路大地震之后，许多护士自发地从日本各地赶到受灾地区，在这种状况下，日本护理协会与兵库县护理协会联合行动，在兵库县立护理大学内设置了护理志愿者总部，为需要护理人员的中小医疗机构和避难场所以及来自全国的护理志愿者进行组织和调配。护理志愿者为支援和充实灾区的医疗救援活动作出了巨大贡献，在日本，医疗护理专业志愿者至今在灾害救援中仍扮演着重要的角色。

在我国，参与"5·12"汶川大地震救援的护理人员，是历次灾害救援中人数最多、涉及护理专业性最强的护理团队，有数万名护理专业人员奔赴救灾一线，参与灾害救援。除了日本、美国以及俄罗斯等首次派来我国的国际救援队，卫生部也多次派出重症监护专业、血液透析专业、急救专业、手术室专业的护理人员前来灾区增援。在"5·12"汶川大地震、青海玉树大地震，以及甘肃甘南藏族自治州舟曲县特大泥石流的救护中，国家在专家队伍和一线骨干队伍中加入护理人员，实现了"集中患者、集中最好的医务人员、集中优势物资资源、集中救治"的多学科的联合作战，受灾人群得到了有效的救治。这些都充分体现了医疗救援中护理专业不可替代的重要作用。

2. 灾害救援需要护理技术支持

美国"9·11"恐怖事件发生后，国际上对灾害护理有了全新的认识，再一次提示医学救援离开了护理技术支持和协助将难以圆满完成其使命，也进一步推动了灾害护理学的形成。

3. 灾害护理需要专科发展

通过近年来护理人员在灾害救援中的实践活动，我们认识到灾害护理知识尚不成体系，缺乏灾害护理方面的专家与行家，探讨灾害护理研究的网络尚未健全，灾害护理的知识体系尚需在世界范围内进行充实与完善。这些都说明灾害护理学科的建立势在必行。

（二）灾害护理建立的依据与重点

1. 灾害护理建立的依据

灾害护理的建立首先要考虑灾害本身的特点及其影响。根据"灾害是一些对人类生存和发展造成损害和不利的自然事件或者人为事件，它威胁人类的生命安全，损毁人类的生存资源，破坏人类的生产活动和生产成果，恶化生存环境，并且对人类的社会生活及文明存续具有不利影响"这样的定义，引申出了"灾害护理"的概念，即"系统、灵活地应用护理学独特的知识和技能，同时与其他专业领域合作，为减轻灾害对人类的生命或健康所构成的危害而开展的活动"。

2. 灾害护理建立的重点

根据灾害周期，护理活动的重点各不相同。例如，①备灾护理：在灾害稳定期以备灾活动护理为主，包括灾害护理教育的实施，广范围的防灾训练，防灾物品、手册、危机管理体制的建立与完善，灾害网络的建立与推广等；②灾害急救护理：灾害急性期以急救护理为主，包括救命救急护理，以及死者及其家属的护理；③预防次生灾害的护理：灾害发生后以预防次生灾害为其重要的护理活动，包括对受灾人群日常生活方面的援助与护理以及心理护理，还有健康重建的早期护理活动；④灾害中长期护理：灾害的紧急救援后以恢复与重建的护理活动为主，包括针对受灾人群和救援者的心理护理、长期的健康重建护理以及社区重建的支援活动等。

三、灾害护理网络

（一）灾害护理网络的意义

灾害往往引起广范围的人员、物质、环境等的损失，除了本地区的应对能力，还需要外部的支援。这些支援的形式多样，包括人员的派遣、物资的供应、知识与技术的提供等。为了更好地支援受灾地区或让受灾地区顺利地接受支援，有必要建立协作交流网络，以利用网络在日常备灾和灾害救援时实现信息交流与资源共享。

灾害不仅仅局限于一个国家或地区，而是遍及全球。因此，构建全球灾害护理联网体系非常重要，也非常必要。借助网络，各国护理人员可以交流灾害护理信息、分享救灾经验、实现资源共享，这对共同推进灾害护理学的发展具有积极意义。

（二）灾害护理网络的建立

灾害护理网络的建立，可以实现灾害发生时护理人员的有效派遣、灾害护理经验与知识以及相关资源的共享，在平时还可成为备灾的交流平台。

根据先行研究的经验，灾害护理网络可以借助护理学会网络来建立。比如，日本护理学会与其各地区护理学会组成了灾害护理网络，平常对有灾害护理经验的志愿者护理人员进行登记，建立人才库。当灾害发生时，日本护理学会就与受灾地区护理学会共同商量，有效派遣志愿者护理人员；同时，派出灾害状况调查人员，调查受灾人群的生活状况、健康状况、医疗护理情况，以及支援者自身状况等，以备学会进行综合评估，为受灾地区提供合适的人力、物力支援。中国的灾害护理网络也将通过护理学会的网络建立。

（三）国内外灾害护理网络简介

1. 亚太地区突发事件及灾害护理协作网

亚太地区突发事件及灾害护理协作网（http：//www.apednn.org，APEDNN）的主要功能是为广大的国内外护理学者提供办公平台，为开展灾害护理国际交流与合作提供空间与机会。协作网的工作目标是在各成员间建立一个持续互动的系统以加强合作与指导，各国合作以建立突发事件及灾害护理科研议程，在突发事件及灾害护理教育、实践及科研方面，发展和共享工具、材料和培训项目，寻找突发事件及灾害护理实践的最佳标准，并制定循证性指南。通过网络平台与其他组织，比如国际护理协会（ICN）、世界卫生组织（WHO）等的合作，有效发挥灾害护理的作用；及时、有效、不断地共享信息及其他资源的实施机制；发布协作网的工作情况，为突发事件及灾害管理政策与资源分配提供参考与建议。亚太各国可以通过这个协作网自由交流、共享资源、互帮互助，共同探索解决突发事件给护理工作带来的问题，以提升护理工作者灾害护理的能力，减轻突发事件及灾害对社区健康的影响，建设更加安全和更具韧性的社区。

2. 日本灾害护理网络

日本灾害护理信息传播技术发达，灾害护理协作网的发展建设已相对完善。阪神·淡路大地震发生后，日本兵库县立大学的"WHO灾害和健康危机护理协力中心"，根据灾害救援积累的经验，建立了灾害护理支持网络，初步实现向受灾地区派遣护士志愿者。之后经过不断地研究与探索，建立了比较完整的灾害护理知识网页——日本的灾害护理网络（http：//www.coe-cnas.jp/，日语版、英文版、中文版），为全球提供灾害不同时期所需的灾害护理基本知识与技能培训参考资料、灾后脆弱人群照顾指南、灾害护理核心能力标准等，有效地促进了灾害护理的信息传播。

3. 美国社区反应网络

美国社区反应网络（community response grids，CRGs）其网址是 http：//www.cs.umd.edu/hcil/911gov/，主要任务是在突发大型社区灾害时，积极利用国际互联网和新式移动通信设备，让受灾者通过各级反应器迅速获知并传达相关救援信息，协调集体活动以减轻灾害带来的损失。该社区反应网络在美国多次社区紧急事件中得以应用与验证，并开始了深层次的研发，值得我国政府、减灾管理相关机构及救援工作者借鉴。

4. 我国的灾害护理网络

我国在北京、上海等医疗资源发达的城市已经形成较为成熟的救援网络，但国内尚未正式建立灾害护理支持网络。在"5·12"汶川大地震发生后，世界灾害护理协会以及日中医学协会、渥美国际交流奖学金财团等积极组织了近100位留日学者，快速将"WHO灾害和健康危机护理协力中心"日文版的灾害护理网页翻译成了中文版（网址为http：//www.coe-cnas.jp/china/index.html）。该中心的责任者于2008年5月19日将灾害护理网页中文版诞生的信息，向以中华护理学会为代表的全世界护理机构作了快速的宣传。此网页很快链接到了中华护理学会、四川省护理学会和四川大学华西医院等网站上。许多医护人员将这些知识应用到了抗震救灾的医疗护理中，取得了良好效果。

<h1 style="text-align:center">第二节　灾害护理相关理论</h1>

地震、洪水、台风、火山等是自地球形成以来就存在的自然现象，而当这些现象对人类及其生存的环境造成破坏性影响时就成为了"灾害"。灾害影响范围很广，可能超过社会适应的界限，甚至引发社会功能的崩溃。

当灾害发生时，生命及生活受到威胁，需要有紧急的对策；灾害发生后，要重建并恢复人们以前的生活，其中社会结构层面的重建非常重要。在灾害的稳定期，需要做好充足的准备及对策以控制下一次灾害发生时带来的危险及其蔓延。上述情况都需要有网络信息渠道，特别是社区内的网络信息渠道尤为重要。

护理的职责就是在灾害的各个时期内采取适当的护理。灾害护理的重要观点是使人们的生活恢复到平常的生活模式，恢复到平常意味着在接受灾害带来的变化之后建立新的生活。

灾害护理尚没建立一套完整的理论体系。灾害护理常常涉及活动理论、时间论、危机理论、压力及应对理论、社区重建论、变化理论、网络理论等。其中，活动理论、时间论与灾害护理联系最紧密。

一、灾害护理与活动理论

（一）活动理论

1. 活动理论简介

活动理论最开始由俄罗斯的心理学家维果斯基（Vygotsky）提出。它并不是特定领域的方法论，而是一种普遍适用的理论；它是描述人类在发展过程中使用相应的手段或工具进行社会活动等实践过程与结果的理论。作为人的意识与行为辩证统一的模式，活动理论得到了广泛的应用。

活动理论的发展可以归纳为三个阶段（表 2-1）。首先是以维果斯基为代表的第一个阶段，其主要观点是认为主体与客体的关系是人们通过借助各种工具或手段进行活动而建立的。第二个阶段的代表人物是列昂捷夫（Leont'ev），其主要观点是认为个体与集体之间有着异同但又复杂的关系。第三个阶段的代表人物是恩格斯托姆（Engestrom），其提出了活动系统模式的概念，活动理论得到了进一步的研究和发展。

表 2-1　活动理论的发展历史

	代表人物	特　点
第一阶段	维果斯基	主体与客体之间的中介活动中使用的手段或工具
第二阶段	列昂捷夫	个体行为和集体行为有所区别
第三阶段	恩格斯托姆	提出活动系统模式的概念

2. 恩格斯托姆的活动理论

传统的活动理论是由主体、手段/工具、客体三要素构成的，恩格斯托姆加上了集体、分工及规则这三个要素，形成了扩展的活动模型。活动理论中分析的基本单位是活动，恩格斯托姆的"活动系统模式"即是通过找出活动中具体的构成因素，进而对各种活动进行系统分析。

恩格斯托姆"活动系统模式"的内容包括六个要素：主体、客体、手段/工具、集体、规则和分工，其中主体、客体和集体是核心成分，手段/工具、规则和分工是次要成分。次要成分构成了核心成分之间的联系，它们之间的关系如图 2-1 所示。

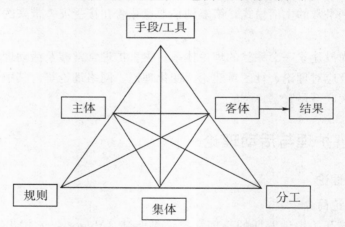

图 2-1　恩格斯托姆的"活动系统模式"

这六个构成要素分别是：

（1）主体：个人为一个主体或者是一组人为一个主体。

（2）客体：是指通过一定的活动受到主体影响或改变的一方。

（3）手段/工具：不仅是指机械性的物理工具等硬件工具，也包括语言、图形、艺术作品，还有各种各样的记号、概念、技术、方法等软件工具。

（4）集体：在活动系统中面向同一客体的全部参与者组成的团体。

（5）规则：在活动系统中的制约或约定，如参与者必须遵守的规章制度及约定俗成的规则等。

（6）分工：集体的各成员（比如教师与学生、学生与学生之间）根据课题、权利、地位与责任等而分担的任务。

这六个构成要素之间存在着密切联系，主体与客体通过使用手段/工具进行活动，同时遵循集体之间明确的以及默认的规则，与其他成员之间进行合理分工。

（二）活动理论在灾害护理中的应用

恩格斯托姆的活动理论所分析的是人类活动过程中系统与个体双方容易出现的矛盾点。通过发现矛盾点改进现有的方法，进行创新性活动。

恩格斯托姆的理论可以应用在灾害发生时的所有应对活动上，通过分析活动中出现的矛盾点，及时消除矛盾，从而明确并采取正确的救援行动。

灾害发生后，个体是在不同的集体里展开救援活动的，个体及集体之间复杂的相互关系都是为了达成救援的目的。在这种互相协作的过程中是否产生矛盾，如何正确地分析、处理，以及计划下一步或新的救援活动等都可以用活动理论来阐明。

（三）案　例

现借鉴 2002 年日本酒井明子教授的一个研究实例来说明恩格斯托姆活动理论的应用。

现场分析灾害发生时的各种行动。在灾害发生时，研究者对灾区内和灾区外护士的护理活动进行了分析，发现这两者的护理措施是不一样的。为此，结合护理体制及基础资料探讨两者之间的差异。

1. 研究目的

比较分析经历过水灾的灾区护士与没有经历过水灾的非灾区护士的护理支援活动，得出两者之间的差异。

2. 研究方法

调查对象是灾区护士和非灾区护士。调查内容包括"水灾特有的受灾状况"、"互助的必要性"、"对今后生活的不安"、"回顾灾前预兆及重建对策"、"信息收集"、"心理护理的必要性"等内容。

3. 结　果

研究结果显示，两组之间各项内容的调查结果都有所不同，特别是"对今后生活的不安"这一内容差异较大。非灾区护士表现出对现状及心理问题的分析能进行一定程度的判断；而灾区护士则会担心今后的生活，有更多的真实体验，具有后悔、孤独、担心等情感上的共鸣。

4. 基于恩格斯托姆活动理论的讨论

根据恩格斯托姆的活动系统模式框架，灾区护士与非灾区护士在进行灾害护理时其活动系统模式各要素的具体内容均有所不同。例如，"主体"的区别在于是否经历了灾害；"手段/工具"的区别在于非灾区护士准备了必要的资源并具备救援的储备知识与技术，而灾区护士则是在资源不足的情况下以友爱互助作为手段/工具；"集体"分为非正式团体和正式团体；"规则"的区别在于非灾区护士需要在有限的时间内制定出可行的有计划的救援活动，而灾区护士则是在人力、物力资源不足的情况下不眠不休地应对灾害;"分工"上的不同表现为灾区护士在避难所等地方相对孤立地进行护理活动,非灾区护士则是组成团队,协作完成救护工作。这些因素都造成了两组之间各项内容调查结果的不同。

二、灾害护理与时间论

(一)时间论

时间在人们生活中占据重要的地位。很多社会秩序都是根据时间而制定的,遵守社会秩序可以很好地提高人们的工作效率。但是,我们需要注意的是,客观时间与主观感觉上的时间不一定一致(表2-2)。

表2-2 客观时间和主观时间的比较

	客观时间	主观时间
提出者	亚里士多德(公元前3世纪)	(奥古斯汀)公元4世纪
关于时间	时间是客观存在的 时间存在于一切运动中,时间是运动及变化的原因,没有运动也就没有时间	时间存在于意识中 时间存在于心灵之中 过去(记忆)、现在(直觉)、未来(期待)这三个时间点是我们的思想认定的
特点	时间=关于前后的运动的数 时间客观存在	不存在过去及未来 时间的长度=记忆及期待的变化 时间通过主观意识体现
概念图	运动 时间的流逝	x O 过去 现在

(黑田裕子,酒井明子. 新版灾害护理——人类生命及生活的守护. 44)

1. 学术上的时间分类

从学术层面上来讲,时间可分为生物学时间、心理学时间、哲学时间等。生物学时间就是被内部生命现象所影响的时间;心理学时间是在活动时涉及的心理状态,存在于感性经验之中,时间是心理过程的存在方式;哲学时间是指存在于人们主观中的时间,主观意识决定时间变化。

2. 客观时间和主观时间

纵观时间论的发展史,关于时间论原型可以分为两种:一是基于客观变化的时间即"客观时间",二是基于意识变化的时间即"主观时间"。"客观时间"就是指物理学时间、生物学时间。公元前3世纪,亚里士多德提出时间存在于一切运动之中,只要有物质运动就有时间,时间就是运动变化的原因,是关于前后运动的数之客观表现。与之相对的是"主观时间"，奥古斯汀在公元 4 世纪提出，时间是基于意识变化的，时间只是存在于我们的思想中，过去、现在、未来这三个时间点都仅仅是我们心灵的概念而已。当我们说一个时间点的时候，它要么已经成为过去，要么还是我们的未来。这就是说现在的是"直觉"，过去的是"记忆"，未来则表现为"期待"。这些与记忆或期待的内容（喜、怒、哀、乐等）相关的时间有时候感到长，有时候感到短，因此说时间存在于心里，随着主观意识而变化。

（二）灾害护理中的时间

在提供灾害护理时考虑到时间问题是很重要的。与灾害护理相关的时间有两个方面，一是灾害发生后物理时间的变化，二是受灾者心理感受时间的变化。

1. 物理时间的变化

自然灾害如地震、火山爆发、暴风雨、洪水、干旱等对人类造成破坏性影响都有时间及地理范围的界限。在这几种常见灾害的术语中，"时间"是一个重要的关键词。灾害的发生都有一定的周期模式，如灾害周期分为超急性期、急性期、亚急性期、慢性期及稳定期。灾害突然发生，随着时间的推移人们的生命及生活受到不同的破坏性影响。根据灾害的连续性，在经过了灾害发生及重建后，就要考虑进入到下一次灾害的准备期。灾害周期各期情况有所不同，因此应根据不同时期提供相应的援助。

2. 心理感受时间的变化

关于上述的物理时间的变化，灾害周期中各个时期有不同特点，对于受灾个体应具体问题具体分析。同时，必须认识到受灾者的时间概念及相关理论知识，否则就不能对个体施以行之有效的具体援助。

（三）时间论在灾害护理中的应用

灾害发生后，受灾群众的平常生活状态发生变化，导致人们主观时间与客观时间不一样。因此，只有正确应用时间理论才能够更好地理解并应对这样的变化。

1. 客观时间与主观时间的不同变化

客观时间的变化表现为灾害周期及外伤的康复，身体的应激反应，生命体征如心率、呼吸频率、血压的变化，经期的变化，以及细胞、器官等生理平衡失调等。主观时间的变化表现为在灾害发生的地方，人们的意识往往不存在于当前，也不存在于将来，而是存在于过去。客观时间的变化，造成灾区人民的生活节奏被影响，生理失调，生命可能处于危险状态；主观时间的变化，使得灾区人民感觉心理不安。

2. 客观时间与主观时间的不同影响

（1）灾害发生后，水、电、气等不通，生活必需品不能从外界获取，日常生活不能维持，灾区人民的生命受到严重威胁。特别是弱势群体，如果灾害救助活动不及时的话，生命的危险状况将持续。这受到客观时间的影响。

（2）灾后重建期，受灾者周围的环境等似乎恢复到了受灾前的状态，但是家人的失去或房屋的倒塌等，使受灾者沉浸于过去的记忆，对未来不抱有希望，对守护自己生命及生活没有自信。这又受到主观时间的影响。客观时间已经过去了，主观时间还在过去及未来之间徘徊，因而日常生活受到很大影响。

综上所述，结合时间论与灾害护理，要从不同的角度理解受灾者过去的时间，这就需要从客观时间及主观时间两个视角出发，把灾害现象与护理看作是一个大的框架来进行分析，这样才能更好地理解和救护受灾者。

三、其他相关理论

为了整理好灾害护理的理论体系，有必要对灾害护理进行明确的体系化。在进行灾害护理的同时，有必要进行系统的、连续的灾害护理相关方面理论与实践的研究。

另外，在探究与其他领域的关系时，有必要对护理需求的复杂性及方法论进行探讨。灾害护理的其他相关理论包括危机理论、压力及反应理论、社区重建论、社区共生论、相互关系论、变化理论、网络理论等，灾害护理要从多方位、多领域进行研究，从基础理论入手进行探究。今后，灾害护理学的构建目标就是，在明确何为灾害护理的同时，对进行灾害护理时出现的问题、课题及现象等进行分析，探求灾害护理领域对护理实践有用的概念及理论等。

第三节　灾害护理的特点

一、灾害时特殊的护理需求

灾害发生后的救护工作与平时的护理实践相比存在特殊性。灾害带来的生命威胁、生存条件恶劣（生活必需品缺乏、空气或水的污染、传染病乘虚而入、通讯设施破坏等），甚至严重的精神创伤，决定了灾害时护理需求的特殊性。

（一）正确的施救意识

快抢、快救、快送是救治伤员的基本要求之一。但是，快是有条件的，条件不具备时，一味追求快则会适得其反。如强调抢救要快，便不顾伤者的伤因、伤情、伤部，对被埋压者的扒挖，或使用工具不当，或生拉活扯，往往容易造成新的创伤或发生次生灾害。所以，救护人员要树立正确的施救意识。

（二）熟练的紧急检伤分类处理流程

紧急检伤分类处理流程包括抢救生命、判断伤情、现场初步处理。首先抢救生命，要快速清除压在伤者头面部、胸腹部的重物或砂土，清理口中异物，保持呼吸道通畅，以防窒息。然后是及时判断伤情，颅脑外伤、意识模糊、面色苍白、大出血、血压下降、休克状态等危重病伤员优先救护。最后是清创、补液、应用抗生素等现场初步处理，其中，创面要用急救包、三角巾等进行包扎，或用身边的材料如清洁的被单、衣服等加以简单保护，以免再污染。

（三）搬运与救护结合

转运途中要掌握搬运技巧，做好病情观察并配合简单的治疗。搬运伤员时动作需缓慢，掌握搬运手法，防止脊髓损伤等二次伤害的发生。途中观察外伤者的出血情况、意识、肢体活动度和温度等。如有吸氧和补液者要保证治疗的有效性。

（四）保证护理的连续性

灾害救护中要做到前后衔接，既不中断也不重复。急救中相互协作配合，接收者提前做好准备，创造条件，争取时间，在已行急救措施的基础上，补充未完成的诊治，并进行相应的新的救护措施。使救护措施前后衔接紧密，逐步扩大和完善。

（五）评估并满足灾害护理需求

抢险救灾的核心是救人，而医疗机构在救死扶伤中必然首当其冲，其使命和职责要求医务人员全力以赴、卓有成效地开展抢救工作。为了更好地满足灾害护理需求，在救援护理队伍的组成中，针对不同灾害的特点，选派恰当专业的护理人员，并强调一人多岗、一专多能。

二、灾害护理援助

（一）灾害护理援助的组织管理

1. 科学统筹，合理分工

在灾害现场救援中，坚持灵活机动的救护方针，根据工作任务分别设置检伤分类、病情观察、救护处置、手术配合、消毒防疫、物资管理、后勤保障等工作岗位。在人员调配上，根据伤员数量及病情的轻重缓急，根据护理人员的工作经验、技术能力、专科特长、急救技能等进行强弱搭配、新老搭配，分批调派护理人员，合理利用有限的护理资源，保证各项救治工作顺利进行。在物资管理方面，努力做好沟通工作，及时申请调拨药品和器械，确保救护物资的及时供应。

2. 救护药材和卫生装备的配置合理

灾害救援中的救护药材与卫生装备的配置是否合理，直接关系到救援卫生机构的救治力度和救治效果。救援药材和卫生装备，在很大程度上限制伤病救护水平的发挥，要兼顾不同灾害性质及地区要求。在储备灾害救援物资时，应采购便于运行、机动性强、展收迅速、使用方便的中小型医疗仪器。其次，应根据灾害救援任务的特点和要求进行救护药材与卫生装备的配置，如便携式护理包的开发和应用，从而提高救援水平与质量。

3. 护理人员比例合理

护理人员是灾害救援的主力军，一直是灾害救援一线的坚强战士。如果护理人员配备不足，将严重影响灾害救援的效果。通常情况下，灾害救援队伍中护士数量应为医生的 2 倍。如我国"5·12"汶川大地震时，日本赴汶川医疗队医生 4 名，护士 7 名；新加坡赴印度洋海啸医疗队医生 2 名，护士 10 名。而在"5·12"汶川大地震救援中，国内多支医疗队的护理人员不足 50%，不同程度地影响了救护效果。此教训在以后的灾害救援中应该引起重视。

（二）灾害护理援助的实践技能

1. 快速判断伤情

护理人员应加强危重伤病员的病情观察。在集中救治过程中，护理人员要依据快速检伤分类原则迅速对伤病员进行简单分类，尽一切努力确保Ⅰ类伤病员得到优先抢救，伤情稳定后按照轻重缓急进行转送。在紧急情况下，可根据动脉搏动情况初步判断伤病员的动脉血压；而对严重挤压伤及骨筋膜间室综合征伤病员，需要护士做好病情观察，以争取宝贵的救治时间，提高抢救成功率。

2. 掌握基本的急救技能

面对大量伤情复杂且严重的伤病员，需坚持"有效救命第一"的原则进行救援。建立和保持呼吸道通畅是复苏抢救中最重要的环节，其护理技能包括复苏体位、清除口鼻分泌物、必要时的气管插管或气管切开配合等。输液通道是补液扩容抗休克的必备途径，是药物、血液和营养制品的供给线，是伤病员的生命通道。因此，护士应熟练穿刺技巧。另外，导尿术、外伤包扎术等，救援护士也必须熟练掌握。必要时就地取材，使用代用护理用具也能为伤病员的有效救治赢得先机，如利用有颜色的布条制作分类标示，用树枝、布条制作夹板、绷带，用输液器制作导尿管、冲洗管，用棉布和报纸制作颈托，用干粮盒制作锐器盒、污物罐，用空矿泉水瓶制作小便器等。

第四节 护理人员在灾害救援中的角色及素质要求

一、护理人员的角色

（一）护理人员在灾害救护中的重要性

在国际减灾、救灾、消灾形势日益严峻的今天，针对灾害应对和灾害救援的研究成为近年来国内外研究的热点。既往的医学救援中，往往注重医生的作用，派出医生数量普遍多于护士甚至不派护士。"9·11"恐怖事件发生后，国际上对灾害医学有了全新认识，面对日益频发的灾害，护士无论在灾前备灾、现场急救与转运、远期康复方面，都发挥着重要的作用。学者们越来越深切地认识到护理工作是紧急医疗救援的重要组成部分，同时在灾害备灾工作中发挥着不容忽视的作用。

（二）护理人员在灾害救援中的基本角色

1. 护理人员是灾前备灾减灾的教育者

在备灾教育中，应充分发挥护理人员的作用。护理人员可深入社区，通过宣传栏、画册、讲座等方法，定期向聚集区的居民宣传；和医生协作完成宣传灾难中自救、互救的方法并定期举行实战演练等。我国的灾害教育滞后，学校的相关课程也较少，居民的备灾减灾知识较为缺乏，因此护理人员更应该担当起灾前备灾减灾的教育者角色。

2. 护理人员是灾害发生时的紧急救援者

当灾害发生后，护理人员是灾害救援全程的参与者，同时也是救援活动的关键角色之一。在灾害紧急救援期，护理人员要协助医生进行伤情判断和现场急救，处理危及生命的急症，如大出血的止血和输液治疗，然后将伤病员按轻重缓急进行编排，有秩序地进一步转院治疗。在伤病员转运期，护理人员也是主力军，为了保证转运的安全，护理人员要备好急救箱，根据具体情况进行输液治疗、氧气吸入、摆放舒适体位等。在社区，护理人员还要对灾区居民进行相关疾病预防知识的宣教，承担传染病防治及心理疏导等工作。

3. 护理人员是受灾人员的一线照护者

受灾者转运至适当的医院后，各医院的急诊科、重症监护病房、手术室、骨科等的病房护士都是受灾人员的一线照护者。中国"5·12"汶川大地震发生后，各医院不断有护士相关事迹的报道，体现了护士在医院一线照护中的重要作用。并有学者提出，应构建"一人多能"、"多能一专"、"多学科交叉专病护理"的灾害护理专科护士的思路。

4. 护士在灾后社区康复中扮演着多重角色

地震的经历无疑会给受灾者造成巨大的身心健康影响，灾害发生后，这些影响仍会持续数年。因此，灾害后的恢复阶段是一个漫长的过程。当大量伤病员回归社区后，社区护士扮演着护理者、教育者、管理者、联络员和家访者等多重角色。护理内容涉及疾病预防、健康促进、信息沟通与分享、备灾教育、社区护理、家庭护理、心理护理、脆弱人群护理，以及个体、家庭和社区的长期康复护理等。

二、灾害救援对护理人员的素质要求

（一）身体素质

要求护士有健康的身体素质。野外救援或灾害救援现场条件通常十分艰苦，医疗器具、生活物资都缺乏，很多时候需要护士自己背负很重的必备物资进行长途跋涉，工作强度大、时间长且没有规律，如果没有良好的身体条件是难以胜任的。

（二）心理素质

要求护士必须具有积极而稳定的情绪，乐观向上的精神面貌，能做有效的情绪调节和管理，并具有良好的应对挫折的能力。在面对惨烈的灾害场景时容易出现负性情绪，并且这种情绪和灾区群众的情绪会相互渗透和影响，对救援工作产生不利影响。而乐观向上的情绪会感染周围的同事和灾区群众，对医疗救护工作产生积极影响。护士还要具有高尚的护德和良好的沟通技巧，发扬人道主义精神，全心全意救助和关怀伤病员。

（三）文化素质

要求护士知识广博，学习与沟通能力强。了解多民族习俗，善于使用手势、表情等非语言交流；同时会少数民族语言，能与少数民族地区的受灾者进行有效的沟通；有较好的外语水平，能与外国的受灾者进行一些简单的日常生活与护理的交流；尊重受灾者的地域风俗习惯及宗教信仰、饮食文化等。

（四）专业素质

要求护士具有丰富的灾害护理知识，较强的动手操作能力、应急能力、沟通能力、管理协调能力和本专业领域的拓新能力。熟练掌握静脉穿刺、心肺复苏、吸痰、导尿等操作技术，熟练使用心电监护仪、血糖仪、呼吸机和除颤仪等。《社区公众健康护理教育者灾害预防白皮书》（ACHNE，2008 年）提出，社区及保健护士必须具备预防与应对灾害的能力。国际著名的灾害护理和预防专家 Tener 指出，一个灾害救援护士应当具备必要的计划、交流、管理、检伤分类、庇护护理、恢复公众健康等能力，应当能够应对各种灾害事件，包括自然灾害和人为灾害，早期识别各种危险因素。护士应当通晓如何进行应急搜救、应急救援、应急医疗救助，具有独立思考和解决常见医疗护理问题的能力，能够在各种野外条件下生存和工作。能掌握各种灾害，如地震、重大交通事故、火灾、化学毒物泄漏等事件发生时的应对措施及相关知识。灾害救援护士应是优秀的全科护理人才，一人多专，一专多能，适应灾害救援的需要，使有限的护理人力资源发挥最大的作用。

第五节　灾害护理相关伦理问题

一、灾害情况下"对生命的尊重"的伦理问题

（一）树立"以人为本、生命至上"的理念

人的生命只有一次。在我国，"以人为本、生命至上"的理念从"5·12"汶川大地震、青海玉树大地震、山西王家岭煤矿透水事件等的紧急救援中都得到充分体现。"5·12"汶川大地震后，在中华人民共和国历史上第一次有了为自然灾害中的遇难者设立的全国哀悼日。灾害是考验人们灵魂的最好见证，在灾害救援中要贯穿"尊重生命"的原则。

（二）建立"以人为本、尊重生命"的价值原则

灾害护理活动就是要减少灾害对人造成的物质和精神的损害。要以人为本，尊重生

命。以人为本的价值原则在新的时代已经成为灾害管理制度的基本价值原则。以人为本是当代中国科学发展观的核心内容，它要求尊重人、依靠人、塑造人。在防灾减灾的制度管理中，以人为本的价值原则具体体现在：①要保障人民群众的生命安全，最大限度减少人员伤亡；②要对弱势群体给予特别的救助与关怀；③在给予必要的医疗救助的同时，对受灾者的心理损害与伦理创伤也要进行援助；④对于救援人员，要加强安全防护，提高风险救助中的心理承受能力。

积极发挥人的主观能动性，号召、动员、依靠、管理群众参与救灾减灾，发挥社会的力量。也要保障社会物质财富免受更大的破坏与损失，提供以人为本的基础保障。

灾害发生时，确保人民群众生命安全，善待生命，尊重生命，是每一个人对生命应有的义务。在救援中，要树立生命至上的意识，尊重生命，确保每个人不论处于何种境况都会受到认真对待。任何轻贱生命的行为，都将会受到严厉的伦理谴责。

二、灾害情况下个人与公众/公共利益

（一）灾害情况下的个人利益与公众利益协调一致

个人利益包括个人物质生活和精神生活需要的满足，个人身体的保存和健康，个人才能的利用和发展等，是客观存在的。公众利益是指社会利益以及组成集体的个体的共同利益或根本利益。在社会主义条件下，个人利益与公众利益本质上是一致的。邓小平指出要辩证地看待这两者的关系，他说："在社会主义制度之下，个人利益要服从集体利益，局部利益要服从整体利益，暂时利益要服从长远利益，或者叫做小局服从大局，小道理服从大道理。我们必须按照统筹兼顾的原则来调节各种利益的相互关系。如果违反集体利益而追求个人利益，违反整体利益而追求局部利益，违反长远利益而追求暂时利益，那么，结果势必两头都受损失。"

（二）灾害救援活动是维护公众利益的社会行为

灾害救援活动中，利益协调的关键点是必须体现公平与正义的原则。针对不同人群，公平原则应实现有效的协调。在集体、民族和国家之间的交往中，公平指相互间的给予与获取大致持平的平等互利，同时还包含有对待两个或两个以上的对象时的一视同仁。在个人与社会集体之间的关系上，公平指个人的劳动活动创造的社会效益与社会提供给个人的物质精神回报的平衡合理。在个人与个人之间的关系上，公平指他们之间的对等互利和礼尚往来。在社会领域中，正义的主要问题是社会的基本结构，或更准确地说，是社会主要制度分配基本权利和义务，决定由社会合作产生的利益之划分的方式。灾害管理制度中的公平与正义原则主要是指在灾害管理中坚持人与人的权利与义务的平等，同时维护人类社会的公众利益。公平与正义原则应当体现在防灾措施的采取、救助中的机会公平和物资分配公平、灾后重建等各个方面。

（三）灾害救援要最大限度地实现社会公共利益

灾害救援应当以公共利益的最大化为价值准则。灾害救援活动涉及不同利益的比较

与均衡，尤其在出现个人利益和公共利益冲突时，只有维护了社会最大多数人的利益，个人利益才能得到实现。同样，个人利益要想得到有效保障，需要群体中的每个人能够为公共利益肯于担当或自我牺牲。在灾害管理中应当确立最大限度实现社会公共利益的原则，但并不是说在任何个人利益与公共利益发生矛盾时，都必须要个人作出牺牲，自我牺牲是有条件的必要的牺牲。

三、灾害时的综合性支援与伦理研究

（一）灾害时的综合性支援

1. 灾害支援的必要性

支援的必要性可以从两个观点来考虑。一是博爱人道的观点，二是社会经济的观点。前者是在困难的时候，人们互相帮助是理所应当的；后者指使受灾地区迅速恢复原有面貌，是维持社会秩序所不可缺少的，向被困的人与团体伸出援手，是国家以及全人类的任务。受灾者与灾区受到财产和身心两方面的巨大损害，要迅速恢复正常生活，面临资源缺乏的问题，恢复力与治愈力也减退。如果此时没有来源于外部的人力、物力两方面的支援救助，重建会极其困难。所以，从人道主义与社会福祉的观点上来看，即使是很微薄的支援，也是有效的并不可缺少的。生活线的中断、历史文化遗产的流失等，会影响整个地区的社会经济文化和安全，如果延迟受灾地区的重建，不仅对受灾者的生命或者生活造成威胁，而且会威胁到全社会的安全，要认识到灾区重建不仅是受灾者和受灾地区的问题，也是全社会的问题。所以，为了不影响到社会的发展，要将支援活动作为公共事业来进行。

2. 灾害支援活动的要素

灾害支援活动受三大要素影响。第一是灾害的实际形态。根据灾害的规模和状况，其支援的方式不同。比如，大规模灾害的情况下，灵活运用既存的储备和民间力量的支援是值得推荐的；在资源不足的情况下，有必要考虑挖掘和活用被埋葬的资源。第二是地区的实际形态。根据地区的经济资源能力、风土文化、人口构成和社会资本等，支援的方式也不一样。比如山区与城市就在地区上有很大的差异，所以，支援的方式也不同。为了确保山区的信息与物资的正常疏通，各种产业与文化的修整和整合工作就是支援的中心课题。第三是恢复的时期划分。受灾地区的恢复与重建划分为救援期、安置期、恢复期、重建期四个阶段。根据各个时期和阶段救灾与恢复的课题和需求，所需要的支援内容也不一样。按顺序来分，从救助到支援，从量的支援到质的支援，支援的内容也会随之变化。具体来讲，救援期主要是对救助和医疗设施的支援，安置期主要是对保健卫生与精神压力的缓解方面的支援，恢复期主要是对生活达到自给自足的支援，重建期是指以经济重建为主的支援。"5·12"汶川大地震不仅造成了大规模的受损，而且从农村到城市，从农业到工业，从地基到建筑物，多方面受到了大面积的灾害，比较有代表性。"5·12"汶川大地震与日本的阪神·淡路大地震、日本新潟中越地震、中国的唐山大地震、丽江大地震均有所不同。在学习和总结过去地震的教训时，我们认识到了每次地震和救灾都可能各具不同特点。所以，注意以上三点决定性要素的关联性，也是必不可少的。

3. 灾害支援的注意事项

各种不同的灾害需要各种各样的支援，但都存在着共同点。在灾害发生时，支援一方要注意的问题有以下三点：第一是紧急救援期的支援。要努力做到立即深入到现场与受灾者中间，倾听大家的声音，了解与发现大家的要求。第二是走近受灾者的支援。通过心与心的交流，与受灾者建立起相互信任是支援的前提。为此，走近受灾者并问寒问暖，与受灾者一起渡过难关，是不可缺少的。第三是调动自立性的支援。比起被动的支援，鼓励其自立性的支援更为重要。调动受灾者的勇气与希望，促进受灾者的自立意识，是不可或缺的。依靠后方支援力量，"让受灾者自己动手自力更生重建家园"是灾害支援的关键。

4. 灾害支援的综合体系

灾害支援的关键是灾害支援综合体系的建立。所谓综合体系，是指支援课题的综合化、支援责任的综合化、支援时期的综合化。支援课题的综合化是指医疗支援、保健支援、精神支援、生活支援、工作支援等各种各样的支援。这些支援都是相互关联的，住宅支援和工作支援可以促进生活支援，而生活支援又可以促进精神支援。支援责任的综合化是指支援工作是要分层次的。首先是自助，其次是互助，最后是共助。这种分层法，即使是有不足的地方，也会在最终的共助中得到解决。要正确地掌握自助、互助、共助的关系，建立有效的支援体系。支援承担者需要建立政府、市民、地方组织、救援团体、职工工会、民间企业、慈善事业，还有学校、媒体、专家等之间的合作伙伴关系，集中大家的力量进行支援才是最为有效的。支援时期的综合化是指支援不应仅仅停留在应急阶段，恢复阶段与重建阶段也是很有必要的。在近年来的灾害支援中，恢复与重建阶段中支援的重要性越来越明显。

总之，当大规模的灾害发生时，仅靠受灾地区与受灾者对灾害程度的估计以及自救与自我重建是不够的，而来自于各界的支援是不可缺少的。面对灾害，世界人民将无私奉献、相互帮助、相互学习的精神发挥到了极致。在赈灾期间，使用频率很高的词语如"灾难无情，人间有爱"，"一方有难，八方支援"，"抗震救灾，众志成城"等深刻诠释了"自助、互助、共助"的灾害支援精神。

（二）灾害支援中的伦理研究

1. 灾害成因的伦理解释

灾害成因是灾害伦理研究中首要的基本问题。由于人为因素的存在与介入，使灾害成因的伦理解释具备了可能。生态伦理学主要研究人与自然之间的道德关系，研究人与自然关系的伦理评价和伦理规范。在人类生存与发展过程中，灾害是不可避免的。无论社会多么进步，科技多么发达，灾害都伴随着人类社会生活的始终。消灭所有自然灾害固然是人类的美好理想，但实际上是难以实现的。所以，人们面对灾害时必须端正自己的态度，既要具有战胜灾害的坚定信念，又要对灾害发生的必然性做好充分的准备。

2. 灾害降临的伦理理解

人类面对灾害降临的道德态度有三：一是听之任之，消极逃避；二是战天斗地，主动防御；三是立足现实，救灾减灾。现代人抵御灾害的能力和信心在显著增强的同时，其对灾害的生理和心理承受能力却在下降。灾害的降临凸显了人类生活中的诸多道德问题，灾害也因而成为了进行伦理学研究的最佳领域。如何合理地看待人们在灾害降临时的道德状况，成为灾害伦理研究领域中不可或缺的重要问题。鉴于灾害已给人们造成巨大的生理和心理压力，不应当对受灾者寄予过高的道德要求，甚至还应对其某些行为予以更多道德上的宽容。然而，这并不意味着受灾者可以放弃某些道德底线，这些道德底线是人们无论受灾与否都必须遵守的。不能以灾害为借口公然违反甚至践踏道德底线，否则势必将会受到严厉的道德谴责甚至法律惩罚。

3. 灾害救助的伦理维度

救灾减灾是迄今人类面对灾害的唯一正确的态度。互助与共济是人性中最深刻和基本的精神，人类在灾害当中的相互救助出于道德，灾害救助在本质上是具有道德意义的行为，这也是灾害救助最基本的伦理维度之所在。灾害救助始终是人所做出的行为，这是灾害救助与道德相关的根源。被救与施救者始终是灾害救助的主体，而旁观者对灾害救助也具有重要影响，灾害救助中的道德问题自然与之相关。也有学者将灾害救助主体分为三种，即从个体、政府和社会的责任出发，构建灾害救助的另一伦理维度。确立灾害救助伦理维度的意义在于，它将是灾后救助有序进行的道德保证。

4. 灾害抚慰的伦理实施

以"5·12"汶川大地震为例，我国政府确立为期三天的全国哀悼日，以示全国人民对遇难同胞的深切哀悼。首次给予除国家元首以外的普通人以下半旗及停止一切娱乐活动等的哀悼形式，让人性与道德的光辉普照着神州大地。这既从道德情感上极大地慰藉了国人，同时也是社会道德进步与发展的体现。另外，受灾者不仅需要心理和精神上的安慰，他们更需要的是经济和物质上的救助。灾害救助是社会救助的重要组成部分，而社会救助又归属社会保障的范畴。社会保障既是经济制度更是伦理制度，其本质是国家和社会对社会成员的基本生活予以保障的伦理性社会安全制度。它的伦理特性主要表现在其对象是社会的弱势群体，充分体现了社会保障的人道性。

第六节　防灾减灾中的信息传播与利用

信息传播（information communication），是指信息通过附着于一定的载体，被传递和接受的过程，包括人类社会中的信息传递、收受、交流、分享与沟通等过程。国外的经验表明，只有实现灾害相关信息的有效流通及传播，才能保证防灾减灾政策的顺利实施，并取得良好的效果。从传播学角度看，所谓灾害相关信息的有效流通也就意味着各级传播主体，包括政府、组织、个人，将灾害相关的内容以有效的传播方式和渠道加以传播，并取得防灾减灾的传播效果，而这也正是防灾减灾政策在其制定和实施过程中最根本的目的之一。

一、国际防灾减灾中的信息传播

2005 年 1 月 18 日至 22 日，联合国在日本神户市举行"减灾世界会议"。会议发表了《2005—2015 年兵库行动纲领：加强国家和社区的抗灾能力》，在纲领中明确提出了一系列加强信息传播的政策。例如，"促进并支持鼓励所有层级的相关部门及机构，在预警、减灾、灾害应变上进行对话、咨询、交流与合作"等。随后，防灾减灾的国际大趋势越来越强调由"灾后应对"到"灾前预防"的转变，并强调将科学信息准确传递给公众和政策制定者。为了保证防灾信息在国际层面进行交流，相继诞生了"国际灾害信息资源网络"、"拉丁美洲区域备灾网络"等多个国际性信息交流平台，有效地保证了减灾防灾信息在各国间的交流与合理应用；同时，各国也都结合本国的自然和人文特点，在防灾减灾信息传播中建立了独具特色的防灾减灾信息传播体系。

（一）加强减灾教育，提升公众的防灾减灾意识和能力

对防灾减灾而言，通过教育提升公众的防灾减灾意识和能力，是投入少、见效快，且具有战略意义的大计。教育也一直被认为是一种最基本的提升公民防灾减灾意识和能力的信息传播手段。通过传播灾害相关知识从而保证公民防灾减灾意识和能力的提升。在美国和日本等国，灾害的普及教育尤其注重从小做起。在日本，主要通过给教育对象以亲身体验为主的教育培训方式，有效提高教育效果。在美国，联邦政府每年支出 8 亿美元用于培训灾害相关的专业人员和志愿者，专业人员经过严格培训后持证才能上岗，其所受的培训累计可达几百个小时，而且这种培训还注重相关技术进步后的再培训和再认证。

（二）注重灾害危机的客观传播，为防灾减灾创造良好的心理环境

灾害事件的发生往往由于社会公众对灾害的恐慌心理带来一系列连锁反应。国外的经验表明必须注重灾害发生后的危机传播，通过安抚社会心理，为防灾减灾创造良好的心理环境。国外极其强调第一时间向公众明确传达灾害的具体情况。比如法国，气象部门每天至少更新两次，将天气情况分为四个安全等级，通过互联网、电话应答、电子查询系统自动播出危险警告，同时向报纸、广播、电视等媒体及时提供气象信息，发出警报。1995 年日本阪神·淡路大地震时，日本媒体出动直升机进行实况转播，客观报道灾情，对稳定社会、安定民心作用重大；同时，必要而科学的社会安抚手段对减轻社会恐慌心理也有重要作用。美国 2007 年加利福尼亚州大火发生后，当地政府通过提供充足的苹果汁、薯片等食物，进行小丑与木偶秀巡回表演，开展针灸义诊以及瑜伽课等一系列安抚行为达到保证受灾者情绪稳定的目的，有效降低了大火后进一步后续危机的产生。

（三）传播内容与渠道注重科学性与人性化

通过改变传播内容，利用人的认知特点，增加其科学性，可以有效提高传播效果。美国的公共反应系统（PRS）不但提供小语种，还专门为有听力障碍的人士提供特别服务。在德国建立的居民信息服务系统，通过手册、互联网、展览、热线电话等各种手段传播灾害信息。同时企业建立专业化志愿者队伍，大学建立宣教志愿者队伍，社区建立隐患排查志愿者队伍，全方位保证传播渠道的有效覆盖。由此可见，通过全方位的、科学的、人性化的传播内容与传播渠道，可以有效保证防灾减灾信息取得更好的传播效果。

（四）信息报告体系和部门间协调是信息传播与共享的保证

政府在组织防灾减灾活动时，政府部门与科研机构之间的有效信息传播对提高救灾效果有着重要的作用。在俄罗斯，紧急状态总部下设危机控制中心，负责整理、分析每天来自各地区、各部门的信息，提出处理建议，视情况上报总统，并分送有关部门和地方。危机控制中心内设信息中心，建立了信息自动收集分析系统、指挥系统和全天候值班系统，2分钟内就可以将有关情况传至其他相关部门。在德国，政府部门设立抗灾减灾的专门机构，在自然灾害发生后，组织协调抗灾和灾后重建工作。瑞士联邦政府为了提高应对自然灾害的能力，于1997年组织筹建了国家自然灾害管理委员会。该组织的成立除了有效协调各政府部门的工作外，还有利于统一安排防灾减灾领域中的科研工作，有助于提高科研工作的效率。意大利非常重视通过信息技术促进信息传播，近年来尤其重视将最新的卫星技术和信息通信技术也用到防灾减灾和救灾工作当中，利用信息技术建立信息共享和指挥协调系统，确保各有关机构的信息共享。

二、我国防灾减灾中的信息传播

党的十六届六中全会提出"全面提高国家和全社会的能力"的战略目标，1998年国务院颁布实施《中华人民共和国减灾规划（1998—2010年）》。规划实施后我国防灾减灾取得了显著的成果，具体表现为：灾害管理体制、机制和法制建设取得重要进展，灾害检测预警预报体系初步建成，减灾工程建设取得重大进展，自然灾害应急处置体系基本形成，减灾科普宣传和国际交流合作全面推进。然而，从传播学角度看，目前我国防灾减灾政策的制定和实施过程还有不够完善的地方，我国防灾减灾中的信息传播效果尚不够理想。

（一）我国公众灾害意识不强

2004年"7·11"某地特大泥石流灾害发生之前，当地的有关预警是准确及时的，提前90分钟就发布了预警信息。公众完全可以利用该段时间有效地规避灾难。然而事实是当晚21时左右，当地群众和外地游客虽然接到乡干部的紧急撤离通知，但是并未引起充分重视，现场继续进行联欢活动。结果22时30分左右泥石流发生，现场仅有在一楼的 4 人侥幸逃脱，在二楼联欢的 51 人全部殉难或失踪。

我国通过开发减灾宣传教育产品，建设减灾宣传和远程教育网络平台，在公共场所设置减灾知识宣传栏，在广播电台、电视台开设减灾知识宣传栏目等方式组织开展减灾宣传教育活动，向公众宣传灾害预防与避险的实用技能。这些宣传教育活动在提高全社会防灾减灾意识和能力方面发挥着重要作用。然而从效果上看，目前我国防灾减灾的宣传和教育效果尚不够理想。公众的灾害意识仍不强，灾害相关知识储备不充分，防灾减灾能力仍不高。从信息传播的角度看，也说明防灾减灾信息传播的效果不佳。

（二）大众传媒中防灾救灾科学信息较少

以 2008 年的南方雨雪冰冻灾害为例。未能有效利用大众媒体传播降低雪灾危害的相关知识，灾害发生后缺乏科学指导，是造成公众和政府救灾工作进度缓慢的重要原因之一。国外的经验表明，通过增加大众媒体中防灾减灾相关的科学信息，可以有效提高公众对灾害的正确认识，更好地指导受灾者的自救和互救。

（三）信息传播的部门合作机制不完善

目前我国的行政运作管理体制使平时跨部、跨行业的应急准备协调工作进行困难，因而需要加强沟通，建立部门间联动的机制和相应的技术手段。同时，在发生重大灾害时，有效协调和利用国际救援力量的工作机制也是很重要的，"5·12"汶川大地震后国际合作的救援机制刚刚开始建立起来。同时，信息传播部门间合作机制的不完善也会造成灾害应急知识普及效果不好。灾害发生时，公众所需的防灾减灾知识是多方面、多学科的，往往需要在平时的宣传教育中通过跨部门合作，才能取得较好的宣传教育效果。目前，我国灾害应急知识的宣传普及不够，社会公众对灾害的自我防护与应急处置能力较弱。这些都与部门间缺乏合作有着重要的关系。同时，灾害应急演练也需要部门间的合作。各地应急演练工作尚未做到经常化、制度化，尤其是多部门、多单位、跨行业的综合演练还很少见。

三、利用信息传播正确防灾备灾

（一）灾害知识的日常普及

平时注重提高群众自救的技术能力，使其能在灾害发生后第一时间实施自救，赢得时间，减少灾害带来的损失。例如，对大众进行伤病员的简单救治技能培训，灾害发生后常见流行病的预防、发现和救治方法的培训，房屋毁损程度的鉴别培训，怎样区分饮用水是否受污染的科普培训，照明电路维修技术培训，各种简易房搭建技术培训等。

（二）灾害发生前的预警演习

地质灾害预警研究主要分为两大体系：灾害发生中心点监测预警和宏观区域预警。虽然地质灾害现场监测的方式具有确定性，但目前地质灾害监测预警的难点在于将点面结合，将灾害发生中心点监测与宏观区域预警相结合，并考虑灾害分布的时空规律。

灾害预测部门应及时准确地将预警信息通过有效信息传播途径，传递到灾害发生地以及上级响应部门，并进行必要的演习，以便做好充分准备，能够在第一时间采取防灾减灾措施，尽可能减少灾害带来的人员伤亡和财产损失。

（三）灾害发生后的应急响应

第一时间响应应急预案，协调各部门参与救援行动，疏通通讯、救援道路，发动群众参与自救，组织受灾者转移，通告救援行动进程，传播自救互助知识，以及适时的心理安抚。

（四）减灾意识的教育培训

1. 实现灾害教育全民化

应全民普及防灾减灾知识。因此，最好是中小学就开展防灾减灾教育，并定期组织全民参与防灾减灾演习。

2. 加强全民的参与性

防灾减灾教育不是仅仅使人们掌握灾害知识，而是教会人们如何做才能达到防灾减灾的目的。因此，随着防灾减灾教育的不断展开，参与性会越来越强。

3. 加强国际间信息交流与合作

灾害无国界，全人类需要共同携手面对灾害。因此，通过国际信息交流和合作可以加强教育培训的发展，促进人才、经验、技术等资源的共享。

4. 加强各种途径的人才培养

进行各种途径的灾害教育人才与师资培训和研究，提高教师的自然灾害防灾减灾教育素养；同时，设立专门的灾害教育研究中心。同灾害救援研究中心一样，由于防灾减灾教育越来越受重视，防灾减灾教育也应建立专门的研究中心，从而满足防灾减灾教育的需求，促进灾害护理的发展。

（胡秀英）

参考文献

[1] 岳茂兴. 灾害医学的定义及其主要研究方向 [J]. 世界急危重病医学杂志，2006，3（5）：1476-1479.

[2] 李宗浩，金辉. 论中国救援医学的创立及其在国家突发公共卫生事件中的地位 [J]. 中华医学杂志，2005，85（22）：1519-1520.

[3] 南裕子，渡边智惠，张晓春，等. 日本灾害护理学的发展与现状 [J]. 中华护理杂志，2005，40（4）：263-265.

[4] Veenema T G. Disaster Nursing and Emergency Preparedness for Chemical,

Biological and Radiological Terrorism and Other Hazards. New York：Spring Publishing，2003.

[5] Yamamoto A. Mid-term Report on the Project "Disaster Nursing in a Ubiquitous Society" in the Academic Years 2003 and 2004 [J]. Japan Journal of Nursing Science，2006，3（1）：65−69.

[6] Jakeway C C，LaRosa G. The Role of Public Health Nurses in Emergency Preparedness and Response：A Position Paper of the Association of State and Territorial Directors of Nursing [J]. Public Health Nursing，2008，25（4）：353−361.

[7] 侯晓红，臧渝梨，娄凤兰.《灾害护理学》的教学设计 [J]. 中华护理杂志，2009，44（7）：600−602.

[8] 张利岩，管晓萍，高艳红，等. 灾害护理学在紧急医疗救援中的地位与作用 [J]. 中国急救复苏与灾害医学杂志，2008，（6）3：338−340.

[9] 陈林，臧渝梨. 世界灾害护理学会科研学术会议交流内容介绍 [J]. 中华护理杂志，2010，45（4）：380−381.

[10] 罗羽，杨雅娜. 护士在灾害应对中的作用研究进展 [J]. 护理研究，2010，24（10）：2633−2635.

[11] 南裕子，山本あい子. 災害看護学習テキスト概論編. 东京：日本看護協会出版社，2007：1−5；84−90.

[12] 刘逸文，成翼娟，廖燕. 从汶川地震紧急医疗救援实践探讨我国灾害救援护士的培养 [J]. 中华护理杂志，2009，44（7）：598−599.

[13] Tener G V，Ready RN. Handbook for Disaster Nursing and Emergency Preparedness（2th）[M]. St Louis Mo：Mosby/Elsevier，2009：2−6.

[14] 刘雪松，王晓琼. 灾害伦理文化对灾害管理制度的评价研究 [J]. 自然灾害学报，2009，18（6）：9−13.

[15] 胡秀英. 日本的灾害综合性支援及其启示 [J]. 华西医学，2009，24（2）：480−481.

[16] 詹正茂，卜勇. 信息传播与防灾减灾 [J]. 中国减灾，2009，7：9−13.

[17] 胡世全. 重大自然灾害中的"信息孤岛"现象研究——以"5·12"四川汶川特大地震为例 [J]. 南昌高专学报，2008，5：163−165.

[18] 史安斌. 危机传播与新闻发布 [M]. 广州市：南方日报出版社，2004.

[19] 喻发胜. 公众防灾应急手册 [M]. 武汉市：华中师范大学出版社，2008.

[20] 郭启锋，王佃明，黄磊博，等. 地质灾害监测无线自动化采集传输系统的研究与应用 [J]. 探矿工程，2008（7）：9−13.

[21] 张晓超，许模，刘建强，等. 基于 WSN 和 ANN 的综合远程智能地质灾害监测预警系统研究 [J]. 2011，42（4）：403−406.

第三章 灾害超急性期的救援与护理活动

灾害具有不确定性，即其发生通常少有征兆，难于预测。其破坏性力量将造成人员伤亡。紧急医疗救援与护理的效率与质量，特别是在超急性期的救援与护理对于最终伤亡程度有着极其重要的作用。如何做好灾害超急性期现场以及医疗点/医疗机构的紧急救援与护理工作是摆在所有医疗救援人员面前的重要课题。

第一节 现场搜救的医疗护理配合

一、现场搜救技术概述

（一）搜索定位技术

搜索定位是指寻找被埋压人员并准确判断其位置的过程。搜索方式大致可分为三种，即人工搜索、搜救犬搜索和仪器搜索。

1. 人工搜索

在埋压区域内，部署人工搜救人员采取听、看、敲、喊、判等方法，直接对坍塌的浅层和狭小区域进行搜索。人工搜索是搜寻倒塌废墟表面和埋压浅层被困者的一种高效、快捷的方法，但是必须注意以下几点：

（1）建筑物倒塌产生的生存空间非常脆弱，直接踩踏会导致废墟的负荷增大，可能引发二次坍塌造成埋压人员的二次伤害甚至死亡。

（2）拉网式搜索需要很多人员进入废墟，人多气味杂，会使搜救犬的判断力大幅下降。

（3）大量人员会产生较大的杂音，干扰声波探测仪的准确性。

2. 搜救犬搜索

搜救犬的听觉是人的 18 倍，嗅觉是人的数百倍，而且视野广阔，具有在微光条件下视物的能力。在地震灾区现场搜救中，一般都是先由搜救犬进行大范围搜索，确定基本目标范围后，再用生命探测仪等设备进行准确的搜索排查。利用搜救犬进行搜索时，应注意以下问题：

（1）长时间的搜索会使搜救犬的兴奋度降低。因此，每搜索 20 分钟后需要让犬休息 5 分钟，以提高搜索准确度。

（2）搜救犬分辨不出尸体和活人的气味。"5·12"汶川大地震的救援实践证明，搜救犬对尸体的气味更加敏感，比发现幸存者时的叫声会更加响亮。因此，利用搜救犬搜寻废墟深层的幸存者时，需要使用生命探测仪等设备进行相互验证，以确认埋压者是否还活着。

3. 仪器搜索

当前我国消防部队配备的生命搜寻装备主要有光学生命探测仪、声波振动探测仪和红外线生命探测仪等。光学生命探测仪是利用光反射进行生命探测，它集声音和视频图像于一体，主要通过高清晰红外线（自主式微光）摄像头与高灵敏度声音探测器，可探测废墟下人员的声音和视频图像，能够准确发现被困人员。其深度可达几十米以上，因此被誉为"蛇眼"。这是一种成本低、坚固耐用、手持式、远距离视频监测系统，特别适用于对难以到达的地方进行快速的定性检查，广泛应用于矿山、地震、塌方救援中。声波振动探测仪有轻便、省电、使用方便灵活的特点，可以捕捉、放大废墟下的敲击、移动、呼喊等微弱信号，并对信号进行筛选放大，适用于地震、滑坡等的现场搜救。正确使用声波振动探测仪的方法：首先在建筑物或空区的周边设置两个或更多的探头，一旦确定了幸存者的位置，探头的摆放位置应当做相应的调整，以更精确地指出幸存者的位置；为准确定位，技术搜索也应当使用重复搜索的方法来确认位置；在第二支搜索队确认了同样的位置后，才应当用警戒带或规定的颜色（国际黄）做好标记，并告知指挥部或救援小组，以便采取后续的营救行动。红外线生命探测仪适用于有限空间及采用常规方法救援人员难以进行的救援工作，比如地震、坍塌、建筑物倒塌下的废墟救援，以及消防、市政、矿山救护等。

（二）埋压现场人员的救援技术

1. 被埋压人员的营救原则和顺序

对被埋压人员的营救，要遵循"救命为先，先救活人；先易后难，逐层深入；先小型工具，后大型机械；先救急重伤病员，后救一般伤病员"的原则来进行。

（1）根据人员的埋压深度进行营救。对于钢筋混凝土结构，随着楼层数的增加，相应建筑结构倒塌的致命率也增大，同时也给营救工作带来了更多的困难。一般说来，埋压浅层的幸存者因为受到的冲击较小，易于搜寻和营救，通常情况下要给予优先营救；埋压深处的人员由于搜索难度大、救援时间长、生存概率较小，要在埋压浅层人员全部救出后再实施营救。

（2）根据被埋压人员的生理状况进行营救。根据被埋压人员的生理状况，可以将其分为四个营救等级，即受到严重伤害且如果不立即医治将导致生命危险者为一级；受到较重伤害但长时间得不到医治会导致生命危险者为二级；受到较重伤害但短时间内无生命危险者为三级；立即死亡或受到致命性伤害者为四级。在实际救援活动中，可以按照"急需营救、需要尽快营救、需要营救、暂时放弃营救"的顺序，即一级到四级的顺序进行营救。

（3）综合考虑人员营救的优先级。值得说明的是，以上的救援顺序只是为被埋压人员的搜救提供一定的参考，具体的救援顺序还要根据救援队伍的实力和灾害现场的实际情况进行综合考虑。整个救援行动要求安全、迅速、高效。救援能力的高低主要取决于救援人员对倒塌建筑结构的评估、对营救装备的熟练使用和对营救方法的正确实施。

2. 营救技术

在营救被埋压人员时，救援人员要根据被埋压人员的实际情况和坍塌现场的环境，对已经确定具体埋压位置的幸存者，应迅速组织救人行动。充分利用破拆和起吊工具，拆除埋压物，对幸存者进行救护。营救技术主要包括以下几个方面。

（1）扩孔掘进技术。建筑物倒塌后，会支撑出若干大小不一的孔缝，形成相对稳定的结构。早期营救需要充分利用这些孔缝及内部空间，用液压扩张器将孔缝扩大，并沿孔缝向里钻，边扩边钻，边钻边搜，边搜边救。到达一定深度后，在扩孔的基础上，利用废墟结构（梁、柱等）形成的空隙逐层向下掘进，尽量向四周扩张，并与原有的孔缝衔接，力求形成纵横通联的搜救通道网。

（2）防护固定技术。营救被埋压人员时，应首先加强被埋压者上方的支撑，防止营救过程中上方重物的塌落。要认真评估卡压结构及其支撑原理，先使用切割器、救援斧、冲击镐等破碎水泥，再用液压剪、无齿锯等工具将大块的钢筋混凝土构件进行分割，然后用千斤顶、起重气囊和建筑构件等将卡压物顶起，形成施救空间。对于稳定性较强、被埋压者被卡压较紧的情况，可以用小型工具和人工抠挖等方式，将压力缓解后再实施救援。

（3）机械起吊技术。在营救废墟深处的被埋压者时，可以小心使用一些大型设备进行机械作业，以加快营救速度。在具体操作上，可以利用吊车和地震救援车的起吊功能，将压在被埋压者身上的坍塌物缓缓吊升，同时用顶杆、木柱不断配合支撑，防止坍塌物掉落伤及被埋压者。

（4）生命保障技术。

1）输送空气：可利用空气呼吸器的储气瓶和导管透过废墟缝隙向被埋压人员输送新鲜空气，保障氧气供给，最大限度地延长被埋压人员的存活时间。

2）输送营养：对被埋压人员的营救常常需要一个较长的过程，当被埋压人员一时无法救出时，可以先输送水和流食以维持其生命，也可口服葡萄糖水以补充能量。

（5）医疗救护技术。发现被埋压人员时，切忌生拉硬扯，防止造成二次损伤。救人时，应仔细询问和观察伤情，先暴露埋压者头部的位置，清除口鼻内的灰土，保持呼吸畅通，然后暴露胸腹，如有窒息，应马上实施人工呼吸。对于营救难度大、一时难以救出的人员，应该及时包扎止血、止痛、吸氧，以增强被埋压人员的生命力；对于余震频频、倒塌结构极不稳定、被埋压者肢体被死死卡压且生命极度垂危的情况，医护人员应积极配合，果断对被埋压者实施截肢，使其尽快脱离生命危险。

（6）心理救助技术。心理救助在"5·12"汶川大地震的抢险救援中被提到了一个新的高度，在挽救生命和财产的同时，也需要科学、理性、有组织地开展心理干预。生命的延续依赖顽强的精神，被埋压人员处在生存条件极端恶劣的环境中，生存意志的丧失很容易导致死亡。因此，对被埋压人员实施心理救助格外重要。营救过程中，要突显珍爱生命的原则，采取对被埋压人员安抚、对话、送水等方式，增强其脱困信心，努力排解其悲观烦躁的情绪。

二、现场搜救的护理配合

（一）现场搜救中护理人员的作用

在搜救现场，大量伤病员需要输液、吸氧、监护、转运，这都需要护理人员的参与。搜救现场发现的伤病员大都表现出恐惧、焦虑、精神失常等心理创伤症状，此时，女性护理人员特有的温柔和爱心更容易安慰和控制伤病员和儿童的情绪。

（二）现场搜救的护理实施

1. 搜救现场的管理和分工

当发现某建筑物下可能埋压幸存者时，首先对建筑物残垣和余震的影响进行评估，之后封锁现场，由搜索队员和营救队员利用生命探测仪、搜救犬等在废墟中搜救幸存者。每个现场救护组可由 2 名或 3 名医生和 1 名或 2 名护士组成，装备包括清创缝合包、护理输液箱、急救器材、急救药品等。医护人员的任务是在发现幸存者后迅速接近，了解幸存者的伤情和病情严重程度，指导营救方式并采取措施，根据实际情况在营救成功前后积极开展院前急救。

2. 搜救现场的急救和护理

搜救现场环境复杂，救护空间狭小，加上卫生条件很差，同时幸存者心理状态极不稳定，而且缺乏大型医疗设备，给现场施救带来很多困难。在这样的条件下，救护的重点是在第一时间挽救幸存者的生命，迅速稳定伤情，并为后续救治创造条件。发现幸存者后，医护人员迅速对其进行简要的体格检查，尽快诊断，包扎伤口，固定伤肢，正确搬运并组织后送。护士进行合理分工，一人做心理疏导，严密观察病情，包括意识、血压等变化；另一人快速建立静脉通道，配合医生清创、手术包扎。经过上述处理后，尽快将幸存者送往后方医院。

（刘祚燕）

第二节　现场紧急医疗救援与护理

一、灾害现场医疗救护概述

（一）灾害现场医疗救护的目的

灾害超急性期现场医疗救护是灾害医疗救援活动的重要组成部分。如果没有正确的现场救护，将为后续综合医疗带来障碍，甚至可能直接影响伤亡率的控制，影响整个救灾工作的结局。超急性期医疗救援活动应该充分利用现场有限的资源第一时间对受灾伤病员展开急救，第一时间阻止其伤病情进展，为后续综合医疗创造充足条件，从而降低死亡率、伤残率。

（二）灾害现场医疗救护的原则

1. 兼顾局部与全局

现场救护强调的是局部救灾成效与全局救援利益的协调，保证全局利益得到最大限度的保护。这一点最典型的体现就是灾害超急性期医疗资源有限和伤病员的医疗救护需求众多之间存在显著矛盾。灾害救护团队必须通过一定的策略优化有限资源的使用，使尽可能多的伤病员获得及时优质的救治，使整体人员伤亡控制到最低水平。

2. 兼顾灾情与社会问题的处理

灾害给受灾群众带来了巨大的经济损失、严重的人身伤害，并对现场环境带来巨大的破坏。现场救护人员除了通过专业知识和技能救助伤病员外，可能还需要参与一些其他救灾工作，处理不恰当可能产生其他的社会问题。这也体现出现场救护工作的困难和复杂性。这也是为什么国际舆论往往将灾害救援当作评价当地政府执政能力的一个重要标准。

3. 先排险后施救

灾害救援现场现存的或潜在的危险，对受灾群众和救援人员的安全都是巨大的威胁。忽视了对现场环境安全的管理，不顾一切地实施救援的做法值得商榷。为了保证救援工作的顺利开展，避免伤情或损失的扩大，救援人员在展开现场救护工作之前，应该在现场其他救援团队专业人员的配合下，排除现场的险情，做好必要的职业防护。只有救援人员的安全得到保障，受灾群众才有机会得到救援。因此，先排险后施救是一项非常重要的现场救护原则。

4. 检伤分类，分级救护

为了能够兼顾全局，保证救援工作最终整体的胜利，就要将有限的资源合理使用，做到物尽其用。通过一定的方法对伤病员进行分类、分级，根据轻重缓急以及对资源的占用情况安排救治的顺序，这就是"检伤分类，分级救护"，这是在灾害救援中不变的核心。

5．救护与转运并重

首先，我们必须要改变以前"抬起来就跑"的低水平现场急救模式，必须要对有需要的伤病员在第一时间采取必要的处理措施，待病情平稳后，安排合理的转运方案。救护与转运并重的另一个含义在于救护工作应该在转运过程中延续，确保伤病员转运途中的安全。

6．后送与前接相结合

在灾害救护中伤病员的转运可以概括为后送与前接两种方式。单纯依靠灾害现场仅有的医疗资源负责现场救护和转运任务往往不能满足灾害救护的需求，需要转运到后方更有救治条件的医疗机构救治。后方医院应该在有指挥调度的前提下，有组织地积极前接。前接是对现场救援的巨大技术和资源支持和重要补充。

二、灾害现场的检伤分类

（一）检伤分类概念

检伤分类（triage）来源于法语，是"分类"、"挑拣出"的意思。此概念最早用于人们的生活生产活动，在两次世界大战时检伤分类的理念被丰富，并用到了医疗活动中。检伤分类的实质就是在有限的医疗资源与伤病员医疗需求产生矛盾时，例如在灾害现场，由专业的检伤分类人员采用正确的检伤分类体系评估伤病员需求，结合资源现状，为伤病员制订出行之有效的救治计划的医疗护理活动。

（二）检伤分类标记

检伤分类标记就是要通过某种方法对伤病员进行分类，并用醒目标识的危重级别进行标记，使得每一个参与灾害救援的医护人员能够直观、快捷地识别伤病员的危重级别，从而针对性地实施救治。

国际上习惯于使用不同颜色对伤病员的危重级别进行标记：①红色代表有生命危险但有救治希望的伤病员，需要立即救治；②黄色代表伤病员有潜在严重损伤但目前稳定，可暂缓救治；③绿色代表伤病员伤病情轻，可以组织他们自救互救；④黑色代表死亡人员或开放呼吸道（气道）仍不能维持呼吸者，不需处理或者说最后处理。

在具体的标识方法上，各国各医疗机构或不同现场情况中略有不同。例如，规范的检伤分类标识通常为卡片式。检伤分类卡上有明显的颜色标识，在卡片上可以记录伤病员的一般信息，如姓名、性别、年龄等，可以通过在示意图上标记出受伤部位，方便与后续医疗人员进行交接。在特殊情况下也可以用更简单的形式来代替，如用红、黄、绿、黑四种颜色在伤病员身体上标记，画上明显的符号等。总之，其核心是：在伤病员身体明显的部位利用各种方式标记出代表伤病员危重级别的四种颜色，以此向所有救援人员传递伤病员的伤情信息。

（三）检伤分类体系

一个理想的检伤分类体系必须具备以下特点：①简单。在灾害救护现场，作为整个救护活动重要一环的检伤分类必须迅速实施，理想的检伤分类体系就必须简单。②不需要借助特殊的设备。在灾害条件下如需特别的设备才能完成评估和计划，显然这样的检伤分类体系局限性明显。③不需要明确的诊断。如果一定要等伤病员明确诊断后再提出其救治方案，那么在灾害救援中就可能延误救护时机。④易于教，易于学。为了应对突发的灾害，有可能需要在短时间内培训部分非专业人员承担检伤分类任务，以满足救护需要，因此理想的检伤分类体系应该易于教，易于学。

目前学术界有很多检伤分类体系，各有优缺点，如救护阶梯体系、分筛与分类体系，以及适用于儿童的 JumpSTART 等。

1. 简单分类快速治疗体系

目前世界上运用最广泛的是简单分类快速治疗（simple triage and rapid treatment，START）体系，它产生于 20 世纪 90 年代的美国并经过反复修改，它只需要收集伤病员的呼吸、脉搏和意识三方面的信息就可以完成分类，不需要特别的设备，每一个伤病员的评估只需要花费 1~2 分钟的时间。

简单分类快速治疗体系的实施步骤具体为：

（1）评估行动能力。首先评估伤病员的行动能力，将行动自如的伤病员标记为绿色，提供敷料等简单用具指导他们自救互救，或者指引他们自行到现场医疗站轻伤区等待处理。对于不能行走的伤病员进入下一个评估步骤。

（2）评估呼吸。对不能行走的伤病员评估自主呼吸。通过"听、看、感觉"的方法 5~10 秒内判断出伤病员有无呼吸。对于没有自主呼吸的伤病员进行手法开放气道再评估呼吸，方法同徒手心肺复苏术，开放气道过程中注意保护颈椎。对于开放气道仍无自主呼吸的伤病员标记为黑色，不处理或最后处理。对于手法开放气道后有自主呼吸的伤病员，标记为红色，优先处理，并使用适当方法维持伤病员气道开放。对于有自主呼吸，要进一步评估呼吸频率的伤病员，呼吸频率超过 30 次/分钟或少于 6 次/分钟者标记为红色，需优先处理；呼吸频率为 6~30 次/分钟者可进入下一步评估。

（3）评估血液循环。通过触及桡动脉搏动和观察甲床毛细血管充盈时间来评估。大动脉搏动不能扪及且毛细血管充盈时间超过 2 秒为循环衰竭的危重者，标记为红色，优先救治；如果有活动性大出血给予有效止血等措施。而大动脉搏动存在且毛细血管充盈时间短于 2 秒为循环良好者，进入下一步评估。

（4）评估意识状态。通过简单询问并命令其做简单动作来评估伤病员的意识状态。不能正确回答问题及进行指令动作的伤病员为危重者，标记为红色，优先处理；对于对答切题、能遵指令进行活动者，标记为黄色，可暂缓救治。

在完成评估的过程中可以进行一些简单的但不耗费人力物力的急救操作，这就是简单分类快速治疗当中的快速救治环节。例如，通过摆放伤病员体位来辅助循环支持；通过肩颈下垫物品的方法开放气道等。要注意检伤分类人员不实施需要花费较长时间和需要特别器材的急救措施。

2. 救护阶梯体系

救护阶梯（care flight）是一种与 START 方案类似，主要流行于澳大利亚等国家和地区的检伤分类体系。它同样以伤病员是否能够走动为第一级的分类标准。如果伤病员能够自行走动，则该伤病员应定义并标记为绿色，否则再依次评估伤病员能否遵命活动、桡动脉是否存在、自主呼吸是否存在等对伤病员进行分类，同样将伤病员分为危及生命（红色）、紧急（黄色）、可等待（绿色）和死亡（黑色）四类。

3. 分筛与分类体系

分筛与分类（triage sieve and sort）体系是一种流行于英国等地的检伤分类体系，该检伤分类体系同样把伤病员分为四类，包含了两个层次的评估分类工作。初级检伤分类就叫"the sieve"，主要在灾害现场使用；然后，在现场临时救治站伤病员将经过再次评估分检，即"the sort"。"the sieve"需要评估伤病员是否能走动、自主呼吸是否存在、呼吸频率、毛细血管充盈时间或者心率来进行分类。"the sort"则需要使用修订的创伤指数等包含具体解剖生理信息的方法对伤病员进行再次评估分类。

（四）检伤分类的问题

1. 以现场行政指挥代替检伤分类工作

目前我国在很多的灾害救援中用行政指挥代替检伤分类工作，这种做法值得商榷。出现这种情况的原因，一方面是当前国内同行对检伤分类工作缺乏认识，没有正确理解检伤分类的含义，故而混淆了指挥员与检伤分类员两者的角色和职能；另一方面，目前我国缺乏相应的专业检伤分类培训，现场救援人员不具备检伤分类的能力，因此不得不以现场行政指挥代替检伤分类的方式来协调资源。但由于缺乏专业技能和系统，这样的做法未必能达到真正需要的效果。所以，这对我国检伤分类护士的培养提出了迫切的要求。

2. 检伤过度或检伤不足

检伤过度是指将不需要立即救治的伤病员分类定义为需要投入大量资源立即救治，如将本应为黄色的伤病员标记为红色，从一定程度讲，这是一种资源的浪费。检伤不足则是将需要立即救治的伤病员分类定义为暂缓救治。这两种情况都不能达到检伤分类的目的，应该极力避免。

3. 情感代替科学

检伤分类工作对医护人员的心理素质提出了很高的要求，只有身心健康的医护人员才有可能胜任此项工作。检伤分类时将面对大量的伤病员，伤病员的呻吟、伤口的出血等负性刺激对检伤分类人员是一个巨大的挑战。特别是面对一些呼吸和心脏搏动停止的伤病员，在现场资源极其有限的情况下，需要现场检伤分类人员果断地作出"放弃"的决定，这并不是任何人都能够做到的。只有科学的检伤分类才能给整个救援工作带来最大利益。所以坚持科学的检伤分类方法和理念，不被情感所干扰，是保证灾害救援工作真正有效开展，使得众多伤病员真正受益的关键。

4. 在一个人身上花费太多时间

在一个人身上花费过多时间可能会损害到其他伤病员的利益，影响整个灾害救援工作目标的实现。这也意味着作为检伤分类人员必须要明确自己的角色，履行自己的职责，充分信任救援团队的其他成员。检伤分类人员专注于分检，只做简单而可以稳定且不耗人力的急救工作。而将进一步的急救操作移交给救援团队专门负责实施救治的队员。

5. 保持动态评估问题

伤病员的病情在不断变化，因此，在完成初次分检之后，检伤分类人员必须不断在现场走动，对伤病员进行持续动态的评估。保证检伤分类的时效性和准确性。

三、灾害现场的紧急救护实践

（一）灾害现场的急救技能选择

不同的灾害类型涉及的伤病类型可能有共同性也有特异性，即某种急救技能在相应的灾害类型中使用的频率相对高一些。例如，在地震现场创伤类的伤病员占大部分，因此创伤生命支持技能使用的频率就更高。但这并不意味着不同的灾害类型之间所运用的急救技能就截然不同。实际上，灾害现场的紧急救护实践是众多急救技能在不同灾害环境下的综合灵活运用。要想在不同灾害现场灵活地运用各种急救技能就必须在平时严格地进行各种急救技能的标准训练。

例如，在各种灾害现场都可能遇到呼吸、心搏骤停的伤病员，需要在现场实施徒手心肺复苏术。在地震、爆炸、恐怖袭击事件后，因为创伤病员的大量涌现，现场就需要救援人员实施止血、包扎固定的急救措施。营救被埋压人员时，可能就涉及气道管理，循环支持，挤压伤、脊柱损伤及颅脑损伤的救护等相关急救技能。

（二）灾害现场一般伤病员的转运

经过检伤分类并现场急救后，伤病员应该及时脱离出危险地带并转运到适当的医疗点/医疗机构接受进一步的检查和治疗护理。

1. 转运的一般要求

（1）灾害救援讲究的是争分夺秒。快速转运是提高救援效率的重要环节。所以说灾害救护转运应该迅速及时，当然迅速及时的转运需要在保证伤病员安全的前提下完成。

（2）伤病员转运顺序的安排基于检伤分类结果。伤病员的转运不同于日常运输，是一门科学。转运的目的是要使更多的伤病员获得更好的救援机会。为了保证最大的救援利益，伤病员的转运顺序必须要基于检伤分类的结果，保证优质的救援资源用到最需要的伤病员身上。

（3）转运过程中持续监护。转运过程是救援工作的一部分，可以认为是两个阶段救援的衔接。因此，在转运过程中要持续监护，保持治疗、护理的持续性，这是保证伤病员安全，减少伤残率、死亡率的重要工作。

2. 常见转运方式

（1）担架转运是最常见、对设备要求最低、机动性最好、最基础的转运方式。它几乎不受地形等的限制。但对救援人员的体力要求高，速度较慢，不太适合进行长途的转运。

（2）汽车转运是一种转运速度快的常见转运方式，目前使用极为普遍。

（3）火车转运较为舒适平稳，转运速度较快，但受技术及硬件条件限制，常只能作为伤病员从第一现场转运出后的后续转运措施。

（4）飞机是目前大型灾害救援中越来越多使用到的转运工具，具有速度快、效率高的特点，但需要的硬件条件要求较高。

（5）轮船转运的优点是较为平稳，但受风浪影响较大，速度较慢。

（三）灾害现场成批伤病员的转运

1. 转运前的准备

对于成批伤病员的转运，准备工作是非常重要的。在转运前必须由专业救援医护人员对所有伤病员进行仔细的评估，通过检伤分类，明确整体情况，做出伤病员救治及转运的先后顺序计划，同时在评估的基础上对伤病员进行必要的急救治疗和护理，保持伤病情稳定，将转运风险尽量降到最低。应根据评估结果为伤病员选择恰当的搬运工具和转运方式。

做好伤病情的评估后，还需要对转运物资进行评估和准备。在条件许可的情况下，应该根据伤病情评估结果准备齐转运中可能需要的急救药品、设备，以及伤病员在转运期间可能需要的生活用品等。

最后确定方案。由现场指挥筹划需要动用什么类型的、多少数量的转运工具，以及每个转运工具转运的目的地等。

2. 转运途中的持续监护与救护

为了完成伤病员的安全转运工作，途中持续高质量的监护和治疗是重要环节。

首先，根据伤病员的伤病情和转运工作，妥善摆放伤病员的体位。

其次，在转运过程中保持必要的救护措施如吸氧、静脉输液、保暖等的持续进行。并且动态评估伤病员的意识、呼吸及循环状况，以及对救护措施的反应等。如有条件，可以使用诸如心电监护仪之类的设备更加准确严密地监测伤病员的病情变化。

再者，转运途中对于伤病员生活的照顾也是非常重要的环节，特别是对于长途长时间转运来讲。在转运过程中伤病员同样会有进食、饮水、排便等生理需要。救护人员应该做好生活照顾的准备，以满足伤病员的需求。

最后，在转运途中负责转运的护士应该积极与后方医院联络，详细汇报伤病员的伤情以及目前已经给予的处理，以便后方医院能够及时做好针对性的后续救援准备，保证灾害救援的"无缝隙化"。

3. 转运后的交接

当大批伤病员从灾害现场负责转运的到后方医院时，负责转运的护士应该立即向后方医院负责二次检伤分类的护士或是院内救援指挥简明扼要地汇报本次转运的情况，做好交接并登记，同时介绍灾害现场的情况及动态。

四、灾害超急性期的心理干预

灾害中各种各样的负性刺激广泛影响到与灾害直接相关或是间接相关的人群，这些人群都可能产生各种心理问题。早期心理干预是目前学术界较为提倡的救援理念。在灾害超急性期现场救援阶段就积极展开心理干预，对灾害救援的最终成效有着重要作用。

（一）心理干预的对象

1. 受灾人群

灾害造成受灾人群严重的财产损失，自身受伤或原有病情恶化，甚至失去亲人，其心理受到严重打击。该群体是灾害超急性期现场救援阶段心理干预的首要目标人群。

2. 受灾人群的陪护人员

受灾人群的陪护人员在陪护过程中成为了受灾人群重要的生理依靠、社会依靠、情感依靠。他们间接地体验着受灾人群的痛苦，也容易产生各种心理问题。

3. 现场救援人员

现场救援人员肩负着抗灾救人的重要使命，特别是医护人员。他们的一举一动都关系到受灾人群的生存希望，可以说他们随时都承担着巨大的心理压力。灾害救援现场艰苦的工作条件、救援工作的紧迫性，以及医护人员随时随地眼见或听说的各种"生离死别"的惨剧，无时无刻不在折磨着医护人员。所以，现场救援人员，特别是医护人员的心理健康问题必须得到重视。

（二）常见心理问题

在各种灾害环境下，受波及的人群常常出现恐惧与焦虑、孤独与无助、悲伤与内疚以及其他一些可能的严重心理应急反应等，需要心理救援人员针对性地进行干预。

（三）心理干预措施

1. 进行心理问题评估并制定针对性的干预方案

心理救援人员需要在短时间通过专业评估，迅速了解目标人群的心理状态和反应，在此基础上制定出相应的干预方案。需要注意的是，评估活动必须贯穿于干预的全过程。

2. 实施治疗性的心理干预

（1）通过沟通建立信任：心理救援人员需要与目标人群或个体保持密切的接触，通过交流，鼓励倾诉，向受灾人群表达关心与理解，建立起相互之间的信任。

（2）提供应对技巧：通过倾听，心理救援人员可以针对性地为干预对象提出的问题提供应对技巧的指导，帮助其以一种积极的态度、恰当的方式应对心理创伤。

（3）提供社会支持：随着亲人的逝去，幸存者失去了最重要的家庭支持。心理救援人员需要动员起有效的力量为其提供社会支持。例如，提供准确的灾情信息，让他们了解救援工作的进展情况，避免恐慌，帮助他们正确认识灾害。积极开展现场救援工作，通过社会力量帮助幸存者寻找失散的亲人、朋友，甚至是他们的遗体。为幸存者提供社会支持是帮助他们重新建立生活信心的关键。

（4）必要时适当的药物治疗：对有严重心理问题者，在必要时可以使用适当的药物进行针对性治疗，以帮助他们渡过难关。

3. 对心理干预效果进行评价，改进干预措施

在进行心理干预的过程中，心理救援人员需要通过观察、访谈、使用量表等方式对心理干预方案的实施效果进行动态的评价，根据结果不断调整干预方案。

第三节　医疗点/医疗机构内的救援与护理

一、医疗点/医疗机构内救援体系的构成与作用

在灾害超急性期医院救援时，需要各医疗机构迅速启动灾害救援应急预案。不同的具体灾害情形下，具体的救援应急构架可以在国家《突发公共卫生事件应急条例》（2003 年）、《突发事件应对法》（2007 年）等相关法律法规的指导下建立。各医疗点/医疗机构内救援体系无论形式如何，都应该包含灾害救援所需的基本组织构架和功能，通常由指挥决策中心、医疗救援组、后勤保障组、信息联络组、专家咨询组等构成。

（1）指挥决策中心：负责收集灾害信息，发布指令，协调构架内各功能单元的救援活动，是整个构架的灵魂。

（2）医疗救援组：按功能分为检伤分类组、救护组、转运组等。灾害救援工作是个复杂的综合救援活动，需要有明确的分工，各司其职才能将团队力量发挥到最大。医疗救援组在指挥决策中心的统一调度下开展救援活动。

（3）后勤保障组：为医院救援工作的持续开展提供物质保障，其工作内容既涉及对救援医护人员的物资支持，也涉及对伤病员的生活物资保障。

（4）信息联络组：其职能包括向指挥决策中心汇报灾害情报、向社会公布伤病员信息等，是救援构架中重要的联络成分。

（5）专家咨询组：由各方面的医疗专家、护理专家、检验专家组成的团队可以给指挥决策中心提供专业而有效的技术支持，保证指挥决策的准确性。而且专家组在医院内通过会诊的方式可以对医院救援的质量产生重要作用。专家咨询组不一定有条件在所有构架中都存在，但如有条件，可以在整个组织构架中发挥巨大作用。

二、医疗点/医疗机构内的灾害救援流程设计

医疗点/医疗机构内灾害救援流程设计根据灾害类型及规模、医院内初次救援启动与灾害发生的时间间隔长短不同而有区别。在设计预案时划分为进入医院前的救治活动、院内搬运转运流程以及住院救治流程几个阶段，并根据灾害的具体情况设计路线串联以上几个阶段的救援工作。

在伤病员进入医疗点/医疗机构前，需要在医疗点/医疗机构的开阔地安排专业人员进行初次检伤分类甚至伤病员预处理。例如，可以将医疗点/医疗机构的开阔地划分出检伤分类区、污染消毒区、清洁区以及物品去污区等。检伤分类人员在检伤分类区按照相应的检伤分类体系（具体方法参见本书相应章节）对伤病员进行伤病情分级，并对伤口进行专业预处理，再将伤病员按事先设计的路线进入医院院区，从而减少医院感染的发生。

医疗点/医疗机构可以安排经过专业训练的医护人员及工人或志愿者专门负责伤病员在院区内的搬运、转运工作。将经过入院前检伤分类及预处理的伤病员按事先设计的路线护送并进行辅助检查，住院治疗。

完成入院前的处理后就需要住院治疗了。事先将医疗点/医疗机构安排出专门的集中管理的灾害救援病房，在有条件的情况下按照伤病员的具体情况进行专业分科或分组，集中专业力量、物资，进行集中救治。医院需要调集各临床专业的护理骨干投入到集中救治当中，为伤病员提供专科护理。

而串联以上各阶段救援工作的伤病员进入医院院区的"路线"，则需要根据灾情进行灵活的设计。例如，院内初次救援启动与灾害发生的时间间隔较长，考虑伤病员特异性感染风险高的时候，需要设计专门的"污染通道"供这类特异性感染风险高的伤病员使用。而在院内初次救援启动及时，与灾害发生的时间间隔短的时候，则不一定需要"污染通道"。无论哪种情况，"路线"的设计一定要做到动线尽量短而简单，尽量让各种资源在"路线"上可以共享，尽量减少灾害救援工作对常规医疗活动的干扰。

三、医疗点/医疗机构检伤分类点的设置与实践

由于现场初次检伤分类存在分类缺陷的可能，以及在转运途中伤病员病情可能发生变化，所以虽然经过了现场的检伤分类，医院内的救治活动仍然需要分级救护，仍然需要有专业的检伤分类人员进行医院内的检伤分类。

检伤分类点的地点设置建议选择在进入医院院区前的一个开阔地带。在检伤分类点由专业人员将伤病员区分出危急重症、急症、轻症等层次，同时筛选出可能有特殊感染的伤病员。根据分类结果将伤病员护送到不同分区进行入院前的初步处理，并按事先设计的流程护送伤病员住院治疗。例如，对于怀疑有特殊感染的危急重症伤病员，按事先

划定的"污染通道"送入专门的病房救治。

而且随着当前"移动化医疗"的发展，医院内的救援检伤分类点的功能更趋于综合化。与"现场检伤分类"不同，除了"分类"之外，"医院内救援检伤分类点"还可以对怀疑有特殊感染的伤病员进行初步的伤口采样及消毒包扎处理，配合快速的实验室检验，准确地按细化的流程对伤病员展开救治。而没有明显伤口污染的伤病员可以在清洁区更换病员服后再入院。如有必要，伤病员及随行人员的物品可以先在物品去污区进行消毒防护处理再带入院。而信息联络组也可以在此时就对伤病员的信息进行初步收集，如有必要还可能需要配合图像采集的方式收集伤病员信息。

总之，医疗点/医疗机构内的救援活动仍然需要检伤分类，而且可以实现比现场检伤分类更为丰富的功能。

四、医疗点/医疗机构的救护实践

（一）医疗点/医疗机构内的急救实践与灾害现场救援实践的区别

首先，要求不同。因为医疗点/医疗机构硬件和软件条件较灾害现场好，因此其救援活动的实践内容更为完善，对质量要求更高。

其次，目的不同。灾害现场救援重在短时间内挽救伤病员的生命，为后期进一步救援赢得时间、创造条件；而医疗点/医疗机构内的救援重在减少伤残，减少死亡，全方位促进伤病员康复。

最后，策略不同。灾害现场由于资源的严重匮乏，会将呼吸、心搏骤停的伤病员在现场检伤分类时标记为黑色，最后救援。而在医疗点/医疗机构，由于救援物资以及人力充足，因此这类伤病员的检伤分类级别反而提升为红色，优先救援。

因此，医疗点/医疗机构内的急救实践是在一个资源充足、准备充分的环境下，严格按照常规标准综合运用各种急救和高级措施，尽可能挽救每一名伤病员的生命，减少死亡率、伤残率，全面促进伤病员生理心理康复的救援活动。

（二）完善医疗点/医疗机构内伤病员的接收体系

要保证伤病员在医疗点/医疗机构能够进行继续诊治，就需要完善的医疗救护体系，确保医院内的救护治疗设备（包括临时外来设备）以及临时病床数量。

医疗点/医疗机构要对伤病员进行应急处理，也要了解灾区的范围和受灾人数、受伤人数及其受伤情况，以及重伤程度等相关信息，考虑在本医疗点/医疗机构进行继续诊治的可行性。若运送来的伤病员超出了本医疗点/医疗机构的容纳范围，现有医疗能力无法承担，就要考虑将伤病员转移到其他地方继续救治。

（三）医疗点/医疗机构内伤病员的搬运

在医疗点/医疗机构内涉及大量的搬运活动：如区域搬迁、检查等。专业的搬运工作对避免二次损伤有重要的作用，所有医护人员必须要重视专业的搬运技术的学习。

目前有的医院已经有了专业的搬运队伍，在日常工作中负责医院内伤病员的护送搬运等工作，上岗前进行了专业的搬运培训。这样的专业队伍在医疗点/医疗机构内的灾害救援活动中可以迅速发挥重要作用。

没有专业搬运队伍的医疗点/医疗机构在灾害救援中需要有医生、护士或是社会志愿者来完成搬运工作。无论哪种情况，重点是对参与搬运的所有人员进行有效的培训，让他们对各种搬运工具有充分的认识，迅速掌握各种搬运工具的使用方法。

搬运伤病员时的注意事项包括：

（1）动作稳定而轻柔。搬运的第一要求就是安全。不稳定的搬运可能导致伤病员跌伤，造成二次损伤。而且粗暴的搬运将给伤病员带来不适，以及心理上的担忧甚至恐惧。

（2）搬运时注意根据伤病情选择正确体位。不同的伤病情需要保持不同的体位。例如，对于昏迷者，搬运途中应保持侧卧或头偏向一侧；对于怀疑脊柱损伤者，应保持平卧或俯卧，避免脊柱弯曲，搬运时使用轴线翻身技术。

（3）搬运过程中保证治疗活动的持续，途中持续监护。搬运工作是救援活动的一部分，是特殊状态下的救治活动，因此，不能因为搬运本身造成治疗活动的中断。例如，搬运中保持输液通畅，保持伤病员氧气供应等，对于部分危重的伤病员，在搬运过程中要持续使用呼吸机或简易呼吸器支持呼吸。治疗效果或不良反应也需要持续监护，若发生问题，现场及时处理，以保证搬运过程中伤病员的安全。

（4）搬运过程中注意保暖或防暑，注意生活照顾的技巧。搬运时要根据天气的情况，为伤病员做好保暖或防暑的措施，保持伤病员舒适，增加伤病员对救援活动的信心。一些生活照顾的技巧也是必须要对搬运人员特别是社会志愿者进行专门培训的。例如，搬运过程中伤病员口渴、饥饿要求饮水、进食，一定要考虑到对伤病员后续可能的医疗救护活动的影响，如伤病员随后需要接受手术治疗，那么当前的饮水、进食就可能会对手术产生妨碍。

（四）派遣奔赴受灾现场的医疗救护队

有时医疗点/医疗机构还可能需要派遣医疗救护队到现场，在现场救护站参与急救和救护活动，或是到避难所和受灾者家里进行巡回诊疗。

救护队在现场进行急救检伤分类，根据具体状况在现场救护站进行应急处理。在可以运送的情况下，根据受伤轻重用救护车、直升机或是一般车辆将其运送到预先指定的医疗点/医疗机构。另外，在进行救护的时候，可参考以下时间标准，全力提高救活率。

（1）白金时间：最理想的状态是在10分钟以内确认现场状况，判定受伤者的严重程度并采取适当的应急措施。这10分钟被称为白金时间。

（2）黄金时间：指的是根据病情采取特定且适当的措施最为合适的时间带。一般认为，黄金时间内在医疗点/医疗机构进行治疗和手术，与提高救活率和回归社会概率是紧密相连的。治疗普通创伤的黄金时间是1个小时，眼球外伤为3个小时，脑梗死为4个小时，开放性骨折引起的感染、呼吸道烧伤引起的呼吸道水肿为6个小时。

第四节 临时安置点受灾人群的护理

在大面积受灾的情况下，受灾人群从安全的角度出发不得不避难。由于生命线（运输、通讯）的中断给生活带来不便，人们也需要暂时利用避难设施。这就需要有关部门及时在安全地带建立临时安置点，并在临时安置点为受灾人群提供持续的帮助和救援。

一、确保生命和安全

失去房屋的受灾人群在临时安置点可能要呆1个月左右，所以临时安置点首先要提供生活所必需的"衣、食（水）、住、医疗"。临时安置点里并非都是身体健康的人在避难，还有那些称为灾害时重点保护对象的人群，即老人、残疾人、孕妇、小孩等需要特殊照顾。另外，在关注临时安置点的受灾人群的同时，不要忽略了那些待在自己家里的受灾者。

受灾人群在灾害威胁下避难，置身于将会发生二次灾害的恐怖之中，常处于混乱激动的状态。护理人员要尽可能帮助他们消除不安情绪，确保其安全和睡眠，并维持健康卫生的环境。由于灾区道路中断，救援物资并不能够及时到达，那么就要求首先确保安全的饮水和一定量的食物来维持生命。救援物资到达后，救援人员要有组织、有计划地根据实际情况进行合理的物资分发。

二、应对身体状况的变化

在临时安置点中，由于特殊的环境以及灾害本身对人们生活、心理的影响，受灾人群容易产生各种生理、心理疾病。这值得临时安置点的救援人员关注。

通常临时安置点建在学校、体育馆等公共场所，由于学校、体育馆本身并非生活场所，所以厕所的数量无法与受灾人数保持平衡。在这种情况下，部分受灾者忍着不上厕所，或是有意减少水分摄取量，这就容易引起脱水；由于饮食和排便环境的变化，容易引起便秘；另外，在临时厕所内的排泄物堆积，也会造成卫生条件的极度恶化。

要注意的是，避难时，人们仓促逃险避难来不及带上日常生活所需要的眼镜、药物、义齿（假牙）、助听器等。因此，对于一些患有慢性疾病需长期服药的人来讲，药物的中断可能会导致慢性疾病的急性恶化，应高度关注。

除了生理疾病，由于特殊的环境，受灾人群可能一边在感叹"得救了"，一边又陷入对未来的不安中，夜不成寐。这样长久下去压力也急剧增加，各种心理疾病的发生概率也急剧增加。

以上问题都需要临时安置点护士针对性地进行护理，解决受灾人群的实际问题。具体护理措施参见本书相关章节。

（叶 磊 刘 敏）

参考文献

[1] Hazinski M F，Nadkarni V M，Hickey R W，et al. Major Changes in the 2005 AHA Guidelines for CPR and ECC：Reaching the Tip-Ping Point for Change [J]. Circulation，2005，112 (24)：206−211.

[2] Janousek J T，Jackson D E. Mass Casualty Triage Knowledge of Military Medical Personnel [J]. MilM，1999，164 (5)：332− 335.

[3] 周雪昂，杨健宇，康青春. 地震埋压现场人员的搜索和救援 [J]. 消防技术与产品信息，2009，4：63−65.

[4] 李卫平. 北京地区未来地震中各种类型建筑可能造成的人员死亡率 [J]. 灾害学，2005，12：62−63.

[5] 南裕子，山本あい子. 災害看護 (実践篇) [M]. 日本看護協会出版社，2007，2−58.

[6] 陈竺. 温故而知新——汶川地震医疗救援的教训与思考 [J]. 中国循证医学杂志，2009，9 (11)：1142.

[7] 李宗浩. 论中国救援医学及其在国家建设小康社会中的作用 [J]. 武警医学，2005，16 (7)：547.

[8] 孙秋菊，李文涛，安力彬，等. 灾害医学的发展及挑战 [J]. 医学与社会，2009，22 (10)：29.

[9] 李宗浩. 论护理学在救援医学中的地位和作用 [J]. 中华护理杂志，2005，40 (4)：260−262.

[10] 王文珍，黄叶莉，朱宗红，等. 四川地震北川现场急救护理管理 [J]. 中国误诊学杂志，2009，9 (14)：3373.

[11] 贾利萍，李红燕. 提升突发公共卫生事件应对能力的探讨 [J]. 中医药管理杂志，2009，17 (10)：939.

[12] 王庞德. 突发公共卫生事件应急管理——理论与实践 [M]. 北京：人民卫生出版社，2008.

[13] 孙志刚，李宏立. 地震伤员分类的方法和原则 [J]. 灾害学，2001，16 (1)：61−62.

[14] 樱庭和典，冈本天晴. 阪神大地震的医疗拣选与伦理研究 [J]. 医学与哲学，1997，18 (6)：322−324.

[15] 赵伟. 灾害救援现场的检伤分类方法——评述院外定性与定量法 [J]. 中国急救复苏与灾害医学杂志，2007，2 (5)：291.

第四章 灾害急性期、亚急性期的护理活动

世界各地灾害频发，破坏严重，人员伤亡及经济损失难以估量。医学救援是任何灾害事故救援不可缺少的一部分。护理工作者具备灾害救护的知识与技能，可极大地提高救治率、降低死亡率。在灾害急性期及亚急性期，无论是受灾人群的院内救治，还是临时安置点（如临时帐篷、活动板房）人群身心健康的维护，都离不开高素质的护理人才。本章根据灾害急性期、亚急性期的不同特点，就灾害护理的工作进行阐述。

第一节 灾害急性期、亚急性期护理工作重点

一、灾害急性期的护理工作重点

灾害急性期指灾害发生后 3～7 天。此期灾害规模及状况等已基本明了，对"废墟下的幸存者"的救援工作基本结束。这一时期失踪者的生还率急剧降低。此期维持伤病员的重要生理功能，适时进行心理干预，能最大限度地保证医疗机构内伤病员的生命和健康。同时在这个时期，黄金救援 72 小时已过去，护理的重点转移到关注幸存者生活环境及其心理状况，预防大规模疫情流行，协助幸存者向亚急性期过渡。因此，在灾害急性期，要以幸存者为中心展开救援活动。

（一）医疗机构中的护理工作

1. 护理组织管理

医疗机构短时间内接收大批灾害伤病员，必须打破常规惯性运行的护理管理模式，建立新的调度运行制度。成立指挥组，实施现场指挥。指挥组由院、机关部门、门诊部相关人员及科护士长组成，护理部主任担任组长。根据具体情况可下设检伤分类、手术、技术指导、医学和后勤保障小组等。为防止工作脱节，提高管理效能，指挥组应走出办公室，到检伤分类场、病房等现场办公，掌握收治工作进度，发现问题，当场解决。对来自各小组的紧急请示、报告等，指挥组应及时给予明确答复。在护理组织管理中，还应协调好前来支援的护理人员的工作，使其在伤病员救治过程中发挥积极作用。根据灾害伤病员救护的特点，打破专业界限，整体部署全院护理救治任务，合理使用和调配院内护理人力资源，保证伤病员常规护理顺利进行，确保高效、有序地开展护理

工作。

2. 护理工作内容

（1）医疗护理工作。在灾害急性期，医疗护理工作基本由急救转入常规治疗，护理应密切配合医疗任务重点的转移。此时的伤病员已在专科接受治疗，护理人员除提供正确的专科护理外，针对部分伤病员活动不便、生活不能自理的情况，应及时提供生活护理，如皮肤护理、口腔护理、大小便护理等，同时严密观察病情，控制医院感染，避免各种并发症。（详见本章第二节）

（2）心理疏导和安抚等工作。灾害带来的物质损失和躯体伤害，对人的心理健康产生重大而深远的影响。特别是躯体已受伤者，因其面临多重压力，更易出现心理或精神问题。如果病态心理反应得不到及时的干预和治疗，可导致创伤后应激障碍、重度抑郁、药物滥用等各种身心疾病的发生。这些变化会对个体造成严重而持久的创伤，导致工作能力受损，生活质量下降，家庭和社会负担增加。研究发现，灾害初期，55.28%的个体可出现较为明显的心理问题并需要心理干预。而灾后有效的心理干预和治疗能够缓解受灾者的心理应激反应，并可降低抑郁和创伤后应激障碍等远期心理问题的发生率。灾后护理人员能在临床一线观察到伤病员的心理及身体变化，故心理援助在此期非常重要。

经历重大灾害人群的心理变化阶段分析报告指出：在灾害发生后几天内，个体一般会表现为惊愕、恐惧、迷惘，肾上腺素水平高，此阶段称为震惊、休克阶段。具体时间长短取决于个体和灾害两方面因素。此期的伤病员需要心理工作者和医疗护理人员特别的关注。通常情况下，护理人员在本阶段较易与伤病员互动并取得其信任和认可。

护理人员应全面收集资料，包括伤情和精神、心理状况，在掌握伤病员心理问题的基础上，做好心理疏导和安抚。在心理干预中应注意的问题有：①增强护患沟通，建立良好的护患关系。与伤病员建立良好的信任关系是进行心理干预的前提。在与伤病员沟通中，谈话的关键不要涉及灾难的经过，要让他着眼于眼前，使其感受到现在不是孤立无援的。当伤病员出现流泪，甚至号啕大哭等情绪反应时，护理人员应使用简短、温柔的语言，拥抱或握手行为辅助疏导，告知其存在这种心理反应是正常的，是每一位遇到此类事情的人都会出现的反应。不要试图阻止其宣泄情绪，应理解和接纳他们的痛苦。同时护理人员应积极主动地关心伤病员的生活，帮助解决其家属的吃、住、医等问题，以解除其后顾之忧。②集体心理干预与个体心理干预相结合。其目的是预防疾病，缓解症状，减少共病，阻止迁延。针对地震大多数均为骨折伤病员，伤情、致伤因素相同，普遍存有心理创伤的特点，可以通过深呼吸、肌肉放松等方式助其达到心理放松的目的。同时通过集体晤谈，公开讨论内心感受，可达到相互支持，帮助伤病员在心理上消化创伤体验的目的。此外，通过集体讲授心理知识，亦可帮助伤病员纠正不合理的认知。在集体心理干预基础上，对精神症状较重的伤病员进行有针对性的个别心理辅导，同时可加服改善症状的药物，如抗焦虑、抗抑郁药物等。

（二）临时安置点的护理工作

1. 护理制度的形成与完善

制度是医护工作有序开展的重要保证。为了确保各项工作长期有序进行，必须制定与灾害环境相适应的病房、手术室与库房管理制度，以及交接班制度、消毒隔离制度、危重伤病员护理制度等，并根据实际情况，在落实过程中不断地整改与完善。应将所有的制度以文字形式张贴在工作帐篷或板房最显眼的位置，并组织全体医护人员进行学习，做到人人知晓、人人执行。保证整个救治过程中，预检分流、病房以及手术室等各救治环节的工作有序进行，避免差错的发生。

2. 护理工作内容

在整个救治过程中，护理人员作为救治、康复的全程参与者发挥了极其重要的作用。面对现场大批量的伤病员，护理人员要协助医生进行伤情评估、分类。此外，还要在现场开展急救和转送伤病员工作。随着灾害急性期向亚急性期过渡，掌握受灾者健康状况，了解其护理需求，确认医药卫生用品以及食物的储备状态是此期活动的重点内容。护理人员应加大对灾难现场人员和医疗物资的组织、管理，同时还要开展疾病预防知识的宣教、心理疏导，以及承担传染病防治等工作。

（1）医疗护理工作。灾害条件下，在临时安置点内进行护理工作与一般医疗机构的护理工作不同。特殊环境决定了护理装备的种类和数量不可能达到平时的标准，并且还存在护理人员编制少的问题。例如，"5·12"汶川大地震发生后，由于灾区海拔高、地形复杂，震后道路、通信中断，致使当地医疗机构基本处于瘫痪状态，加之外援人员、物资一时难以到达，医疗救援面临空前的困难。同时突发的灾害事故也往往导致大规模的人员伤亡。灾害现场的救护工作主要在医疗组展开，一般按伤情特点将医疗组分为轻伤救治组和重伤救治组。轻伤救治组留治轻伤病员和有内科疾病的伤病员，护理人员协助医生进行诊治和小手术清创，完成基本的护理治疗。重伤救治组接收休克、需实施紧急手术、不能或术后暂时不易后送的危重伤病员。护理人员除配合诊治和抢救外，还需进行手术伤病员的术前、术后护理和抗休克、控制出血、抗感染等综合救治工作。因此护理任务艰巨，面临着医嘱量大、治疗量大、护理工作量大、记录和统计量大的问题。

（2）应对幸存者的身体异常变化。幸存者的身体可能出现以下问题：①跟以前的生活相比，活动范围狭小以致日常生活活动能力（activities of daily living，ADL）指标下降；②由于厕所数量少、使用不方便，部分幸存者减少饮水量，引起脱水；③因人群聚集可能引起流行性感冒或是传染性痢疾等传染病。

临时安置点的生活缺乏个人隐私，因此人的精神压力急剧增加，易引起心血管疾病、精神疾病、哮喘及其他过敏性疾病等。另外，由于慢性疾病患者的内服药中断而造成慢性疾病恶化，或因忙于收拾自家房屋以及临时安置点内的生活局限性，而导致其慢性疲劳程度增加。

（3）对幸存者的心理援助工作。救援工作的中心是抢救生命，任务繁重、时间紧迫，幸存者的心理问题容易被忽视。但如果这个问题不解决，会给他们今后的生活造成长期的负面影响。另外，因短时间直接面对大量的死亡与伤残者，救援人员自身的心理压力也非常大，救援人员同样需要心理疏导。接受应灾、备灾训练的护士可有力地支援和充实灾区医疗护理活动，包括心理社会支持，这对于防止幸存者陷入孤立无援的状态具有积极作用。

在重大灾害中，灾区大部分幸存者均存在各种不同程度的丧失感，如丧失重要亲人、房屋、财产等。幸存者睁开眼睛周围都是倒塌的废墟、遍地的死尸，闭上眼睛回想的都是恐怖的灾难场景、死伤的亲人。他们一方面要承受失去亲人的痛苦，另一方面还要对自身的安全和未来担忧，加之灾区各种次生灾害和疫情可能随时爆发等恶性刺激，大批幸存者可出现恐惧、焦虑、失眠、精神恍惚等各种心理创伤症状，甚至出现精神失常。因此，对幸存者进行心理护理是一项重要的工作。

心理护理强调早期预防。在灾害急性期应重点帮助那些可能发生不良后果的高危人群，如儿童、孕妇、老人等，使其顺利地、较快地度过悲伤期或减少悲伤给机体造成的损伤，同时亦要关注损失感强烈的中年人。对"5·12"汶川大地震后幸存者的心理状况调查结果显示：幸存者在躯体化、强迫、人际关系敏感、抑郁、焦虑、恐怖、偏执、精神病方面均高于常模。这说明经历重大创伤后人的心理处于应激状态，常表现为焦虑、惊恐、敏感；儿童常表现为安全感缺失、依恋父母及亲人、哭闹、发脾气；有亲人或朋友遇难的人们常表现为无能为力，感叹生命的脆弱等。

护理人员可在灾区组织心理卫生知识普及教育，让受灾者充分认识到灾难对人精神的打击，人在受创伤后可能出现的反应，怎样识别心理健康与否，出现问题该如何应对等。教会受灾者缓解心理压力的方法，让其自己评估，发现问题及时向专家咨询。同时，及时筛选出有心理问题的人员，进行团体或个别心理干预。干预方式可采用现场咨询、电话咨询、网络心理咨询等，目的是减少创伤后应激障碍的患病率。

护士开展灾后心理健康教育的内容包括：①提高受灾者对危机心理干预必要性的认识，唤醒其需求，使受灾者能够变被动为主动，愿意接受危机心理干预的教育活动；②为受灾者提供因时因地的可操作性建议；③受灾者比较喜欢的知识传播途径是人际传播，家人、朋友作为其最信赖的对象，是传播知识和技能的最佳人选，所以灾后心理健康教育可将其家人、朋友作为主要目标人群；④宣传材料的设计制作应考虑受灾者的文化程度，尽量以图为主，辅以少量文字，在某种程度上，可将文盲/半文盲作为设计基准；⑤根据不同的心理卫生状况，提供相应的心理帮助形式，如对心理卫生状况较差者，转介给心理咨询人员提供专业性心理帮助。

（4）对护士的要求。从超急性期到急性期要求护士必须做到以下几点。

1）预见性：能够冷静地把握现状。

2）准备性：能够根据灾害的种类、发生机制做好相应的准备。

3）随机应变性：能够迅速判断状况。

4）自主性：在任何灾害现场都能积极地投身救援工作。

5）灵活性：在严峻情形下能够根据现场情况采取灵活的对策。

6）专业性：能考虑到灾害时可预见的事态，根据现场情况提供专业知识。

7）坚强的意志力：在恶劣的环境下，能够遵守灾害时的医疗原则，作出严肃的判断。比如敢于放弃那些即使救援后存活机会仍然渺茫的重伤者。另外，为了保证自己的人身安全，能够采取理性的行动，进行"安全确认"和"避免鲁莽行事"等。

二、灾害亚急性期的护理工作重点

灾害发生后7天～1个月即灾害的亚急性期。此期在医疗机构内住院的新发外伤病员逐渐减少，住院伤病员的状态也逐渐趋于稳定，避难所也慢慢安定下来，进入协调日常事务的时期。此期可以制定、实施、评估、重新审视暂定的护理活动计划。很多志愿者和避难所里的受灾者以及在自己家的受灾者因不适应恢复重建工作而产生疲劳，免疫力下降。

这个时期最突出的问题是生活环境恶化。临时安置点（帐篷、板房）内集体生活导致传染病的发生，以及受灾者因疲劳积累而产生失眠、身体状态不良等情况，或原来已有慢性疾病的受灾者因服药中断而引起疾病急性恶化等。更进一步的是，灾害带来严重的心理问题，各种各样心身疾病患者不断出现。因此，在亚急性期，感染、慢性疾病的应对，心理护理等非常重要。护理人员的主要职责在于：预防、及时控制流行病的发生，对人群开展心理干预及人文关怀等。

（一）医疗机构中的护理工作

1. 医疗护理工作

跟刚刚发生灾害时相比，救援人员的就诊在这一时期有所增加。医疗机构不再需要对重伤者进行紧急处理，受灾人数也趋于稳定。此期最重要的是观察手术后情况，继续治疗"崩溃综合征"等灾害特有疾病，以及预防因卫生状况恶化引起的传染病。

2. 心理辅导

在灾害急性期很多人会庆幸自己活了下来，到灾害亚急性期，许多人又会产生一种罪恶感，因为别人都死了，只有自己活了下来。对于那些有不安、失眠、抑郁、创伤后应激障碍等症状的人群，有必要倾听他们的心声，并对其进行心理辅导。从事心理辅导的相关人员要制定个性化辅导方法，以期能够帮助那些精神受创的受灾者。

3. 协助医生巡回诊疗

救护人员除了关注灾区医疗设施内的受灾者外，还要协助医生巡回诊疗那些在家的受灾者。找出因年纪大或身体残疾而不能或没能在临时安置点避难的重点保护对象。针对慢性疾病患者给予指导，防止因治疗中断引起原有疾病恶化。观察每个人的健康状态，及早发现疾病，使其接受诊疗。

（二）临时安置点的护理工作

1. 感染管理

受灾后这一时期的感染管理特别重要。从过去的灾害例子来看，有因临时安置点的卫生问题而引起传染病蔓延的情况。

（1）灾后感染管理面临的问题。

1）生态环境破坏严重。地震、海啸和洪灾使生态环境遭到破坏，如山体滑坡、河流受阻、植被破坏、居民房屋及畜禽栅舍倒塌，造成人畜伤亡，粪便四溢，大量昆虫滋生，为传染病的发生提供了有利条件。

2）水源、食品供应短缺或污染变质。灾害会造成水源供应体系破坏及水质污染；灾区粮食或食品被掩埋、浸泡，极易发生污染变质，可增加水及食源性传染病的发生。

3）传染病易感性增强。由于受灾者、救援人员等长时间高强度工作，造成身心疲劳、睡眠不足，加之受灾者惊恐、悲痛、心理创伤，机体免疫力下降，致使传染病易感性急剧增高。

4）卫生防疫体系破坏。自然灾害可造成灾区卫生资源，如防治传染病及消毒杀虫的药品、器材、疫苗大量破坏。外地物资、专业人员因为交通受阻、信息联络中断等一时无法及时补给，防疫工作开展受限。

5）医疗卫生系统破坏，不能及时救治伤病员。受灾地区原有基础医疗建设薄弱，医疗设备短缺，缺乏医疗卫生人员，医疗水平不高。灾害发生后更是加剧了这种状况，造成大量伤病员无法及时救治。

（2）灾后可能面对的传染病。灾区原有环境的破坏，形成利于传染病流行的条件。病原体被人类和动物迁徙引入后，极易引起传染病暴发。传染病病原体也可通过改变自身结构，破坏人体免疫屏障引发新的流行。此外，不安全的医疗行为也可传播某些病原体，造成传染病流行。灾害后容易流行的传染病主要有呼吸道传染病、肠道传染病、皮肤传染病、虫媒传染病，以及动物源性传染病、土壤和疫水传播的疾病等。

1）呼吸道传染病。受灾者住的临时帐篷、板房比较简陋、拥挤，空气流通不畅，卫生条件比较差，再加上饮食不规律，人们的免疫力下降，给流行性感冒等呼吸道传染病的传播提供了适宜机会。

2）肠道传染病。基本生活条件的破坏使存储食品的环境条件差，容易造成食品霉变和腐败、蚊蝇孳生。再加上灾区缺水，洗手不便，从而给食物中毒及痢疾、霍乱等肠道传染病的流行创造了条件。此外，不洁的饮用水亦可导致肠道传染病。

3）皮肤传染病。由房屋倒塌、地面裂缝、山体坍塌等原因造成的外伤，不仅容易引发破伤风、钩端螺旋体病和经土壤传播的疾病，还容易引发皮肤传染病。

4）虫媒传染病。环境潮湿，蚊虫易孳生，蚊虫叮咬人体可引发疟疾、乙型脑炎等虫媒传染病。

（3）护理人员在感染管理中的作用。护理人员应配合卫生防疫领导机构和卫生防疫队（包括当地和外地支援的卫生防疫力量）进行灾后传染病预防工作，争取做到"大灾之后无大疫"，保障灾区居民的健康。

1）发现疫情，及时报告。灾害初期可采用电话报告。通讯系统恢复后，可填报报表，用传真或电子邮件向指定的信息收集单位报告。医疗机构应按传染病报告规范报告法定传染病病例和聚集性传染病事件。各居民安置点及固定、流动医疗队应进行传染病症状及死亡报告。

2）协助做好环境消毒工作。护理人员应配合卫生防疫人员，帮助灾区居民管理好粪便和垃圾。指导灾区居民选择合适地点，利用便利材料，建立应急公共厕所、临时垃圾坑及污水坑。要定期喷洒杀虫剂，消灭蚊蝇。发动群众建立灾区卫生公约，并教育群众自觉遵守。

3）开展健康知识宣传教育，注意饮水、饮食卫生。灾区食品卫生是预防肠道传染病和食物中毒的重要内容。通过举办群众讲座、发放宣传资料及图文并茂的健康手册，以及社区护士的家庭访视等，提高灾区居民的健康意识。

4）指导灾区居民的个人卫生护理。向灾区居民提供必要的常用药品器材，如净水片，杀虫、灭鼠药品等。指导其尽量换洗衣服，擦洗身体，保持清洁。

5）开展预防接种。随着救灾情况的稳定，疫苗接种工作应与卫生宣教和改善卫生条件等措施相配合及时展开，促进儿童常规免疫接种尽快恢复。将灾区居民集中在安置点，为适龄儿童及时接种麻疹疫苗、乙肝疫苗、甲肝疫苗，口服脊髓灰质炎疫苗等，对未经免疫的人员尽快补种疫苗。有针对性的预防接种和预防用药，可降低人群的疾病易感性，预防相关传染病的发生。

2. 心理辅导

幸存者在急性期没有足够精力，很少回忆受灾经历。一旦进入亚急性期，慢慢地回想起受灾时的情形，开始切身体会到失去家和家人的痛苦。这一时期，救援人员要召开会议交换信息，并积极地对其进行心理辅导。

3. 协助搬入临时住宅

临时住宅建成后，护理人员要帮助受灾者进行搬迁。从体育馆搬入临时住宅开始各自的家庭生活，基本可以保证受灾者的隐私。特别在高龄化严重的地方，有很多年老夫妇、患痴呆症的夫妇及一些孤寡老人，他们希望能积极地组建社区，方便相互照看。护理人员应留意他们的健康问题，为其能够健康、安全地过日子提供保证。

第二节　灾害急性期、亚急性期常见损伤的集中治疗及护理

现代灾害性创伤临床表现复杂，容易导致死亡。由于致伤因子具有惊人的高能量，瞬间作用到人体可伤及多个部位、多个器官，而造成既有局部损伤又有全身反应，不停演变和进行性发展的复杂临床表现。在灾害急性期和亚急性期，应动员全院的技术和设

备力量对重症受灾者进行后续治疗，医疗护理逐渐转向专科治疗为主。

一、挤压伤和挤压综合征

挤压伤（crush injury），即创伤性横纹肌溶解症（traumatic rhabdomyolysis），通常指肢体、躯干等肌肉丰富部位受到重力的长时间、持续性挤压或长时间固定体位导致自体压迫等原因引起肌肉、神经缺血缺氧，四肢筋膜腔内压力增高、组织坏死及功能障碍。挤压伤可导致大量肌肉坏死、肌红蛋白入血，引起肌红蛋白尿和急性肾功能障碍等一系列临床表现，称为挤压综合征（crush syndrome）。在各种自然灾害（如地震、飓风、山崩等）或人为灾害（如战争、矿山事故和恐怖事件等）中产生大量创伤，其中挤压伤是发生率较高的伤害之一。而挤压综合征导致的急性肾损害是仅次于建筑物坍塌外伤的第二大死因。统计资料表明，自然灾害中大约有 20% 的挤压伤病例，而在那些从倒塌的建筑物内被救出的伤病员中大约 40% 为挤压伤病例。"5·12"汶川大地震造成的挤压伤和挤压综合征导致大量伤病员死亡。

（一）临床表现

1. 挤压伤的临床表现

受压部位可见皮肤压痕、擦伤、因局部张力增加而发亮，肢体渐进性肿胀，出现红斑、水疱、淤斑。触诊较硬，压痛明显。肢体远端皮肤发白，皮温降低，血管搏动早期多可触及，后期可消失。受累筋膜腔内肌肉收缩无力，被动牵拉时患肢剧痛。关节活动受限，神经分布区域感觉减退。挤压伤发展迅速，早期症状及体征易被误认为是外伤后的现象。发病超过 12 小时，缺血对神经及肌组织造成不可逆损害，可出现典型的无痛（painlessness）、苍白（pallor）、感觉异常（paresthesia）、麻痹（paralysis）及无脉（pulselessness）等"5P"表现，此时往往失去了最佳治疗机会，甚至可能导致截肢的严重后果。

2. 挤压综合征的临床表现

在挤压伤表现的基础上，主要表现为肌红蛋白尿以及少尿或无尿等急性肾衰竭症状。全身表现为在解除挤压后，全身代谢及内环境平衡紊乱，主要为全身无力、恶心、呕吐、意识障碍、躁动不安、意识恍惚，或烦躁、表情淡漠、少语、嗜睡，严重者可致昏迷。由于低血容量可引发血压下降、心率增快、脉细弱、体温偏低，随后因水潴留而出现水肿、血压升高等改变。患者可出现酸中毒，血 pH 值小于 7.35，剩余碱、标准碱下降，P_{CO_2} 正常或稍降低，患者呼吸深而快，心率加快，腱反射减弱或消失。

肾功能障碍表现为：早期可出现肌红蛋白尿，尿液呈深褐色或者红棕色，尿中肌红蛋白浓度在解除挤压 12 小时后达高峰，一般持续 12~24 小时。此对早期诊断十分重要，但容易被忽视，尤其是尿量骤减或无尿时，肌红蛋白尿反而无从证实。肌红蛋白尿越严重，持续时间越久，发生急性肾衰竭的可能性越大。尿中可出现肌红蛋白管型，尿呈酸性，尿渗透压下降。肌红蛋白尿发生后可出现肾区痛，尿量减少。即使纠正休克后，尿量亦不增，使用利尿剂无反应。当尿量持续少于 17 ml/h，或 24 小时少于 400 ml，即可诊断为少尿，此时进入挤压综合征急性肾衰竭少尿期。

有少数患者表现为非少尿型急性肾衰竭。患者没有明确的少尿期，甚至尿量增多，造成假象而误诊。实际上肾功能检查可以发现明显的氮质血症，处理不及时可以发展为少尿型急性肾衰竭。

（二）诊　断

1. 挤压伤的诊断

可根据局部受压病史、临床症状和体征，结合实验室检验、筋膜腔内组织压力测定和影像学检查作出诊断。应注意详细全面的体格检查对诊断至关重要，尤其在处理批量伤病员时，往往侧重对多发伤合并其他器官损伤或并发症的救治，容易忽视肢体损伤。此外，重症患者因意识障碍等不能主诉肢体局部症状，也是挤压伤被忽视、误诊的常见原因。

2. 挤压综合征的诊断

挤压综合征的诊断依据包括：

（1）挤压伤的病史和临床表现。

（2）严重肌红蛋白尿，尿中有蛋白质、红细胞、白细胞及管型。

（3）持续少尿或无尿 48 小时以上。

（4）血肌酐和尿素氮每天递增 44.2 μmol/L 和 3.57 mmol/L；血清钾离子每天以 1 mmol/L 上升，出现高钾血症。

（5）经补液及利尿剂激发试验排除肾前性少尿。

（6）脱水、创伤性休克、代谢性酸中毒等全身循环衰竭的临床表现。

（三）防治及护理

1. 挤压伤及挤压综合征的预防

（1）挤压伤的预防。现场抢救的基本原则是快速解除局部压迫，改善血液循环，减少有害物质吸收入血，预防感染的发生。

及时解除重物压迫，缩短受压时间对避免挤压伤的发生非常关键。固定伤肢时应避免导致肢体受压。患肢不应抬高，也不宜低放，应与心脏位平行放置。昏迷者应定时翻身，避免肢体压伤。及时处理出血，对使用止血带者一定要记录止血带使用时间。要定时检查伤肢血液循环状态，特别是伤肢进行性肿胀时，需要随时调整包扎绷带的松紧，防止远端肢体受压缺血。如已发生挤压伤，肢体血液循环较差，有肌肉坏死可能时，要在近心端扎止血带防止毒血症、高钾血症等的发生。同时应注意筋膜间室高压，肌细胞坏死释放肌红蛋白所导致的急性肾衰竭。筋膜间室高压时，应及时切开减压，防止肌细胞进一步因压迫而缺血坏死。

（2）挤压综合征的预防。①休克复苏：早期补足血容量，不仅是防治休克的重要措施，也可增加肾血流量，减少肾脏缺血缺氧，防治由肌红蛋白尿导致的急性肾功能损害。补液量应根据患者挤压伤发生时间、发展程度、是否有肌红蛋白尿和尿量所确定，维持尿量 50～60 ml/h 以上；并酌情使用血管活性药物，以扩张肾血管，改善肾脏血液灌注。必要时应监测中心静脉压，避免急性左心衰竭、肺水肿的发生。②碱化尿液和利尿：肌红蛋白在碱性尿液的溶解度增大，为了减少肌红蛋白在肾小管酸性尿液中的沉积，及早碱化尿液可减轻肌红蛋白对肾小管的损伤。可给予 5‰碳酸氢钠100～200 ml静脉滴注。对于早期肌红蛋白尿尚不明显者，单独输入平衡液即可达到碱化尿液的目的。应注意监测血气和尿液 pH 值，防止医源性代谢碱中毒的发生，影响血红蛋白氧的释放，加重组织缺血缺氧。在碱化尿液的同时，应及时使用甘露醇和呋塞米利尿，大量的尿液冲刷可防止肾小管色素管型的形成。③防治感染：存在开放伤口或切开减压等挤压伤患者可并发感染，而感染可迅速导致局部情况恶化。伤肢可发生湿性坏疽，甚至脓毒症，导致或加重肾功能损害、高钾血症、肺部感染等，直接威胁患者的生命。现场抢救中应保护伤口，早期清创、包扎，防止气性坏疽等特殊感染发生；早期使用广谱抗生素，注意避免使用对肾有毒性的药物；有脓肿形成，要及时切开引流，防止脓毒症发生。④伤肢的处理：处理伤肢时，在挤压伤阶段必要时早期切开减压。而在挤压综合征已发生、肌肉已明显缺血坏死阶段，强调清除坏死组织。筋膜间室切开减压应严格无菌操作，皮肤和筋膜的切口应足够大，切开每一个受累的筋膜间室，应充分暴露肿胀和缺血坏死的肌肉。已经坏死的肌肉和肌腱要彻底清除，但要特别防止主要神经和血管的损伤。

在进行以上处理时，应密切观察每小时尿量、尿相对密度、尿颜色和尿 pH 值等。如经补充血容量、碱化尿液、利尿等处理，尿量并无增加甚至逐渐减少，并出现尿相对密度固定，尿钠含量增高，肌酐、尿素氮、血钾上升，发生酸中毒时，在排除肾前性因素后，要及时确立急性肾衰竭的诊断，并停止原有的治疗方案按急性肾衰竭处理。

2. 挤压伤和挤压综合征的治疗及护理

（1）挤压伤的治疗及护理：挤压伤重在预防，一旦发生治疗效果不佳，后期往往发生肢体功能障碍。挤压伤的外科处理包括早期的清创、筋膜间室切开及截肢等，以及后期的确定性手术和功能恢复。如果发生骨筋膜间室综合征，应及早切开筋膜间室，充分减压，以发病后 6～8 小时为宜，尽早手术对肢体功能的恢复有较好的效果；对于已发生坏死的肢体，应分次、及时清除坏死组织，积极控制感染和脓毒症；封闭式负压引流（vacuum-assisted closure）是利用负压吸引装置与特殊创面敷料连接，可间歇或持续地在创面处产生低于大气压的压力，促进创面愈合，有利于创面感染的防治。

（2）挤压综合征的治疗及护理：挤压综合征的急性肾衰竭，氮质血症、高钾血症及酸中毒的发展异常迅速，应及时进行血液净化治疗。根据情况可采用腹膜透析、血液透析、血浆置换、血液滤过、连续性肾脏替代治疗（continuous renal replacement therapy，CRRT）等方法，尤其是连续性肾脏替代治疗，可大大提高重症急性肾衰竭或伴有多器官功能障碍综合征患者的生存率。

二、四肢骨折与关节脱位

四肢骨折与关节脱位是地震灾害伤中最常见的损伤。国内几次地震伤情统计分析显示，骨折伤病员占55%～58%，其中四肢骨关节损伤占35.7%～42.3%。研究结果表明，对骨折伤病员进行及时有效的前期救治及后期康复锻炼，是康复的关键，可以大大降低致残率。

（一）临床表现及诊断

1. 常见四肢骨折的临床表现及诊断

（1）锁骨骨折：局部疼痛、肿胀，可有畸形，头偏向伤侧，肩关节活动时，疼痛加重。触诊可有骨擦音。结合受伤机制和X线检查结果，即可明确诊断。

（2）肱骨上端骨折：肩部肿胀、畸形、压痛、关节活动受限为主要表现。结合外伤史和X线检查结果可明确诊断。

（3）肱骨干骨折：上臂疼痛、肿胀、畸形、皮下淤血、活动障碍等为主要表现。体格检查可发现假关节活动，可有骨摩擦感，X线检查可明确诊断。

（4）肱骨髁上骨折：肘关节肿胀、功能障碍、压痛明显，有骨擦音和异常活动，肘后三角关系正常。X线检查可明确诊断。

（5）前臂双骨折：前臂肿胀、畸形、疼痛及功能障碍，特别是前臂不能做旋转活动为主要表现。X线检查可明确诊断。

（6）桡骨下端骨折：局部疼痛及肿胀、畸形，活动障碍为主要表现。X线检查可明确诊断。

（7）股骨颈骨折：髋部疼痛，活动受限为主要表现。不完全型骨折可行走，体格检查可有局部压痛、纵向叩击痛等；完全型骨折移位则活动受限，局部可有肿胀、畸形。X线检查结果可作为主要诊断依据。

（8）股骨干骨折：肢体疼痛，局部肿胀、压痛，活动受限，异常活动，肢体缩短、外旋等为主要表现。可做X线检查明确诊断。

（9）膝关节周围骨折：膝关节周围骨折包括股骨髁部、髌骨、胫骨平台骨折。膝关节肿胀、淤斑、压痛、活动受限，检查者可触摸到骨折线裂隙和凹陷。浮髌试验可阳性，X线检查结果可作为主要诊断依据。

（10）胫骨骨折：胫骨骨折时断端易形成开放性损伤，可发生成角畸形、移位、旋转、重叠等，易并发血管神经损伤。

2. 常见关节脱位的临床表现及诊断

（1）肩关节脱位：肩关节脱位占全身关节脱位的40%，主要是肩关节前脱位。表现为肩部疼痛、肿胀、功能障碍。有方肩畸形，触摸肩胛盂处有空虚感。Dugas征阳性，即将患侧肘部紧贴胸壁时，手掌不能触及健侧肩部。X线检查可明确诊断。

（2）肘关节脱位：伤肢疼痛，局部肿胀，活动受限为主要表现。触诊时，肘后凹陷,空虚感明显。肘部三点关系破坏。X线检查可明确诊断。

（3）髋关节后脱位：髋部疼痛,活动受限为主要表现。伤肢缩短、屈曲、内旋,内收畸形。臀部可触摸到脱出的股骨头,大转子上移。X线检查可明确诊断。

（4）膝关节脱位：膝关节局部疼痛,活动受限为主要表现。由单纯关节内前后交叉韧带损伤断裂或韧带附着点的撕脱骨折所致,也可合并胫骨平台及股骨远端骨折,应注意膝关节后方神经血管损伤以及侧副韧带等膝关节稳定结构的损伤情况。X线检查提示胫股关节失去正常解剖关系,MRI检查可明确诊断。

（二）治疗及护理

1. 治 疗

（1）复位与固定。复位的方法有两类,即手法复位和切开复位。固定的方法也有两类,即用于身体外部的外固定及用于身体内部的内固定。通常手法复位后用外固定,切开复位后可用内固定。牵引法既有复位作用,又可作外固定用。按其实施的方式可分为：①一次牵引法,其常用方法有手力牵引,仅有复位作用;②持续牵引法,常用方法有持续皮牵引及持续骨牵引,持续牵引法兼有复位及固定两种作用。

（2）功能锻炼。功能锻炼是治疗骨折的重要组成部分,必须充分发挥患者的主观能动性,按一定的方法循序渐进。骨折早期即伤后1~2周,患肢局部肿胀、疼痛,容易再发生移位,此期功能锻炼的主要形式是使患肢肌肉做舒缩活动。原则上,骨折部上、下关节暂不活动,而身体其他各部关节均应进行功能锻炼。目的是促进患肢血液循环,有利于消肿,防止肌萎缩,避免关节僵硬。骨折中期即2周以后患肢肿胀消退,局部疼痛逐渐消失,骨折端已纤维连接,并正在逐渐形成骨痂,骨折处日趋稳定。除继续进行患肢肌肉的舒缩活动外,还应在医护人员的帮助下逐步活动骨折部上、下关节。患者动作应缓慢,活动范围由小到大,至接近临床愈合时应增加活动次数,加大运动幅度和力量。

骨折临床愈合后,功能锻炼的主要形式是加强患肢关节的主动活动,使各关节迅速恢复正常活动范围。

2. 护 理

（1）病情观察。重点观察患者意识、面色、肢端温度、脉搏、血压、尿量,并进行中心静脉压的测定。严密观察有无因骨折引起的休克等并发症。

（2）基础护理。石膏干固以前可垫厚布单或薄棉垫,同时加强皮肤护理,防止压疮的发生。协助患者保持正确体位,如股骨颈骨折要保持患肢外展中立位,可在两大腿之间夹一枕以防止患肢内收,穿鞋底加上横板的鞋以防止患肢外旋等。饮食上应帮助其选择高蛋白质、高热量食物,以保证创伤修复的需要。

（3）心理护理。患者生活不能自理,首先应用理解、体谅、宽容的态度主动与患者接近和交谈,打消其顾虑,及时发现其生活需要并给予帮助。

（4）专科护理。①伤肢疼痛：引起疼痛的原因有多种,不同原因的处理方法不同。创伤本身引起的疼痛,如影响患者的饮食或睡眠,可酌情使用镇痛药止痛;外固定过紧引起的疼痛，放松以后即可缓解；外固定过松导致骨折断端移位引起的疼痛，应重新复位后固定；肌肉缺血引起的疼痛，先查明缺血的原因，再做进一步处理。②肿胀：如无禁忌，应抬高伤肢，以促进静脉血液回流，减轻肿胀。在肿胀加剧和消退过程中要注意调整外固定物的松紧，以免过紧造成肢体受压或过松导致固定不牢使骨折再移位。骨筋膜间室综合征患者伤肢应平放。③伤口出血：注意观察出血量和速度，必要时可分别给予止血药物及手术探查止血。④肢端血液循环：注意观察患肢皮肤温度和颜色、动脉搏动、毛细血管充盈时间，以及被动活动手指（脚趾）时的反应。如出现皮肤温度下降、皮肤颜色变深、动脉搏动减弱、麻木、毛细血管充盈时间延长、被动活动手指（脚趾）时引起剧痛，应立即去除一切外固定物和敷料，必要时切开减压。

（5）应用外固定支架的护理。①防止针道感染：针道感染是外固定支架治疗骨折中常见的并发症。为预防针道感染可用无菌剪口纱布覆盖针道，保持局部清洁、干燥。每天用 0.5% 碘附滴于针眼处一次，同时密切观察针眼处皮肤有无红肿、疼痛、脓性分泌物及发热等现象。如发生上述情况及时向医生报告，调整抗生素及治疗方案。②防止外固定支架松动：由于术后患肢消肿，固定针周围骨质随着时间的推移而发生骨吸收，患者行早期功能锻炼有可能导致外固定支架螺丝钉及固定针道松动。因此，必须定时检查螺丝，及时扭紧螺母，保持患肢的力线正常，以保证外固定支架对骨折端的牢固固定。

（6）应用封闭式负压引流敷料的观察与护理。保持恒定的负压，负压值保持在 15 kPa 左右，负压值过大或过小均不利于创面的愈合。连续负压封闭 48～72 小时应更换敷料一次，直至创面清洁、干燥，无坏死组织及渗出液渗出，水肿消退。观察记录引流量及其性质和变化。同时可将患部抬高，放置于舒适的位置，并进行适当的功能锻炼。

三、肢、指（趾）离断伤

肢、指（趾）离断伤可见于各种自然和人为灾害中。再植一般以 6～8 小时为限，如伤后早期断肢、指（趾）保存得当，可适当延长。在灾害急性期及亚急性期，护理工作主要针对再植术后进行。具体护理要点如下：

1. 病室环境

室温保持在 23～25 ℃，湿度 50%～70% 为宜。房间定时通风消毒，限制探视人员，室内严禁吸烟。

2. 饮食护理

早期宜食清淡、富含营养、易消化的食物。凡患肢肿痛有发热者，忌食生冷及酸辣性食物，多食新鲜水果，保证大便通畅。

3. 全身情况的观察

（1）预防休克。如伤病员在受伤和手术过程中失血较多，术中应补充足量的全血，术后严密观察伤病员的皮肤色泽、血压、脉搏及周围静脉的充盈程度。初步判断有无贫血表现，并做血常规和血细胞比容（红细胞压积）检验，必要时测定中心静脉压，以便及时采取措施。如发现血容量不足，应及时输血，使血压维持在收缩压 100 mmHg（13.3 kPa）以上。如发现伤病员肤色苍白、血压下降、脉搏增快、中心静脉压下降等情况，应及时报告医生处理。

（2）肾功能监测。高位断肢者，应注意有无急性肾衰竭发生。再植术后引起急性肾衰竭的主要原因有：长时间的低血压、肢体的挤压伤、缺血时间长、清创不彻底、肢体并发感染等。应严密观察尿量、尿常规、血生化的变化。急性肾衰竭初期主要表现为少尿或无尿、氮质血症、高血钾和酸中毒，应及时处理。

4. 局部护理与观察

（1）体位。搬动伤病员要慢而轻，平卧位，伤肢适当抬高，略高于心脏水平，可将再植肢体置于床边特制小木桌上，上铺无菌巾，用护架遮盖。伤肢用敷料或石膏托妥善固定，包扎不宜过紧，指（趾）端暴露，以便观察血液循环。注意防止伤病员入睡后移动肢体使血管受压痉挛。

（2）末梢循环观察。定时观察皮肤颜色、温度，指甲毛细血管充盈情况，并做好相关记录。动脉供血不足时表现为再植的肢体末端苍白，指腹瘪陷，皮肤弹性消失，皱纹加深，皮温下降，动脉搏动减弱或消失，指甲毛细血管充盈时间延长；静脉回流受阻时则表现为末端皮肤色泽青紫、肿胀，皮肤出现水疱，皮温下降，指甲毛细血管充盈时间变短，针刺指端出血呈紫色。血液循环障碍出现后应及时报告医生，分析判断发生的原因，检查肢体有无包扎过紧、皮肤综合张力是否过大、皮下有无血肿等。如果发现局部血液循环差、张力过大，一般可拆除缝线，引流积血，降低肢体内张力，同时给予低分子右旋糖酐、罂粟碱、妥拉唑啉（妥拉苏林）等抗凝解痉药物，并局部保温。若经过处理未见好转，必须尽快手术探查。肢体肿胀时可将肢体抬高，用 50％硫酸镁溶液湿热敷，中药皮硝外敷，白蛋白静脉滴注。高压氧对改善肢体的供氧和促进静脉回流也有较好的效果。

（3）测定定时定点皮温。术后可用半导体皮温计测量肢体温度。一般术后 10 天内每小时测皮温一次，测温应在烤灯关闭后 15 分钟进行，避免误差。测温时应同时测健侧肢体的相应部位，记录对照。断肢再植后的皮温高于健侧 1 ℃左右，若低于健侧或皮温突然下降则表明有血管危象存在，应及时报告，采取措施。

四、颅脑损伤

在重大灾害中，颅脑损伤的发生率占全身各部损伤总数的 20％左右，仅次于四肢损伤，占死因的首位，80％死于伤后 24 小时以内。因此，早期救治对挽救伤病员的生命至关重要。颅脑损伤伤病员送达后方医院后，应立即进行全面细致的全身系统检查，尽快作出伤情判断，完成计算机体层摄影（CT）、磁共振成像（MRI）、颅骨 X 线检查等必要辅助检查，根据伤情制订全面的治疗计划。

下面对灾害急性期及亚急性期颅脑损伤的重点问题进行阐述。

（一）临床表现及诊断

1. 脑挫裂伤的临床表现及诊断

脑挫裂伤是脑挫伤和脑裂伤的统称，是指暴力作用于头部造成脑组织的器质性损伤。通常发生在暴力打击的部位和对冲的部位，或因脑组织的变形和剪性应力引起原发性脑损伤。临床表现为伤后立即出现意识障碍，症状超过半小时或持续数日甚至更长。依据损伤部位和程度，可出现偏瘫、抽搐、失语等。重者出现颅内压增高症状如头痛、恶心、呕吐，持续时间较长，严重时出现脑疝，可伴生命体征紊乱。

头部外伤后患者昏迷时间较长，体查有神经系统阳性体征。头部 CT 检查显示脑挫裂伤灶为低密度水肿区，其中有点片状高密度出血灶或伴小的硬膜下或脑内高密度血肿，可明确诊断。

2. 脑干损伤的临床表现及诊断

脑干损伤指中脑、脑桥和延髓的损伤，是一种严重的颅脑损伤，常分为两种：①原发性脑干损伤，指外界暴力直接作用下造成的脑干损伤；②继发性脑干损伤，继发于其他严重的脑损伤后，因脑病或脑水肿引起的脑干损伤。临床表现为伤后即刻出现持续意识障碍，轻者对痛刺激可有反应；重者昏迷程度深，一切反射消失，且昏迷持续时间长，恢复慢，甚至终身昏迷不醒。当脑干损伤时生命体征变化往往比较明显，如呼吸不规律、血压和心率大幅波动、高热等。局部表现有眼球活动和瞳孔变化，如中脑损伤时，可出现双侧瞳孔大小不定、形状变化不定或双侧瞳孔散大。脑桥损伤时，瞳孔极度缩小，光反射消失，两眼同向偏斜或两眼球分离。脑干损伤严重者，眼球固定，双侧瞳孔散大，光反射消失，有锥体束征，包括肢体瘫痪、肌张力增高、腱反射亢进及病理反射阳性。

根据临床表现，经 CT 和 MRI 检查证实有脑干创伤的直接或间接征象，可明确诊断。

3. 颅内血肿和脑疝的临床表现及诊断

颅内血肿是颅脑损伤中最多见、最危险，却又可逆的继发性病变。由于血肿直接压迫脑组织，常引起局部脑功能障碍的占位性病变症状和体征以及颅内压增高的病理变化，若未及时处理，可导致脑疝并危及生命。其临床表现取决于血肿的部位及扩展的速度。通常可有意识障碍，典型的意识障碍是在原发性意识障碍后，经过中间清醒期，再度出现意识障碍并加重。若出现颅内压增高及脑疝，可有头痛，恶心、呕吐剧烈。一般成人幕上血肿大于 20 ml，幕下血肿大于 10 ml，即可出现颅内压增高症状。幕上血肿者大多先经历小脑幕切迹疝，后合并枕骨大孔疝，故严重的呼吸循环障碍常发生在意识障碍和瞳孔改变后。幕下血肿者可直接发生枕骨大孔疝，较早出现呼吸骤停。CT 检查可表现为颅骨内板与脑表面之间有双凸镜形或弓形密度增高影，常伴颅骨骨折和颅内积气。

（二）治疗及护理

1. 治 疗

对于轻度脑挫裂伤以非手术治疗为主，减轻脑损伤后的病理生理反应，预防并发症；对于重度脑挫裂伤，若颅内压明显增高甚至出现脑疝迹象时，应行脑减压术或局部病灶清除术。针对颅内血肿患者，一经确诊，立即手术清除血肿。

2. 护 理

（1）病情观察。对颅脑损伤患者的观察极其重要。无论病情轻重，急救时均需要立即建立观察记录单。观察及记录间隔时间，根据病情，每 15～60 分钟 1 次。待病情相对稳定后可适当延长观察时间。观察内容主要包括意识状态、瞳孔、生命体征、肢体运动等。①意识状态：意识障碍是颅脑损伤患者最常见的变化之一。意识障碍的程度可反应颅脑损伤的轻重，意识障碍出现的早晚和有无继续加重可视为区别原发性和继发性颅脑损伤的重要依据。观察患者意识状态不仅应注意有无意识障碍，还应注意意识障碍的程度及变化。临床常用 Glasgow 昏迷评分法：评定睁眼、语言、运动反应。三者得分相加表示意识障碍程度，最高分 15 分，表示意识清醒；8 分以下为昏迷，最低 3 分。分数越低意识障碍越严重。②瞳孔：瞳孔的观察在颅脑损伤患者中有特殊的定位意义。观察瞳孔大小、形状及对光反射。正常瞳孔等大、圆形，直径为 3～4 mm，直接和间接对光反射灵敏。伤后出现的进行性单侧瞳孔散大是颅内血肿的典型体征，是由小脑幕切迹疝引起同侧动眼神经牵拉造成的。伤后立即出现的单侧瞳孔散大，是动眼神经的直接损伤所引起的。中脑损伤常有瞳孔及眼球改变，瞳孔时大时小，或两侧交替变化，对光反射消失，眼球运动障碍。脑桥损伤时有双侧针尖样瞳孔。如果双侧瞳孔迟发性散大，对光反射消失，眼球固定前视，深昏迷，表示脑干已失去功能，是濒临死亡的征象。③生命体征：应将重型颅脑损伤患者在伤后或术后早期安置在重症监护室，连续动态地监测其生命体征变化。注意其呼吸节律、深浅，有无叹息样呼吸、呼吸困难或呼吸暂停现象。注意脉搏是洪大有力还是细弱无力，节律是否规则。当颅脑损伤患者出现脉搏缓慢、呼吸慢、血压升高、颅内压高征象时，应判断是否存在颅内血肿。④肢体运动：伤后立即出现一侧上下肢运动障碍，多系对侧原发性脑损伤所致；如伤后一段时间才出现一侧肢体运动障碍，且进行性加重，应考虑为小脑幕切迹疝使中脑受压、锥体束损害所致。⑤其他：观察有无呕吐及呕吐物的性质等。颅内高压引起的呕吐与进食无关，呈喷射状。脑脊液漏是颅底骨折的典型临床表现。注意 CT 和 MRI 检查结果及颅内压的监测情况。

（2）一般护理。常规床头抬高 15～30°，有利于脑部静脉回流，减轻脑水肿和脑肿胀，减低颅内压。常规持续吸氧。静脉补液速度不宜过快，以免加重脑水肿或诱发急性肺水肿。眼睑闭合不全者，可使用眼罩或凡士林纱布将眼睑暂时贴合，并予以抗生素眼膏，以防暴露性角膜炎。当患者发生腹泻和大小便失禁时，应加强会阴部和臀部护理，定时翻身和清洗，保持会阴部和臀部干燥以防发生压疮。

颅脑损伤或脑手术的患者，伤后或术后 1～2 天内一般应禁食，给予输液。每天补液量应控制在 1 500~2 000 ml。长期昏迷者，注意维持营养及水电解质平衡。这类患者在肠鸣音恢复后，可采用鼻饲给予高蛋白质、高热量、高维生素且易消化的流质饮食。当吞咽反射恢复后，即可开始练习喂食，开始可饮少量开水，逐渐过渡到流质或半流质饮食。食物的量与种类逐渐增加，使胃肠功能逐渐恢复。

（3）躁动的护理。躁动不安是颅脑损伤患者早期常见的临床表现。引起躁动不安的因素很多，常见原因主要包括脑挫裂伤、脑水肿、颅内血肿和脑肿胀等导致颅内高压，呼吸道不畅导致缺氧，尿潴留引起膀胱过度充盈，呕吐物或大小便浸渍了衣被等。当患者突然由安静转入躁动或自躁动转为安静嗜睡状态时，应提高警惕，观察是否有伤情恶化，特别是应该排除呼吸道梗阻和颅内高压所致的躁动。切勿轻率给予镇静剂，以防混淆病情，妨碍观察。

（4）脑脊液漏的护理。对已经确诊的脑脊液漏患者，应该抬高头部，借重力作用使脑组织移向颅底，贴附在硬脑膜漏孔区，促使局部粘连而封闭漏口。枕上垫上无菌巾。及时清除鼻前庭或外耳道血迹或污垢，定时用盐水擦洗，用乙醇（酒精）消毒，防止液体逆流。在鼻前庭或外耳道放一干棉球，浸透脑脊液后及时更换，记录 24 小时漏出量。严禁行外耳道或鼻腔冲洗；严禁挖耳、抠鼻孔；严禁用力擤鼻涕或屏气；严禁经鼻放置胃管或经鼻吸痰；避免打喷嚏或连续咳嗽；保持大便通畅，勿用力排便，以免颅内压骤然升高或降低，使空气逸入颅内，引起外伤性气颅或颅内感染。对颅底骨折的患者，密切观察有无颅内感染征象。每天测体温 2~4 次，直至脑脊液漏停止后 3 天。

（5）颅内压增高的护理。对于颅脑创伤，应将颅内压控制在 20 mmHg 以内，维持脑灌注压在 50~70 mmHg。同时应通过对中心静脉压的监测，指导液体入量以保证有效的血容量。吸氧，避免低氧血症，保证 P_{O_2} 不低于 60 mmHg，同时避免过度通气，维持 P_{CO_2} 在 30~45 mmHg。积极防治高血压、高血糖。对于植入脑室行颅内压监测者，可通过脑室外引流来降低颅内压。同时应用甘露醇等行渗透性利尿有效减轻脑水肿，降低颅内压。

（6）昏迷患者的护理。颅脑损伤患者既可因意识障碍、呼吸道不畅出现周围性呼吸障碍，也可因病情危重出现中枢性呼吸衰竭。呼吸道阻塞时，可引起脑水肿、颅内压升高、脑缺氧加重。所以，对昏迷患者，保持呼吸道通畅、维持呼吸道功能应居护理首位。同时加强口腔护理、皮肤护理、泌尿系统护理及保持肢体处于功能位，防止关节挛缩和肌萎缩。

颅脑损伤患者经及时抢救治疗后，可留下不同程度的后遗症，而且有些后遗症的恢复需要很长时间，甚至终身残疾。因此，需要医务人员和患者共同努力，树立信心，持之以恒，争取康复成功。

五、多发伤、复合伤

多发伤指在同一机械因素作用下，人体同时或相继遭受两处及两处以上解剖部位的损伤，至少有一处损伤可危及生命。多发伤平时或战时均常见，其发生率为 29.4%～31.5%。平时多由交通事故、坠落所致，战时多由枪弹、弹片、钢珠弹、地雷爆炸等引起。其特点是：应激反应严重、伤情变化快、死亡率高。

复合伤指人体同时或相继受到两种或两种以上性质不同的致伤因素作用所发生的创伤，以复合形式导致人体的损害，如创伤与电击伤的复合伤、烧伤与冲击伤的复合伤及创伤与烧伤的复合伤等。复合伤可发生于战时或平时，如核爆炸、核事故引起的放射性复合伤，火器伤、烧伤、创伤和冲击伤的复合伤。复合伤的基本特点是：常以一伤为主，伤情可被掩盖；多有复合效应。

（一）临床表现及诊断

1. 临床表现

（1）多部位和多样性伤情。损伤部位多、范围广是其主要特征，往往累及多个系统和器官。常有危及生命的伤情存在，也有容易遗漏的伤情。组织损伤既可以单个部位伤为主，也可是多部位伤并重；或依具体情况可演变为主要伤情或次要伤情。

（2）生理紊乱严重。常累及脑、心、肺、肝、肾、胃肠等重要器官，可直接造成组织器官结构及功能损害。同时由于急性血容量减少，且多伴随强烈的全身炎性反应及脓毒血症等，均可引起组织器官的继发性损害。如果这些病理改变不能得到有效控制，可导致多器官功能障碍综合征（MODS）。

（3）创伤性休克及意识障碍。创伤性休克多为低容量性休克。多发伤休克还容易出现隐匿型代偿性休克（指全身监测指标基本正常，而内部器官依然缺血的状态）。意识障碍可由颅脑损伤引起，也可由低血压、低氧血症或高碳酸血症等因素所致的脑损害引起，也可由两者同时引起。

2. 诊断

多发伤、复合伤的诊断应详细了解病史，体格检查结合必要的辅助检查，如试验穿刺、导管术检查、实验室检验、X线检查、超声检查、CT 检查、血管造影等。

（二）治疗及护理

1. 治疗

治疗原则为重视早期治疗，优先解决危及生命的损伤，积极防治并发症。正确评估伤情，掌握手术时机以及处理先后次序。

（1）抗休克。维持多条静脉输液通道，补充有效循环血量，可加压输入右旋糖酐、血浆、全血等。留置尿管并每小时记录尿量一次。

（2）控制出血。可抬高出血肢体，对活动性出血应迅速钳夹止血。注意出血的性质，动脉出血呈鲜红色，速度快，呈间歇性喷射状；静脉出血多为暗红色，持续涌出；毛细血管损伤多为渗血，呈鲜红色，自伤口缓慢流出。常用的止血方法有指压法、加压包扎法、填塞法和止血带法等。对内脏大出血应进行手术处理。

（3）防治感染。合理应用抗生素，严格无菌操作，彻底清创并正确处理创面，出现发热或脓毒血症应注意消除体内感染灶，尤其是腹内有病灶者要及时引流，必要时剖腹探查。

（4）处理复合伤。复合伤是多种致伤因素共同作用的结果，而且各因素间常有相互加重的复合效应。因此，复合伤伤情通常十分严重，具有死亡率高、休克发生率高、感染发生早而重等特点。其救治原则是尽早消除致伤因素，如撤离现场、清除放射物质或化学物质沾染、抗放射或抗毒治疗等。同时，应采取针对性措施积极进行抗休克、复苏、防治感染、伤口处理及全身支持等处理。

2. 护　理

（1）病情观察。严密注意伤情变化，特别是对严重创伤怀疑有潜在性损伤的患者，必要时进行生命体征的监测和进一步的检查，发现病情变化，应及时处理。建立重症监测系统，严密监测伤情变化。对呼吸、循环、肝肾功能以及凝血功能等方面进行全面的连续性监测并进行强化性治疗和护理。

（2）维护器官功能。加强营养和代谢支持，补充高渗糖，保证蛋白质和热量的供给，加强免疫功能。提倡早期胃肠营养，有助于预防应激性溃疡，保持小肠黏膜的完整性，促进肠蠕动功能。

六、多器官功能障碍综合征

多发伤、复合伤伤病员，由于创伤后应激、休克及感染等易导致多器官功能障碍综合征（MODS），而一旦发生将直接威胁伤病员的生命。因此，重点在于早期防治。

多器官功能障碍综合征的发生与缺血和再灌注损伤、失控性炎性反应、内毒素血症和肠道细菌易位、细胞代谢障碍等机制有关。其临床表现很复杂，很大程度上取决于器官受累的范围及损伤是由一次打击还是多次打击所致。

多器官功能障碍综合征的救治原则为祛除病因，控制感染，控制触发因子，有效地抗休克，改善微循环，重视营养支持，维持机体内环境稳定，增强机体免疫力，防治并发症，实行严密监测，综合防治。

1. 治　疗

（1）病因治疗。对于创伤患者，要及时彻底清创，手术修补破损的空腔器官。对于严重感染、大面积组织坏死患者，应及时清除病灶，有脓肿要早期引流。及时选用高效、足量、针对性强的广谱抗生素。此外，对感染者除应用抗生素外，还应同时进行抗内毒素的治疗。

（2）抗休克。复苏是治疗休克的主要手段。成功的复苏应能保证足够的氧供，使外周能有效地利用氧。休克持续时间越长，复苏后的氧自由基损伤就越严重。因此，尽早进行充分复苏的同时，还应积极采取细胞保护、代谢支持和抗氧化等综合治疗措施，如应用 GIK 液（葡萄糖、胰岛素和钾盐联合应用）、超氧化物歧化酶、维生素 E 等。

（3）加强呼吸支持。应尽早使用呼吸机辅助呼吸，呼吸末正压通气（PEEP）是较理想的模式，但需注意对心脏、血管、淋巴系统的影响，压力宜渐升缓降。吸氧浓度不宜超过 60%，否则可发生氧中毒和肺损害。避免使用呼吸兴奋剂，合理应用激素、利尿剂、支气管解痉药。

（4）肾功能障碍的防治。早期注意补充血容量，保证和改善肾血流灌注。酚妥拉明和多巴胺等扩肾血管药物具有保护肾脏、阻止血尿素氮和肌酐上升的作用。呋塞米（速尿）等利尿药对防治肾功能障碍有一定疗效，呋塞米的剂量一般在 200～400 mg，每天 1 次或 2 次。

（5）改善心脏功能和血液循环。在补充血容量的基础上联合使用多巴胺、多巴酚丁胺和酚妥拉明，对血压很低的患者加用间羟胺（阿拉明），老年患者宜加扩张冠状动脉药。同时应用白蛋白、新鲜血浆维持胶体渗透压，防止肺水肿。

（6）消化道出血和肝功能障碍的防治。注意保护胃肠黏膜屏障功能，尽早行胃肠营养，可在肠营养液中加入谷氨酰胺，以利肠黏膜修复，防止肠源性感染。可考虑采用中药大黄，经临床和基础研究证明，其具有活血止血、保护肠黏膜屏障、清除氧自由基和炎性介质、抑制细菌生长、促进胃肠蠕动、排出肠道毒素等作用。

（7）弥散性血管内凝血（DIC）的防治。弥散性血管内凝血一旦发生，宜早期使用肝素治疗。血小板小于 $50 \times 10^9 / L$，纤维蛋白原小于 1 g/L 时应补充凝血因子。多选用新鲜全血或血浆治疗，有条件者最好行成分输血或用血小板浓缩剂。治疗中可在肝素治疗后补充凝血因子，或同时将肝素加入新鲜全血或血浆中输入，中后期可用抗纤溶药物治疗，此时不宜使用肝素。

（8）中枢神经系统功能障碍的防治。保持呼吸道通畅，充分供氧维持有效血液循环，纠正心律失常；纠正水、电解质紊乱和酸碱失衡；有效地控制感染；防治脑水肿，降低颅内压；适当使用脑细胞活化剂及苏醒剂。

（9）血液净化治疗。对严重感染引起的 MODS，除加强抗感染措施外，还可采用血浆交换和换血等治疗方法，以去除血液中细菌毒素和某些不能透析的有害物质。

（10）加强营养支持。根据 MODS 的代谢特点，不宜使用标准的高营养液，应降低非蛋白热卡，提高支链氨基酸和减少芳香族氨基酸的含量。在代谢支持期间，需经常对患者的血糖、二氧化碳、血氮等进行监测，以便准确掌握机体代谢情况，作为代谢支持的客观依据。

2. 护理

（1）病情观察。严密观察患者的生命体征、意识、尿量以及实验室检验结果，及时发现患者的异常情况，尽早处理。

（2）配合医生治疗。及时采集和送检动脉血气分析和生化检测标本；遵医嘱用药并观察用药效果；对于创伤患者，护理人员应做好围手术期护理及用药疗效的观察；对于使用呼吸机辅助呼吸者，应加强呼吸道湿化和灌洗，及时清除呼吸道分泌物，防治肺部感染；对于循环衰竭者，应对心功能及其前后负荷和有效血容量进行严密监测，以确定输液速度及类型等。

（3）心理护理。应根据患者需求，通过语言、表情、身体姿势等与患者交流，鼓励患者积极配合治疗，树立战胜疾病的信心。

（吴冬梅　杨　玲　廖再波）

参考文献

[1] 刘润梅. 汶川特大地震门户医院医疗救治工作回顾 [J]. 中国医药指南，2009，7（1）：32－33.

[2] 张焕芳，李红玉. 灾后护理人员对伤病员实施心理干预的研究 [J]. 护理研究，2011，25（2）：477－479.

[3] 张本，王学义，孙贺祥，等. 唐山大地震对人类心身健康远期影响 [J]. 中国心理卫生杂志，1998，12（4）：200－202.

[4] Freedy J R, Simpson W M. Disaster-Related Physical and Mental Health：A Role for the Family Physician [J]. Am Fam Physician，2007，75（6）：841－846.

[5] 任凯，彭龙颜，邢济春. 什邡地震灾区 984 名灾民心理健康调查 [J]. 中国公共卫生管理，2008，4（3）：243－245.

[6] Nefia Y, Nandi A, Gales S. Post-Traumatic Stress Disorder Following Disasters：A Systematic Review [J]. Psychological Medicine，2008，38（4）：467－480.

[7] Goenjian A K, Walling D, Steinberg A M, et al. A Prospective Study of Posttraumatic Stress and Depressive Reactions Among Treated and Ntreated Adolescents 5 Years After a Catastrophic Disaster [J]. Am J Psychiatry，2005，162：2302－2308.

[8] 赵国秋. 心理危机干预技术 [J]. 中国全科医学，2008，11（1）：45－47.

[9] 邱卓英，黄惠忠，张君梅，等. 重大灾害造成的主要心理障碍、影响因素与心理应对策略. 第三届北京国际康复论坛论文集，2008，717－724.

[10] 冷晓红. 人际沟通 [M]. 北京：人民卫生出版社，2006.

[11] 周小东，刘潇. 简易、快捷的心理危机干预在汶川地震中的运用 [J]. 华北国防医药，2008，20（3）：1－3.

[12] 张宏晨，王培席，王伟，等. 结合汶川地震浅谈护理人员应具备的灾害护理能力 [J]. 中国实用神经疾病杂志，2009，12（8）：37－39.

[13] 韩文军，陆小英，张玲娟. 汶川地震伤病员野战医院早期救治的护理管理 [J]. 中华护理学会 2008 "海峡两岸护理青年科学家"学术研讨会论文汇编. 2008，196－199.

[14] Wynd C A. Proposed Model for Military Disaster Nursing [J]. Online J Issues

Nurs，2006，11（3）：5.

[15] 李慧兰，胡琛，周兰姝. 在野战及灾难条件下提高护理操作效率的几个关键环节 [J]. 护理管理杂志，2009，9（6）：32－33.

[16] 卢世璧. 汶川地震伤病员救治的几点经验 [J]. 中国矫形外科杂志，2008，16（20）：1521－1522.

[17] 黄宗海，刘雪琴. 现代外科学与护理 [M]. 北京：军事医学科学出版社，2005.

[18] 张恩华，霍焱. 未来海上医疗救护链护理工作初探 [J]. 解放军护理杂志，2003，20（11）：96－97.

[19] 王运斗. 国外野战机动医疗单元的跨世纪发展特点 [J]. 人民军医，1998，41（10）：568－569.

[20] 汪平，白建萍. 浅谈现代战伤外科的护理 [J]. 海军医学杂志，2001，22（3）：280－281.

[21] 张利岩，管晓萍，高艳红，等. 灾害护理学在紧急医疗救援中的地位与作用 [J]. 中国急救复苏与灾害医学杂志，2008，3（6）：338－340.

[22] 钱玲，孟宪鹏，张继彬，等. 震后灾区居民心理卫生状况及健康需求评估 [J]. 中国健康教育，2008，24（11）：817－821.

[23] 陈林，臧渝梨. 灾害护理特征分析及发展展望 [J]. 护理学报，2010，17（2B）：1－3.

[24] 南裕子，渡边智惠，张晓春，等. 日本灾害护理学的发展与现状 [J]. 中华护理杂志，2005，40（4）：263－265.

[25] 王正国. 灾难和事故的创伤救治 [M]. 北京：人民卫生出版社，2005.

[26] Laditka S B，Laditka J N，Xirasagar S，et al. Providing Shelter to Nursing Home Evacuees in Disasters：Lessons from Hur-ricane Katrina [J]. American Journal of Public Health，2008，98（7）：1288－1294.

[27] Ofrin R，Salunke S R. Disaster Preparedness in the South East Asia Region [J]. Int Rev Psychiatry，2006，18（6）：495－500.

[28] Jennings-Sanders A. Teaching Disaster Nursing by Utilizing the Jennings Disaster Nursing Management Model [J]. Nurse Educ Pract，2004，4（1）：69－76.

[29] Secor-Turner M，O'Boyle C. Nurses and Emergency Disasters：What is Known [J]. Am J Infect Control，2006，34（7）：414－420.

[30] 才又红，刘建木. 丧亲者的心理护理 [J]. 中华护理杂志，1993，28（6）：359－360.

[31] 黄雪花，梁雪梅，张建承. 汶川大地震幸存者心理健康状况调查研究 [J]. 华西医学，2009，24（4）：1003－1005.

[32] METIN B A，SOGLU，EBRU S，et al. Traumatic Stress Responses in Earthquake Survivors in Turkey [J]. Journal of Traumatic Stress，2002，15，

(4)：269－276.

[33] Nesmith E G. Defining "Disasters" with Implications for Nursing Scholarship and Practice [J]. Disaster Manage Response，2006，4（2）：59－63.

[34] 胡晓颖. 关于灾害护理学纳入护理教育体系的思考 [J]. 天津护理，2008，16（5）：308－309.

[35] 周春兰，吴艳妮，李小云，等. 后方救治医院对地震灾区患者的人文关怀 [J]. 中华护理杂志，2008，43（11）：978－980.

[36] 姜广启，隋宏. 自然灾害引发传染病的对策和研究进展 [J]. 职业与健康，2010，26（11）：1298－1300.

[37] 郑静晨，侯世科，樊毫军. 灾害救援医学 [M]. 北京：科学出版社，2008.

[38] Dong H J，Xu G Z，Li S H，et al. β₂ Haemolytic Group A ST Reptococciemm 75 Carrying Altered Pyrogenic Exotoxin：A linked to Scarlet Fever in Adults [J]. J Infect，2008，56：2612－2671.

[39] Zhang H W，Yin J H，LiYT，et al. Risk Factors and Chronicification of Acute Hepatitis Caused by Hepatitis B Virus Genotype B2 and C2 in Shanghai，China [J]. Gut，2008，10：136.

[40] Waring S C，Brown B J. The threat of Communicable Disease Following Natural Disasters；A Public Health Response [J]. Disaster Manage Response，2005，3：41－47.

[41] 孟昭远，李平，徐志元，等. 一起水型细菌性痢疾暴发的调查 [J]. 中华流行病学杂志，2008，29（3）：271.

[42] 程爱国. 现代灾害性创伤的特点及其应急对策的研究 [J]. 中国煤炭工业医学杂志，2005，8（7）：670－671.

[43] 乔阳，朱世琼. 人性化护理在地震伤病员心理救治中的体会 [J]. 当代医学，2010，16（1）：97－98.

[44] 杨晓媛，吴勤. 现代医院护理人力资源管理 [M]. 北京：军事医学科学出版社，2009.

[45] 揭晓军. 浅谈护理人员在灾害中的作用 [J]. 中外医学研究，2011，9（16）：102.

[46] 王爱平，王志伟. 地震后灾区伤病员心理状况分析 [J]. 中国公共卫生，2008，24（8）：915－916.

[47] 张雪琴. 国外重大灾害心理援助机制和组织方式的研究 [J]. 现代预防医学，2011，38（6）：1057－1059.

[48] 麻晓林，张连阳. 灾害医学 [M]. 北京：人民卫生出版社，2010.

[49] 李春盛. 临床诊疗指南·急诊医学分册 [M]. 北京：人民卫生出版社，2009.

[50] 布林斯. 公共突发事件医疗应对——高级灾难医学救援手册 [M]. 杭州：浙江大

学出版社，2007.

[51] 吕传柱，公保才旦. 紧急医疗救援报告 [M]. 海口：海南出版社，2009.

[52] 郭兴华. 地震灾难医学 [M]. 南京：江苏科学技术出版社，2009.

[53] 高秀珍. 现代临床多元护理 [M]. 北京：中国科学技术出版社，2009.

[54] 杨晓媛. 灾害护理学 [M]. 北京：军事医学科学出版社，2009.

[55] 时勘. 灾后心理自助手册 [M]. 合肥：安徽人民出版社，2008.

[56] 曹伟新，李乐之. 外科护理学 [M]. 北京：人民卫生出版社，2005.

[57] 曹勇. 地震伤救治学 [M]. 北京：人民军医出版社，2010.

[58] 谢苗荣. 灾害与紧急医学救援 [M]. 北京：北京科学技术出版社，2008.

[59] 郑静晨，侯世科，樊毫军. 灾害救援医学手册 [M]. 北京：科学出版社，2009.

[60] 陈锐，霍文静，曹咏梅. 地震医学概论 [M]. 北京：军事医学科学出版社，2010.

第五章　灾害慢性期的护理活动

灾害慢性期通常是指灾害发生后 1 个月至 3 年，进入灾害发生后的中长期。在这段时间内，受灾者会经历从临时安置点（帐篷等）过渡到临时住宅（如板房），再到永久性住宅的过程。居住空间发生变化，环境随之改变，会给受灾者带来不同的健康问题。在这段特殊的时期，灾害护理工作者和政府应当积极参与到帮助受灾者生活重建并为他们提供及时、有效的护理和支持的工作中。

第一节　临时安置点受灾人群的护理

临时安置点是受灾者临时进行避难的场所，我国民政部规定将学校、公园等纳入应急避难场所范围，对相应的设施进行了改造和标识，并向社会进行宣传。灾难发生后聚集的人多，临时安置点空间小、设施简单，常会导致较多的生活和健康问题。实践证明，在临时安置点内，护理能够发挥积极作用。2004 年 10 月日本新潟中越地震中 68 人死亡，但是据统计，地震直接导致死亡的仅有 16 人，其余 52 人是死于精神压力、疲劳、基础疾病、经济综合征等，从另一个角度说明医疗护理对灾后减少或避免死亡的重要作用。

一、临时安置点的生活问题

临时安置点人均居住空间小，相互之间缺少隐私且与不同生活习惯的人居住在一起；日常生活设施有限，用品不能满足日常所需；难于保持良好的卫生，由于用水紧张，洗手、洗澡、厕所冲洗等均不能较好完成，造成难闻的气味；饮食结构变化，食物短缺，品种单一，多以方便食品为主；缺乏空调设施以及通风条件差，居住环境温度过高或过低。

二、临时安置点的健康问题

临时安置点居住的人群包括不需要紧急医疗救治者和正常的避难人群，他们面临着由于生活环境改变或心理压力所导致的各种健康问题。

（1）伤病员多为不严重的外伤，需要日常消毒和换药。

（2）具有不同的健康问题，如各种慢性疾病、残疾等。

（3）生活空间狭小导致的健康问题，如呼吸道感染性疾病、抑郁等。

（4）生活习惯改变引起的健康问题，如便秘、食欲不振、腹泻等。

（5）灾害经历引起的精神疾病，如创伤后应激障碍、自杀、暴力倾向等。

（6）生活设施丧失和对未来担忧导致的心理及应对方面的问题。

三、临时安置点的护理活动

临时安置点的护理活动主要包括三个方面的内容：照护、福利和健康。其中，照护包括建立急救医疗点，提供急救服务，同时为慢性疾病患者提供药物及健康指导等连续护理服务；福利包括提供救援物资以及给予生活支持；健康包括预防疾病和流行病，改善生活环境，维持和促进健康。具体工作包括：

（一）确认临时安置点居民的人数

临时安置点人员通常较多，要确认准确的人数比较困难。进入慢性期，临时安置点的很多受灾者会开始慢慢搬离，很少再有新的受灾者搬入。护士要协助相关人员做好人数的统计，尤其是那些需要医疗和护理介入的人群，以便做好转诊安排和健康宣教，以保持疾病护理的连续性。

（二）调查居民的健康状况

要做好应激状况下的健康咨询工作，与临时安置点每一位居民沟通交流是非常必要的，因为不是所有的居民都会主动表达自己的需要和存在的问题，护士和志愿者需要通过这种方式来识别他们的需要，以便提供针对性的帮助。临时安置点常规的健康评估项目可包括以下几项：

☐晚上能顺利入睡吗？

☐有食欲吗？

☐在食物不足的情况下，有想要吃的欲望吗？

☐排泄情况如何？

☐心情好吗？

☐身体有劲吗？

☐有感冒迹象吗？

☐有咳嗽现象吗？

☐喉咙痛吗？

（三）减轻群体生活导致的生理和心理压力

大部分人并不适应群体生活，因此灾后临时安置点的群体生活会产生较多生理和心理上的压力，如果得不到及时、有效的疏导，可能会影响其正常生活。护士应与社区代表进行沟通，协调人际关系，建立社区活动站，如体育活动室、棋牌室等，完善社区的功能。给予居民相互倾诉或向医护人员倾诉的机会，这样可以缓解心情压抑等情绪；也可以通过组织娱乐活动、集体做广播体操或听音乐等来调节。尽量采用各类隔断将各个家庭单元分开，以保护隐私；划分生活区、活动区等，做好环境管理，包括灯光、噪声、垃圾等的管理。此外，护士应特别关注不同民族和宗教信仰的人群，尊重其文化习俗，避免文化休克的产生。

（四）预防群体性感染

各种人群聚集在临时安置点，容易产生交叉感染。护士要做好卫生宣教，包括指导使用口罩、保持厕所清洁卫生、保持通风、避免长期卧床等。无论冬天还是夏天都要提醒大家注意预防感冒。要鼓励受灾人群多喝水。在供水不足、不能彻底洗手时，可准备湿巾和速干性擦拭消毒剂代替。指导居民保持食物新鲜，避免进食腐败、过期食品，预防肠道疾病的产生和传染。

（五）早期识别需要治疗、护理和支持的群体

在美国的一项研究报道，在临时安置点内有 29.2% 的家庭需要不同程度的护理帮助，但其中 8.1% 的家庭护理需求并没有得到满足。这是因为护士并未真正深入每一个家庭了解其所需，而受灾者也没有及时、主动向护士或社区管理人员反映自己的问题和提出需求。护士可以通过沟通、体检、观察等方式早期识别需要治疗、护理和支持的群体，在力所能及的范围内为他们协调相应的资源，并给予对应的支持和护理。对不愿意与人交流、性格孤僻、自我封闭、酗酒的人群，一定要及时干预并进行追踪和反馈。

（六）心理辅导

避难生活持续约 1 个月后，部分受灾者会相继离开安置点，剩下的人可能会产生"被抛下"的心理。继续留在临时安置点内的人，大都是自家房屋全部或部分倒塌，因为情况不同，有些人会说"还剩×天就可以回家了"，而有些人只能说"我已经无家可归"，临时安置点的气氛也会变得沉重，所以留意受灾者的心理状况非常重要。护士既要把握整体氛围，又要着眼于个体，判断是否有必要对其进行心理帮助，必要时应转介至专业心理咨询机构进行治疗。同时护士要协助当地政府和社区为受灾者提供灾害的准确信息，预防谣言的产生和传播，稳定其情绪。

四、常见健康问题产生的原因及其护理措施

（一）慢性疾病加重

慢性疾病包括高血压、糖尿病、风湿病以及其他各个系统的慢性疾病。

1. 原 因

（1）临时安置点的医疗服务站备的多为应急药品，如用于感冒、腹泻的药物，治疗

慢性疾病的药物相对缺乏。

（2）慢性疾病患者的规律服药被中断。

（3）灾后休息不好，过于疲劳等因素易导致机体免疫力低下。

（4）因为对未来生活的担忧而焦虑不安，压力增大，这些原因容易导致病情反复甚至加重。

2．护理措施

（1）鼓励进食相应病种食谱。

（2）规律生活，适当进行锻炼。

（3）定期监测血压、血糖及相关指标。

（4）鼓励主动进行健康咨询。

（5）尽量联系政府和当地的医疗卫生机构，提供充足的药物。

（二）便　秘

1．原　因

（1）水分摄入不足，缺少运动。

（2）怕上厕所：缺少冲洗厕所的水，使得厕所气味难闻，不卫生；距离厕所较远，尤其是晚上极不方便，同时怕影响到周围人的睡眠；厕所数量有限，怕等待时间太长；厕所简易，隐私不能得到保障。

（3）食物中缺少蔬菜。

2．护理措施

（1）检查饮水量：检查饮水量并为高危患者制订饮水计划，督促实施。

（2）改进厕所设施和环境：尽可能改善卫生条件、照明条件，增加厕所数量，提供保证隐私的环境等。

（3）提供蔬菜：尽可能与临时安置点的管理者协调，提供足够的蔬菜。

（三）食物中毒

1．原　因

（1）温度高时食物易腐败。

（2）由于担心食物短缺，临时安置点居民会将有限的食物储存起来以致过了保质期却仍然舍不得丢弃。

（3）食物或饮用水被污染。

2．护理措施

（1）建议临时安置点居民不要长时间保存食物，注意保质期和保存空间。

（2）加强手的卫生，检查周围环境的卫生状况。

（3）尽量将进食和睡眠空间分隔开。

（4）保证食物和饮用水的卫生。

（四）失　眠

1. 原　因

（1）临时安置点居住环境拥挤，鼾声、谈话声、咳嗽声、上厕所声等各种声音导致入睡难或易被惊醒。

（2）临时安置点多为硬地板，缺少铺地板的棉絮等，睡卧舒适性差。

（3）担心个人隐私得不到充分保障。

（4）灾害引起的一系列心理活动的变化，如焦虑、害怕等。

2. 护理措施

（1）对临时安置点全体居民进行相关健康教育，规定熄灯时间。

（2）改善睡卧环境（如在地板上加垫子、报纸等）。

（3）对照明装置的位置进行改进，以尽量减少对睡眠的影响。

（4）尽量创造相对隐蔽的空间，保障隐私。

（5）鼓励临时安置点居民带耳塞入睡，可以减少噪声的干扰。

（6）鼓励适度活动，调节心情，促进睡眠。

（五）呼吸道感染

1. 原　因

（1）因疲劳、失眠、营养不良等导致机体免疫力下降。

（2）群体生活，通风差。

（3）手卫生状况差等。

2. 护理措施

（1）早期发现呼吸道感染的患者并进行症状观察和访视。

（2）做好临时安置点的通风和换气，保持温度适宜。

（3）鼓励漱口、洗手、洗澡，保持良好的卫生状况。

（4）尽量进食营养性食物。

（六）深静脉血栓

1. 原　因

（1）长时间保持同一姿势（如睡眠、开车、坐位）。

（2）缺乏活动和锻炼。

（3）饮水少，导致血液黏稠、流动减慢。

2. 护理措施

（1）鼓励穿弹力袜。

（2）适度活动，避免长时间保持一个姿势。

（3）多饮水。

（4）睡觉时将腿适度抬高。

（七）失落感

1. 原　因

进入灾害慢性期后，各地来支援的人员陆续离开，有些受灾者也开始搬离，灾区的人口突然减少，媒体也很少再报道灾害及灾区的相关消息，使剩下的人会产生"只剩下自己"的失落感。

2. 护理措施

（1）此阶段护理的重心应该转向对受灾者日常生活方面的帮助，重建灾区正常和稳定的生活。

（2）重建地区医疗护理能力，着重帮助居家避难，对很少参加集体活动者进行保健活动。

（八）脱　水

1. 原　因

水摄入量少，老年人感冒或发热时易失水等。

2. 护理措施

（1）评估摄水量，给出饮水建议。

（2）仔细观察脱水症状，给予及时的干预，防止症状进一步加重。

第二节　临时住宅受灾人群的护理

临时住宅就是从临时安置点搬入永久性住宅之前的一段时间内临时居住的场所。临时住宅中有多种居住方式，包括在原有住宅或不熟悉地方重建新的居住点和社区。日本的《建筑基准法》规定临时住宅的使用时间是 2 年 3 个月，我国目前并未对其使用期限作出明确规定。临时住宅主要是由一些特殊的防水、隔热、隔音材料制作而成，通常以家庭为单位成一户。护理人员以及其他人员的工作重点在于帮助其重建社区，重建生活，维持和促进健康。

一、临时住宅受灾人群的生活问题

临时住宅虽然在一定程度上满足了对隐私的保护等，但由于灾后物资相对缺乏，人均居住空间依然较小；日常生活设施较前有所改善，但此时社会对灾区的关注度降低，捐赠物资减少，用品仍不能满足日常所需；常常是几家人合用厨房，虽有助于加强邻里间的沟通，但同时使用时会感觉不方便；厕所通常为公用厕所，晚上上厕所不方便，尤其是老年人和残疾人。由于临时住宅的空间小，隔热、隔音等效果较差，如果缺乏空调设施，冬天难以抵御严寒，夏天则酷暑难耐，且通常排水较差，地面湿度大，易导致疾病或使原有疾病加重。

二、临时住宅受灾人群的健康问题

搬入临时住宅后，脱离了群体生活和熟悉的环境，许多人会开始面临新的问题。临时住宅积聚了大量失去亲人、财产、房屋、健康的人群，易在不良情绪上产生共鸣，尤其是在灾害中损失较重的人或独身的人群，他们不善于倾诉，会把自己封闭起来，他们可能会开始酗酒甚至吸毒，通过这些方式来麻痹自己，许多老年人会因为孤独而慢慢死去。受灾人群普遍对未来抱有不安和不确定感。其他潜在的健康问题还包括痴呆症、抑郁症、自闭症、智力障碍、精神疾病、高血压、心脏病、癌症（末期）、视听障碍等。据一项针对一处共有 6 428 人的临时住宅的调查结果显示：患病者达 1 012 人，占15.7%，主要疾病包括高血压、糖尿病、慢性支气管炎、肺气肿、心脏病等。

三、临时住宅的护理活动

（一）识别需要持续关注的患者，提供连续护理服务

孤独的老年人和单身中年男性，这些人群不善于发展邻里关系，在新的环境下通常难于接受信息，他们是孤独症死亡/自杀、酒精/药物依赖（成瘾）的高危人群，灾后酒精滥用及依赖患病率明显提高。对搬进临时住宅又缺乏家人和亲友陪伴的老年人要特别关注。除了临时住宅工作人员要加强巡视和关注重点人群外，护理人员也应至少一周访视一次高危人群，必要时每天都应进行访视，仔细观察他们开门的方式、说话的语调、脸色等情况，并观察房间的摆设，尽可能提供健康指导，同时基于各方面的信息发现潜在的健康问题，并及时和社区管理者进行沟通，共同采取措施进行预防。

（二）注重"人"和"生活"的重要性

在任何情况下，都要注重"人"和"生活"的重要性，即使生活的场所发生变化，也要帮助他们接近日常生活模式，要重视和保护"作为一个人的生命体"。既要保证尊重人性的居住方式，又要尽力帮助他们能够维持"安全"、"安心"、"舒适"的生活。为临时住宅受灾人群提供安全的生活环境和住房保障；观察慢性压力症候群；预防孤独死亡；在社区内建立和协调良好人际关系；照顾日常生活不能自理者并帮助他们申请社会福利；建立社区网络，加强联系，提供咨询和交流的平台；对生活难以自理者应注重培养其独立生活的能力，鼓励参与社会交往；与管理者和其他工作者协同工作，及时发现人群的健康问题，对于有基础疾病或因灾致残或心理障碍者至少每周访视一次。鼓励企业和个人在创造临时住宅为受灾人群提供住所的同时，给予就业上的帮助，满足人们社会生活的需求。例如，2011 年日本"3·11"地震后，在大阪福士株式会社从事手工编织礼品生意的高岛玉枝为帮助灾区增加就业、促进交流，她组织宫城县石卷市等地120 名女性编织手工艺品。在这种情况下既可以让大家有相互倾诉的机会，同时也可以

缓解受灾人群的生活压力。

（三）访问所有的家庭

受灾人群搬入临时住宅后会出现一些新的问题，比如因生活上的变化而产生的压力、对未来的不确定感、失去工作的不安感和失去家人自己独活的罪恶感、失眠、搬入下一个住所的不安全感（居住环境问题）、新居住地的人际关系问题等。护士和社会工作者可通过家庭访问的方式展开一系列活动以应对各种需求。临时住宅里人口众多，需求也是多种多样，护士的作用就是积极应对每一个居民的需求。因此，访问所有的家庭是非常必要的。通过这种方式可以及时发现现存和潜在的健康问题并给予及时的护理干预，在生活问题上提供必要的帮助。总之，最重要的是不要让受灾人群感觉被孤立。

（四）组建社区

临时住宅中邻居可能互不认识，相互之间交流少，容易出现"自闭"、"孤独死亡"等现象。组建社区对受灾人群具有重大意义。护理人员应配合当地的社区管理者在临时住宅区域内组建社区，如在开阔地带提供一些可供大家聚会、交流的场所，如咖啡厅、棋牌室等，让大家聚集在一起诉说自己的想法，通过诉说来缓解抑郁，预防痴呆症和孤独死亡的发生。此外，还可以在小区种花、种草，形成以花为中心的社区场所。通过这些活动，人们可以学习互相支持，互相帮助，互相补足，改善人际关系。

四、常见健康问题产生的原因及其护理措施

（一）孤独死亡

1. 原　因

（1）灾害导致家庭成员出现伤亡，自己沉浸在深深的自责和罪恶感中，易封闭自我。

（2）缺乏有效沟通和倾诉的对象和途径。

（3）不善于表达自己的感情和需要。

（4）身边缺乏亲人和朋友。

2. 护理措施

（1）通过观察和实地考察掌握孤独人群的人口学资料，护理人员或社会工作者应定期对其进行访问。

（2）鼓励孤独人群参与社区活动，并尽可能在社区中寻找志愿者或志愿家庭与其结成对子，为其提供帮助。

（3）尽量为其协调社会资源，从生理、心理上满足孤独人群的需要，让其感受到社区大家庭的温暖。

（4）提供健康教育和心理咨询服务及相应的护理措施，必要时转介至专业机构治疗。

（二）酒精/药物依赖

1. 原　因

灾害使得家园被毁，亲人伤亡。受灾者有一种深深的罪恶感，或自己因灾致残，对未来生活担忧，需要寻求一种方式来进行自我麻醉，易过度服用药物或饮酒，以此减轻对家人的思念或逃避现实。

2. 护理措施

（1）告知其家园被毁、亲人伤亡并不是他的责任，是自然或人为的意外因素，让其从根本上改变认识。

（2）加强酒精/药物依赖的危害性教育，在专业人员的引导下开展有利于身心健康的体育文化活动。

（3）鼓励参与社会活动，正确舒缓压力，树立战胜自我的信心。

（4）调动一切社会支持系统提供帮助，尽量阻断酒精及药物的来源。

（5）提供便捷的护理服务渠道，告知其随时可以找护理人员倾诉。

（6）动态评估其是否已经停止酒精/药物滥用，和专业人员一起实施个案管理。

（三）创伤后应激障碍

1. 原　因

灾害导致心理创伤，早期未得到及时、有效的干预和疏导，导致延迟出现、长期持续的精神障碍。

2. 护理措施

（1）情绪和认知干预：

1）倾听：要让当事人尝试接受现实，不要隐藏感觉，试着把情绪说出来，不要勉强自己去遗忘。护士要做一个好的倾听者，可适当用肢体接触或语言来表达对其的关心，如握住手、拍拍肩、拥抱等。

2）情绪疏导：教会他们舒缓情绪的一些方法并给予辅助。例如，休息、增加社会交往、鼓励积极参与各种体育锻炼，这些活动可有效地转移注意。同时给当事人提供宣泄的机会，有助于缓解当事人造成自我毁灭的强烈情感和压抑的负性情感。

3）认知矫正：进行必要的认知行为矫正训练，提高个体对应激反应的认知水平，纠正不合理思维，以提高其应对突发事件的应激能力。

（2）建立社会支持系统：动员和协调所有社会资源提供良好的社会支持，因为它是创伤后应激障碍发生的保护因素。鼓励家人和亲友给予关心、支持，心理工作者早期介入，告知其社会各界都在关注他们，政府在进行全面灾后重建。在"5·12"汶川大地震发生后，政府以及社会各界从物资、精神等各个方面给予了及时、良好的支持，这在一定程度上降低和缓解了创伤后应激障碍的发生和发展。

（3）建立危机干预机构和网络，积极开展心理支持：可由各省市疾病预防控制中心牵头，组织心理专家建立各级危机干预机构，形成由热线电话、健康网站、心理咨询诊所、监测评估中心等组成的危机干预系统。"5·12"汶川大地震后央视网专门开辟了"四川汶川大地震心理援助站",为灾后各类心理咨询和援助提供交流和沟通的平台。

(四) 慢性疾病患者增多或病情加重

1. 原 因

(1) 灾害发生后的巨大压力和身体损伤所导致的应激反应。

(2) 灾害后药物缺乏,规律服药中断。

(3) 医疗机构在灾害中被毁,缺乏提供治疗的场所。

2. 护理措施

(1) 进行早期的心理干预,提供释放压力的活动场所或途径。

(2) 尽可能协调卫生资源,满足慢性疾病患者的药物需求。

(3) 建立灾区医疗服务站,尽可能提供健康咨询和治疗护理措施。

第三节　永久性住宅受灾人群的护理

永久性住宅是受灾人群的最终住所。受灾人群从临时安置点搬入临时住宅,又从临时住宅搬入永久性住宅,社区环境不断变化,人们必须重新接触新的街道、新的邻居,这些变化对老年人或行动不便者来说尤其敏感。永久性住宅更易产生隔离感,人们更容易陷入孤独,出现各种精神症状。

一、永久性住宅受灾人群的生活问题

永久性住宅在一定程度上满足了受灾人群要"稳定"下来的心理,保护了隐私,但缺少临时住宅中和谐的邻里氛围;因为是新建社区,开始时日常生活以及配套设施不够完善,生活不够便捷;每个人在重建中付出的努力不同,如金钱、精力等,所以分到或重建后的住宅可能大小、户型不一样,这会让一部分人产生不公平感。

二、永久性住宅受灾人群的健康问题

入住永久性住宅后,特别是高楼层建筑后,行动不便的老年人和残疾人就会减少参与社会活动,隔离自我,容易导致一些心理异常,如抑郁、高楼综合征等;某些居民也会有罪恶感或内疚感,认为自己住这么好的房子,而亲人却在灾害中死去;搬离了临时住宅,离开自己熟悉的人和环境,许多人会开始面临新的问题,如适应不良等,从而难以融入新的社区。和临时住宅相同的问题是,一部人可能会开始酗酒甚至吸毒,也有老年人会因为孤独而慢慢死去,同时也有许多慢性疾病患者需要给予医疗和护理支持。

三、永久性住宅的护理活动

（一）构建社区

社区重建是在政府的引导下由全体居民共同实施的一项工程，重建社区的目的就是帮助当地居民处理各种问题，重新建设他们美好的家园。护士应该和各级人员一起规划社区的卫生服务站，建立完善的接诊和转诊机制，并帮助居民适应新的社区和生活。

（二）家　访

不断地搬迁和适应新的环境使得受灾人群产生很大的压力，易出现失眠、食欲不振、便秘、高血压、酒精依赖、抑郁、易疲劳等各种症状。这种情形发生时要告知其随时给护士或亲友说明，必要时深夜上门问诊。通过家访识别对象的需要和潜在的健康问题。搬迁初期一天一次的家访是必要的，以后可根据具体情况确定家访间隔的时间。家访时做好记录，患者就医时可带上此记录本。为了使健康教育或护理措施的内容更加符合每个人的需求，与其他专业人士的合作也是很重要的。如针对有精神疾病的人，护士需要与精神科医生和保健师进行沟通，同时也要尽可能保证当事人的安全。

（三）改造社区环境

1. 对社区公共设施的改造

与社区的管理者以及当地的残疾人组织共同对社区的设施进行规划改造，考虑到残疾人行动不便设置无障碍设施，以方便残疾人的出行，提高其生活质量，避免长期足不出户所导致的各种并发症。具体改造包括：台阶增设坡道式连接，楼梯、过道加扶手，地面平整硬化，铺设盲道等。

2. 对家庭环境的改造

门口加宽，去除门槛，加扶手，地面做防滑改造，在厕所、浴室、卧室等安装紧急呼叫铃，常用设施做低位改造，如洗手/脸台、开关、灶台等。

（四）心理辅导

通过家访、动态评估了解永久性住宅居民现存和潜在的心理问题，并提供相应的心理辅导措施，调动家属以及其他社会支持系统共同参与，尽可能缓解症状，力争治愈。在社区开展此项工作需要护士和专业人员一起实施，病情严重时应转介至专业机构进行治疗。

四、常见健康问题产生的原因及其护理措施

永久性住宅中的常见健康问题主要是高楼综合征。

1. 原　因

（1）长期居住于高层闭合式住宅里，与外界接触少。

（2）身体退行性改变或残疾使得不便到户外活动，尤其是冬季，老年人怕冷，户外活动更少，导致免疫力低下。

（3）心情压抑，没有倾诉的对象，易出现心理异常。

2. 护理措施

（1）重视户外活动：鼓励多到户外活动，至少一天两次，根据自己的喜好选择锻炼项目，运动适量。

（2）多参与社会活动：鼓励多参与社会活动，增加人际交往，调试心态，消除孤寂感。

（3）保持适宜环境：尽量保持一定时间的开窗通风，保持空气新鲜，但同时要避免着凉。

（4）合理膳食：多食易消化、高纤维的饮食，提供合理的营养，提高机体免疫力。

孤独死亡、酒精/药物依赖、创伤后应激障碍、慢性疾病的护理措施同第二节。

第四节　灾后伤病员的康复护理

在各种灾害事件越来越频发的今天，由灾害造成的损伤日益增多，医疗机构作为灾后救治和康复的基地，在灾害的整个体系中发挥着举足轻重的作用。

一、骨折伤病员的肢体功能康复

骨折是灾害所致的常见损伤，也是康复护理的重点。"5·12"汶川大地震造成约37万人受伤，其中大部分为骨折伤。后期的调查结果显示，部分伤病员肢体功能恢复欠佳，与损伤初期康复不到位有一定关系。灾害慢性期伤病员的骨折基本已处于稳定期和康复期。

（一）稳定期

稳定期指损伤或手术治疗后 4～12 周。康复治疗的重点是促进骨痂生长及硬化，在不影响骨折稳定性的前提下，加强肌力及关节活动度的训练，增强肌肉力量，增大关节活动度。在增加前期肌力和关节活动度训练频率和强度的基础上，上肢骨折伤病员可以借助功能自行车进行训练。下肢骨折者可借助扶拐、支架开始渐进性负重下地活动，负重量从伤病员体重的 10%～20% 开始，根据病情每周增加其体重的 5%～10%。根据情况选用超声波、音频电治疗，以促进骨折愈合、瘢痕软化和关节粘连松解。

（二）恢复期

恢复期一般为损伤或手术治疗后 12 周后。本期骨折基本愈合，伤病员要增加康复治疗的强度，促使患肢功能尽早、尽快恢复正常；加强主动及被动关节活动度训练，直至关节活动度恢复正常。下肢骨折伤病员继续借助助行器进行渐进性负重下地活动，直至单腿能完全负重站立时方能弃拐。继续 ADL 能力训练，逐步恢复伤病员的生活自理、工作和运动能力。在治疗的不同阶段教会伤病员正确摆放和移动患肢、翻身、体位转移，正确实施步态和手功能的训练，可以有效减轻患肢疼痛和训练对骨折部位的不良刺激，防止骨折移位，减少并发症的发生。

（三）康复锻炼注意事项

1. 预防并发症

应注意预防并发症如继发性损伤（摔伤、烫伤等），失用综合征，下肢静脉血栓，患肢肿胀、疼痛及感染等。

2. 心理护理

灾害导致的肢体骨折，由于惧怕遗留残疾、家园被毁、亲人伤亡、对未来生活的不确定，伤病员会感到焦虑、抑郁。有针对"5·12"汶川大地震后 6 周住院的骨折伤病员的调查研究，结果显示其心理异常主要表现为躯体化、焦虑、抑郁、恐惧。护理工作者应针对不同的情况给予相应的心理辅导，必要时请专业心理治疗师进行干预。

3. 遵循原则

康复锻炼时应遵循循序渐进、无痛、持之以恒的原则，注重伤病员的主观感受。

（四）辅助器具的选配

伤病员不能独立行走或完全负重，需要借助相应的辅助器具进行锻炼和日常生活。伤病员返回社区后，需要根据功能恢复的进度和程度重新选配辅助器具。根据损伤情况配用功能位矫形器、功能训练矫形器。例如，下肢骨折者可配置相应部位的免荷式矫形器或固定式矫形器（如拐杖、助行器），部分伤病员需使用轮椅、坐便器和洗澡椅。

二、截肢伤病员的肢体功能康复

截肢伤病员需要佩戴假肢以代替失去的肢体完成行走和日常活动，改善自我形象，增加伤病员重返社会的信心。假肢的功能锻炼是一个长期的过程。伤病员在医院内需要学会如何穿戴假肢和进行康复训练，为返回社区后继续开展锻炼奠定基础。

（一）穿戴临时假肢的功能训练

1. 大腿截肢伤病员

大腿截肢伤病员主要进行髋部的肌力训练以预防畸形的发生。卧位时向上抬腿，训练大腿外侧肌力；俯卧位时向后伸直大腿，训练臀部肌力。保持髋关节处于功能位，避免久坐，防止髋关节屈曲畸形。

2. 小腿截肢伤病员

小腿截肢伤病员主要训练膝部肌肉力量，进行患肢的伸膝及屈膝肌力训练，保持膝关节的功能位，防止屈曲畸形。包括：①站立位平衡训练。一般在双杠内练习双下肢站立、健肢站立平衡、穿戴临时假肢站立平衡。②迈步训练。先是穿戴临时假肢侧迈步，再过渡到假肢侧站立，健肢迈步；由双手扶杆到单手扶杆，从双杠内到双杠外。③步行训练。可用拐杖和助行器辅助，最后到独立行走，并进行拐弯、上下楼梯、过障碍物等训练。穿戴临时假肢后尽量不要再乘坐轮椅，每日坚持锻炼 5～6 小时。

3. 上肢截肢伤病员

上肢截肢伤病员的训练主要是完成日常生活活动，并活动肩、肘关节等，进行残肢肌力训练。

（二）穿戴永久性假肢的功能训练

1. 上肢永久性假肢伤病员

上肢永久性假肢伤病员主要是训练灵活性，包括加强残肢的肌力，保持正常的关节活动及使用假肢进行生活和职业的适应性训练，如穿脱假肢、日常生活活动、双手物体交换训练等。

2. 下肢永久性假肢伤病员

下肢永久性假肢伤病员主要是负重和改善步态训练。除穿脱训练外，还要强调平衡站立，单侧支撑，上下楼梯和台阶，矫正各种异常步态，如倾斜步态、划弧步态等，特殊路面行走训练，如石子路、沙地路等，还包括倒地后站立，搬动物体，对突然意外事件的快速反应和躲避能力等。

（三）截肢伤病员社区康复目标

1. 主要目标

截肢伤病员由于肢体功能缺失使其在日常生活、工作、社会活动等方面都处于弱势地位，因此，改变社会对截肢伤病员歧视的态度，鼓励其树立正确的人生观、价值观，提高其生活质量是社区康复的主要目标。

2. 最终目标

对截肢伤病员给予各种肢体康复训练的同时，通过组织参加各种社会活动，使其最大限度地参与社会、回归社会是截肢伤病员社区康复的最终目标。

三、脊髓损伤伤病员的肢体功能康复

脊髓损伤后通常会导致肢体不同程度的运动或感觉功能障碍，在积极治疗原发性损伤的同时需要加强肢体的康复锻炼，以减轻肢体的残障程度，最大程度保留残存功能，预防并发症，提高其生活质量。

（一）被动活动

对于不能自主活动的伤病员，应依据损伤平面及伤病员相应的临床表现，每天进行 1 次或 2 次的被动运动。常规的指导原则为每个关节活动 3～5 分钟，动作宜轻柔，缓慢而有节奏感，强调在无痛或少痛范围内进行。

（二）肌力训练

背阔肌的训练主要是利用重物滑轮进行系统训练，方法为：让患者坐在轮椅上，将手举起，高度和肩持平，然后伸肘向下拉动把手；上肢肌群训练常采用拉力器和哑铃等进行抗阻练习；腰背肌训练时，患者常取俯卧位，治疗师双手置于患者两侧肩部，嘱患者伸展躯干，同时加以抵抗；腹肌训练时，患者取仰卧位，固定一侧骨盆，嘱患者向对侧旋转。

（三）位置变换及生活能力训练

1. 坐位训练

坐位平衡、坐位下支撑身体、坐位下身体转移、体位变换等动作是日常生活活动的基础，脊髓损伤伤病员应在物理治疗师的正确指导下尽早掌握这些内容，安全有效地进行训练。

2. 转移训练

转移训练分帮助转移和独立转移两种。前者可由两人或一人帮助，后者则是训练的目标。脊髓损伤伤病员自我完成转移过程包括水平转移、垂直转移等。

3. 站立及步态训练

脊髓损伤伤病员要尽早进行站立床训练，倾斜的角度宜逐渐增加，从平卧位到直立位约需 1 周时间来适应，站立的时间一般从半小时到 2 小时不等。早期用站立床可预防直立性低血压，防止下肢关节的挛缩，防止骨质疏松和骨折的发生，刺激内脏，改善大小便功能，防止泌尿系统和呼吸系统感染等，适用于 $C_5 \sim T_{12}$ 损伤的脊髓损伤伤病员。步态训练首先要掌握平行杠内的步行技巧，具体包括摆至步训练、摆过步训练和四点步态训练；随后根据脊髓损伤伤病员的情况，可进行持拐杖步行训练，方法大体与平行杠内相同，但要求脊髓损伤伤病员平衡性和协调性更高，以免发生意外。近年来，减重步行训练系统应用于脊髓损伤伤病员，取得较好的疗效。据 Wernig 报道，75％不能行走的慢性疾病患者在不需要别人的帮助下，能够再次获得行走能力。

4. 轮椅训练

上肢力量及耐力是使用轮椅的良好前提，技术上包括前后轮操纵、左右转向、进退操纵、前轮跷起驱动以及旋转练习、上下楼梯训练等。

5. 作业疗法

作业疗法主要应用于颈髓损伤伤病员，旨在促进上肢功能的恢复，完成日常活动。

6. 功能性电刺激

功能性电刺激可促使不能活动的肢体产生功能性活动，能够有效地预防深静脉血栓，促进手的抓握功能和下肢的行走能力。

7. 物理治疗

运用超短波、紫外线、离子导入等方法可以减轻损伤部位的炎性反应，改善神经功能；运用低频电刺激疗法可改善松弛性瘫痪。

（四）心理治疗

脊髓损伤伤病员会产生一系列的心理社会问题，如家庭和脊髓损伤伤病员对残疾的认识和接受程度，社会支持系统的优劣，以后的婚姻和生活问题等。脊髓损伤伤病员易患抑郁甚至出现自杀倾向。医护人员应与脊髓损伤伤病员及其家属和社会支持系统一起解决，必要时转介至专业机构治疗。

四、脊髓损伤伤病员的排便训练

灾害中造成的神经系统损伤常影响肠道功能和伤者的日常生活，超过 1/3 的脊髓损伤伤病员肠道功能紊乱，日常生活受到很大的影响。其肠道紊乱分上、下神经源性肠道功能紊乱，便秘是上神经源性肠道功能紊乱最主要的问题，大便失禁是下神经源性肠道功能紊乱最主要的问题。国外一般采用"每日常规大便"方案训练，每日早餐后进行排便，因为此时胃结肠反射最强，也可根据工作和生活方式选择，但是必须保持每天同一时间进行排便，通过训练逐步建立排便反射。

（一）大便失禁训练方法

1. 训练方案的制订

护理工作者和康复师一起全面评估脊髓损伤伤病员，根据具体情况制定个性化的训练方案，并在实践过程中进行动态调整。

2. 训练方法

训练方法包括肛门牵张技术、肛门括约肌训练术、盆底肌力训练术、腹部按摩术、模拟排便法、低桥式运动等。

3. 饮食和营养

鼓励脊髓损伤伤病员每天进食含纤维丰富的食物，可增加粪便容积，刺激肠蠕动，改善肠道功能，一般要求纤维摄入大于 15 g/d。

4. 水分摄取

饮水总量以每人每天 40 ml/kg + 500 ml 为宜。

对于脊髓损伤所导致的大便失禁目前并无十分有效的治疗方法，可辅以康复锻炼，协助脊髓损伤伤病员建立定时排便的习惯或采用定时塞肛等方式进行干预，改善生活质量。目前有护理工作者采用气管插管做肛管留置进行大便引流，但仅适用于稀便且住院者，该做法尚有争议，因其对肛门括约肌功能的影响尚未见相关研究报道，可能还会损伤肠道黏膜，引起溃疡，故不推荐使用。目前也有研究报道可用大号卫生棉条，去除塑料保护罩，外涂液体石蜡润滑，从肛门塞入直肠，尾端距肛门 2 cm，外露线绳，并将线绳用脱敏胶布固定于脊髓损伤伤病员一侧臀部，防止棉条滑入直肠，排便前取出，4~6 小时更换 1 次，可有效控制稀便次数。护理上应注意及时清理大便并清洗会阴部及肛周，保持干燥，防止皮肤潮红、糜烂。

（二）便秘训练技术和辅助排便措施

1. 训练技术

训练技术包括便秘防治体操以及上述大便失禁的训练方法。

2. 辅助排便措施

（1）指力刺激：大多用于 T_{12}～L_1 以上的上神经源性肠道功能紊乱及痉挛性肛门，可使脊髓损伤伤病员保持软便，并能用指力刺激将大便排出。每次给予 15～20 秒的刺激，直至感到肠壁放松。在做指力刺激时，要注意脊髓损伤伤病员有无自主神经反射异常，主要表现为对刺激过度反应，症状包括剧烈的头痛、冒汗、皮肤血管扩张、鼻塞、汗毛直立、异常感觉等，检查可发现血压升高。一旦发生应立即停止刺激活动并抬高床头或让脊髓损伤伤病员坐起，症状不能缓解时可在医生指导下服用抗高血压药物或做其他对症处理。此项措施应在专业机构进行。

（2）挖便：大多用于 T_{12}～L_1 以下的下神经源性肠道功能紊乱及肛门张力缺乏。方法为戴上手套，在手套上涂上润滑油，然后用示指（食指）及中指将肛门口硬便挖出即可，随后再把示指深入肛门内半指，并轻轻地在肛门口转动一圈。当粪便到达肛门口时，告知脊髓损伤伤病员适当用力解便，如此大便即可排出。

（3）栓剂和油剂的使用：如果上述步骤无效，可依医生指示给予肛门软便栓剂或甘油（如开塞露），量尽可能小。

（4）其他措施：包括多饮水、适当活动、做好心理护理、减轻脊髓损伤伤病员的焦虑，树立战胜疾病的信心等。

便秘训练技术及辅助排便措施早期应在医疗机构由专业人员指导实施，中后期回归家庭和社区时，专业人员需教会脊髓损伤伤病员或其家属进行操作，并定期进行访视，解决存在的问题并给予指导。告知脊髓损伤伤病员每日或隔日排便 1 次较合适，排便时间尽量固定，即保持在每天的同一时间进行，可以尽量按照伤前的排便习惯。如有意外或仍不能顺利排便，应及时转介至医疗机构进行处理。

五、脊髓损伤伤病员的排尿功能训练

脊髓损伤造成排尿功能紊乱或丧失称为神经性膀胱，分为上运动元神经性膀胱（痉挛性膀胱）和下运动元神经性膀胱（松弛性膀胱）。上运动元神经性膀胱经常有少量多次不随意的排尿；下运动元神经性膀胱容易造成尿潴留，当膀胱过度膨胀时有尿失禁的风险。也有研究报道应用肉毒素 A 和辣椒辣素（capsaicin）阻断自主神经肌肉接头乙酰胆碱释放，从而提高脊髓损伤伤病员逼尿肌与膀胱括约肌的协同性，对肠功能的康复也有较好的作用。

（一）脊髓休克期的排尿护理

松弛性膀胱应留置导尿管，每天饮水量为 2 000～2 500 ml，需监测和记录出入量，保持导尿管通畅，避免逼尿肌在无张力下过度伸张及疲劳。男性导尿管需固定于腹部，女性导尿管固定在大腿内侧，避免牵拉，以防损伤尿道。定时清洗会阴并更换导尿管。

（二）脊髓休克期后的排尿护理

1. 无尿失禁者

自行排尿后通过膀胱超声检查或立即行导尿术测残余尿量，如残余尿量大于 100 ml，需行间歇性导尿术；如残余尿量小于或等于 100 ml，继续采用自行排尿，配合腹部按压促进尿液排出。腹部按压采用 Crede 压法，即双手拇指置于髂嵴处，其余手指放在下腹部膀胱底区，稍用力向盆腔和尿道口方向压迫，帮助排尿。腹部按压禁用于泌尿系统炎症、肾积水及输尿管积水的脊髓损伤伤病员。同时，督促脊髓损伤伤病员定时、定量饮水及定时排尿。

2. 尿失禁者

男性用避孕套式尿套、高级透气式接尿器，女性用纸尿裤、失禁护垫等，并做好皮肤管理和心理护理。不推荐长期留置导尿管，因其并发症多且不利于康复的实施。

（三）膀胱训练

膀胱训练常在脊髓休克期后进行，如时间控制、饮水、诱导和间歇导尿训练。正确的膀胱训练可促使尿液排出，减少泌尿道炎症、结石及瘘管等并发症。医护人员应协助脊髓损伤伤病员及其家属在短时间内学会简单正确的膀胱训练及清洁导尿方法。回归家庭和社区后，脊髓损伤伤病员自己可操作或其家属予以协助。执行的时间，一般人排尿时间 4 小时为 1 个单元，通常为了有充足的睡眠，晚上留置导尿管不做训练。此种间歇导尿训练法过程如图 5-1 所示。

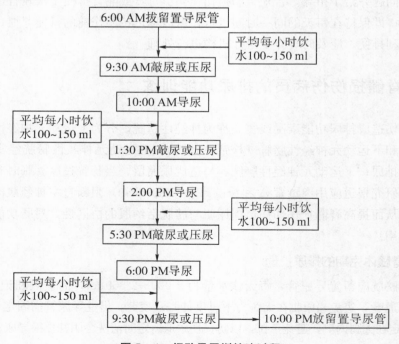

图 5-1　间歇导尿训练法过程

1. 膀胱训练时注意事项

应备齐量杯、电子秤、记录单、笔、钟表，并详细记录每小时饮水量、诱尿量和导尿量。导尿前半小时开始敲尿或压尿，应持续半小时。开始可能完全解不出来，需反复练习。导尿与敲尿或压尿间隔不得超过半小时，若诱尿解出的量增加，导出尿量减少至小于 100 ml，其导尿次数可递减。当连续导尿所测的余尿量少于 100 ml 达 1 周以上，没有泌尿道感染（尿路感染）或者自解量与导尿后余尿量比值大于 3：1，膀胱内压维持小于 40～50 cmH$_2$O 时，可认定膀胱训练成功，停止行间歇导尿训练。训练成功后仍不可忽略持续用同样诱尿方式排尿，必要时也可导尿评估余尿量，此操作应在社区护理工作者的指导和协助下实施。医护人员应定期随访，评估脊髓损伤伤病员的自我管理能力。

2. 清洁导尿术

清洁导尿术适用于因排尿障碍而需长期留置导尿管的脊髓损伤伤病员，前提条件包括：膀胱应有良好的顺应性（储尿压力不应超过 40 cmH$_2$O），无膀胱输尿管返流，有足够的容量（>400 ml），还要有良好的控尿功能。操作方法：根据膀胱充盈情况，每隔 3～4 小时由脊髓损伤伤病员自己或其家属操作，不需要进行消毒，使用一次性清洁导尿管。采用清洁间歇导尿训练方便脊髓损伤伤病员随时操作，可使其正常地工作和参与社会活动，回归社会。

3. 健康教育

告知脊髓损伤伤病员及其家属应严格执行制定好的饮水计划和导尿操作流程，不得随意更改；保持良好的卫生习惯，规律排尿；遵医嘱按时复诊，终身随访，如有异常应及时就诊；每两年至少进行一次临床评估和尿动力学检查，以便发现异常，及时处理。

（刘逸文）

参考文献

［1］The Florida Health Care Association. Caring for Vulnerable Elders During a Disaster：National Findings of the 2007 Nursing Home Hurricane Summit.

［2］Department of Mental Health and Substance Dependence，WHO. Mental Health in Emergencies：Mental and Social Aspects of Health of Populations Exposed to Extreme Stressors，2003.

［3］American Red Cross. When National Disaster Strike. Nursing ［J］，2001，32（1）：68.

［4］吴英，聂传发，何梅. 创伤后应激障碍及其危机干预 ［J］. 护理学报，2006，13（4）：32－33.

［5］Brymer M，Jacobs A，Layne C，等. 心理急救操作手册（2th）［M］. 陈淑慧，

龚怡文，潘元健，等，译. 国立创伤后压力症候群防治中心，2006：3－5.

[6] Goenjian A K，Najarian L M，Pynoos R S，et al . Posttraumatic Stress Disorder in Elderly and Younger Adults After the 1988 Earthquake in Armenia [J]. Am-J-Psychiatry，1994，151 (6) 95－901.

[7] Sloan I H，Rozensky R H，Kaplan，L，et al. A Shooting Incident in an Elementary School：Effects of Worker Stress on Public Safety，Mental Health，and Medical Personnel [J]. Journal of Traumatic Stress，1994 (7) 565－574.

[8] Kelly B，Raphael B，Smithers M. et al. Psychological Responses to Malignant Melanoma：an Investigation of Traumatic Stress Reactions to Life-Threatening Illness [J]. General Hospital Psychiatry，1995 (7)：126－134.

[9] Boe H J，Holgersen K H，Holen A. Mental Health Outcomes and Predictors of Chronic Disorders After the North Sea Oil Rig Disaster [J]. The Journal of Nervous and Mental Disease，2011，199 (1)：49－54.

[10] Arrieta M I，Foreman R D，Crook E D，et al. Insuring Continuity of Care for Chronic Disease Patients After a Disaster：Key Prepsaredness Elements [J]. Med Sci，2008，336 (2)：128－133.

[11] Mori K，Ugai K，Nonami Y，et al. Health Needs of Patients With Chronic Diseases Who Lived Through the Great Hanshin Earthquake [J]. Disaster Management Response，2007 (5)：8－13.

[12] 张英辉，张晓娟，盛丽. 地震灾后精神疾病流行病学调查 [J]. J Clin Psychiatry，2009，19 (6)：396.

[13] 中国康复医学会康复护理专业委员会. 神经源性膀胱护理指南 (2011 版) [J]. 中华护理杂志，2011，46 (1)：104－108.

[14] D'Amico J B，Nelson J. Nursing Care Management at a Shelter-Based Clinic：An Innovative Model for Care [J]. Professional Case Management，2008，13 (1)：26 － 36

[15] Jenkins J L，Hsu E B，Sauer L M，et al. Prevalence of Unmet Health Care Needs and Description of Health Care － Seeking Behavior Among Displaced People After the 2007 California Wildfires [J]. Disaster Medicine and Public Health Preparedness，2007，3 (1)：24－28

[16] Arrieta M I，Foreman R D，Crook E D，et al. Insuring Continuity of Care for Chronic Disease Patients After a Disaster：Key Preparedness Elements [J]. The American Journal of The Medical Sciences，2008，336 (2)：128－133.

[17] 刘佳霓，王晓红. 四川地震灾后地震伤员的社区康复护理 [J]. 华西医学，2009，24 (8)：2176－2178.

[18] 兵库县立大学看护学研究科. 灾后的心理护理. 2008.

［19］何伯川，朱世琼，杨月婵，等. 地震后脊髓损伤患者直肠功能康复护理［J］. 护理学杂志，2010，25（8）：86-87.

［20］GramlichT. Long Term Safety Pulsed Evacuation（PIE）Use With Chronic Bowel Conditions［J］. Dig Dis Sci，1998，43（8）：1834-1844.

第六章 灾害稳定期的护理活动

　　灾害稳定期又称为准备期，是指灾害发生约 3 年后到未发生灾害之前的时期，也是针对灾害发生进行准备的时期。我们虽然不能阻止灾害的发生，但是在这一时期可以做好防灾减灾的准备，以减少灾害发生时造成的损失。灾害稳定期的主要任务就是备灾，即制定防灾减灾对策，开展相关培训使人们在灾害发生时采取相应的应对措施，使减灾效果最优化。在灾害稳定期护士的主要任务包括掌握好灾害护理的相关知识和技能，以及在社区中积极传播备灾知识。

第一节　灾害稳定期的活动概述

　　根据联合国灾害对策，灾害稳定期中应该实施的活动包括：①受灾脆弱性的评估；②拟定备灾计划；③备灾的组织化；④备灾信息系统的建设；⑤备灾资源的筹备；⑥灾害警报系统的完善；⑦灾害应对体制的完善；⑧社区人群的备灾教育与训练；⑨灾害稳定期护理人员的任务等。

一、受灾脆弱性的评估

　　受灾脆弱性的评估是指评估灾害发生的危险程度，以及预估灾害可能会造成的破坏程度。例如，最近许多国家的相关团体在研制受灾危险地图，即在地图上标示在台风来临时容易发生洪水、山崩的地方，地震时容易发生房屋倒塌、地裂、液化现象的地方等。此外，在各种灾害发生时预测房屋受损数量及避难人数等也属于受灾脆弱性评估的内容。评估时必须进行各种数据、资料的收集并以此作为制定评估报表的基础，再经过讨论研究制定相应措施和对策。

二、拟定备灾计划

　　拟定备灾计划即针对某灾害制作一系列的灾害对策计划。计划的内容主要包括：明确的目标、系统明确的活动方案、针对个人的责任分担，以及为了达成目标的各种活动、课题等（如备灾对策、教育、训练、物资储备）。

三、备灾的组织化

为了在应对灾害时进行有效的责任分担，统一的管理非常重要。通常，针对不同情况组织内的命令指示系统是不一样的，因此在制订备灾计划时，要特别注意灾害发生时的组织体制、协调配合等。组织化、体制化则是指研究制定灾害发生时的减灾组织体制、配合结构等，其主要内容是明确各组织机构的职责、权利和义务，以突发事故应急响应全过程为主线，明确事故发生、报警、响应、结束、善后处理等环节的主管部门与协作部门；以应急准备及保障机构为支线，明确各参与部门的职责等。例如，医疗卫生救援组织包括：各级卫生行政部门成立的医疗卫生救援领导小组、专家组、医疗卫生救援机构、现场医疗卫生救援指挥部等。还有建立本土化的紧急响应体制，如我国的四级响应（Ⅰ~Ⅳ级响应）体制等。同时，灾害往往突如其来、各不相同，因此组织内外的联系沟通也非常重要。

四、备灾信息系统的建设

在灾害对策中，备灾信息系统的建设也十分重要。备灾信息系统不仅仅是指预测灾害发生的气象信息、火山活动、地震及海啸的监测系统信息等，还包括将以上信息有效迅速地传递给普通市民的途径和过程。为了减轻受灾程度，研究并建设全民共享备灾信息系统非常必要。信息传递的方法有电视、收音机、防灾无线电台、网络、手机等。

五、备灾资源的筹备

应对灾害时，需要充足的物力、人力、财力等各种资源。备灾资源的筹备是指为灾害发生做准备，研究制定资源的储备以及筹措的方法等。物力准备，如储备应对灾害的毛毯、粮食等物资，以及卫生救援应急药品、医疗器械、设备、快速检测器材和试剂、卫生防护用品等；人力准备，如对灾害志愿者和专业的救援队员进行注册，并定期进行培训，使其能够熟悉各种装备的使用，适应各种灾害现场，保持良好的心理状态；财力准备，如国家专款准备以及募捐等，尤其是在捐款募集方面，不能只在需要时才协调，事先制定相关的计划也非常重要。

六、灾害警报系统的完善

灾害警报系统对控制受灾程度有非常重要的作用，其中最重要的是向居民传达灾害信息和避难引导等灾害警报系统的建设。灾害发生后，因通讯设施被破坏、电力供应中断等原因，存在不能有效传递信息的可能性，因此该系统建设的重要任务是研究有效的警报信息传递方式，发掘尽可能多的沟通手段。尤其是针对听力、视力障碍者，外国人等特殊人群的信息传递方法等。

七、灾害应对体制的完善

灾害不可预知且种类繁多，因此其应对策略也会因灾害种类不同而有差异，需要进行深入的研究。但以下几方面的灾害应对体制针对所有灾害种类都是适用的，必须加以完善：①避难引导体制；②搜索、援救体制；③受灾区域的安全保障体制；④受灾评估体制；⑤紧急情况下装备的配置及运转体制；⑥物资的搬运、供给体制；⑦避难场所的建造体制。同时要做好预案，保证以上的应对机制在灾害发生时能迅速启动。

八、社区人群的备灾教育与训练

从以往灾害的教训中，我们知道了由于没有备灾知识，许多人失去生命或成为残疾者，许多赶赴灾区的志愿者成为新的受灾者。因此，为了使各种应对策略在灾害发生时能顺利有效地开展，全民都有必要了解应对灾害的相关知识。此外，灾害发生时，搜索、救援队伍很难马上到达，受灾群众的自救互救非常重要，事先组织公众学习及训练救助方法、急救措施等非常必要。因此，应组织公众进行实际演练，完善灾害应对策略中的不足之处。

九、灾害稳定期护理人员的任务

作为护理人员，一方面不仅仅要对灾区伤病员进行医疗和护理，还要在整个灾害周期保持或加强灾区群众的疾病预防、健康教育等，帮助灾区群众早日恢复正常生活。另一方面，在灾害稳定期，护理人员要吸取实际灾害和防灾训练中的经验教训，为之后的防灾减灾工作做准备，并将备灾知识推广至社区人群，防止备灾信息淡化。可以说，护理人员在灾害周期的各个环节都承担着重要的任务，发挥着不可或缺的作用。

（胡秀英）

第二节　防灾减灾现状

一、防灾减灾社会现状

（一）国外防灾减灾社会现状

自古以来，世界各国均遭受到不同程度的灾害侵袭，很多国家都根据本国经济、社会、自然条件的特点，采取相应的防灾和救灾措施，主要有以下几个方面。

1. 立　法

救灾工作法规通常由国会和政府制定，由有关机构实施。日本在救灾方面制定的主要法规有 115 项，其中防灾法规 31 项，灾害发生前后的紧急处置法规 41 项，灾后恢复工作法规 43 项。中央设有灾害情报统计控制室和首相亲自领导的防灾会议，有关灾民生活问题的解决则统一由中央厚生省和地方民生部门负责。经历了关东大地震后，日本于 1961 年颁布了《灾害对策基本法》。该法案从防灾基础设施的建立、水土保护工程、防灾教育和防灾训练、灾害的预防等方面作了详细的规定。

2. 保　险

许多国家都针对相关灾害设立了各种保险。如 1924 年，苏联政府颁布了《关于乡村地区国家保险的指令》，规定区苏维埃代表大会或执行委员会通过后就可实行农作物、牲畜强制保险，同时开办自愿保险，以弥补强制保险承保范围和保险额的不足。1980 年，美国颁布《联邦农作物保险法》，对 46 种主要农作物的自然灾害和野兽灾害实施自愿保险，由私人保险公司承保，政府通过农业部联邦作物保险公司进行管理，提供补贴和再保险。亚洲的日本、印度、斯里兰卡、菲律宾和孟加拉等国都在不同范围内对灾害实施强制或自愿保险。

3. 民间团体

许多国家通过社会救助机构和民间慈善团体进行救灾，并以此作为救灾工作的重要补充渠道。如泰国民间最大的慈善机构——华侨报德善堂，在泰国全境部分地区进行救灾恤邻工作。各国的红十字会或红新月会（伊斯兰教国家）以及国际联合会，都是救灾工作的协调机构。国际联合会在法国、新加坡、圣地亚哥和巴拿马运河区分别设立了救济物资仓库，同时组织了"国际救灾预备队"，可在短时间内赶到灾区，协助受灾国进行抢救活动。

4. 纪念日及其活动的作用

（1）"国际减轻自然灾害十年"。联合国于 1987 年 12 月 11 日确定 20 世纪 90 年代为"国际减轻自然灾害十年"（International Day for Natural Disaster Reduction，IDNDR）。所谓"减轻自然灾害"，一般是指减轻由潜在的自然灾害可能造成对社会及环境影响的程度，即最大限度地减少人员伤亡和财产损失，使公众的社会和经济结构在灾害中受到的破坏得以降低到最低程度。1990年10月10日是第一个"国际减灾十年"日，确认了"国际减轻自然灾害十年"的国际行动纲领，首先确定了行动的目的和目标，并借此在全球倡导减少自然灾害的文化，包括灾害防治、减轻和备战。

1）"国际减轻自然灾害十年"的目的：通过一致的国际行动，特别是在发展中国家，减轻由地震、风灾、海啸、水灾、土崩、火山爆发、森林大火、蚱蜢和蝗虫、旱灾和沙漠化以及其他自然灾害所造成的人身财产损失和社会经济的失调。

2）"国际减轻自然灾害十年"的目标：提升每个国家迅速有效地减轻自然灾害的影响的能力，特别注意帮助有此需要的发展中国家设立预警系统和抗灾结构；考虑到各国文化和经济情况不同，制定利用现有科技知识的适当方针和策略；鼓励各种科学和工艺技术致力于填补知识方面的重点空白点；传播、评价、预测与减轻自然灾害的措施有关的现有技术资料和新技术资料；透过技术援助与技术转让、示范项目、教育和培训等方案来发展评价、预测和减轻自然灾害的措施，并评价这些方案和效力。

（2）"国际减灾日"及各国的防灾减灾主题日。

1）"国际减灾日"：1989年，联合国经济及社会理事会将每年10月的第二个星期三确定为"国际减灾日"，旨在唤起国际社会对防灾减灾工作的重视，敦促各国把减轻自然灾害列入经济社会发展规划（表6-1）。

2）各国的防灾减灾主题日：世界上许多国家也都设立本国的防灾减灾主题日，有针对性地推进本国的防灾减灾宣传教育工作。如1961年日本将关东大地震发生的9月1日定为全国"防灾日"，"防灾日"所在的一周定为"防灾周"；韩国自1994年起将每年的5月25日定为"防灾日"；印度洋海啸以后，泰国和马来西亚将每年的12月26日确定为"国家防灾日"；2005年巴基斯坦发生7.6级地震后，巴基斯坦将每年的10月8日定为"地震纪念日"等。

（二）国内防灾减灾社会现状

在全球气候变化和中国经济社会快速发展的背景下，中国面临的自然灾害形势更加严峻复杂，灾害风险进一步加剧，灾害损失日趋严重。总结"5·12"汶川大地震的救援经验，民政部国家减灾中心副主任方志勇指出："过去人们基本上将减灾与救灾工作画等号。现在人们已经认识到，减灾是一个包括备灾、救灾救济和灾后重建在内的系统工程，对自然灾害的关注度也显著提高。"2005年初，中国国际减灾委员会更名为国家减灾委员会，负责制定国家减灾工作的方针、政策和规划，协调开展重大减灾活动，综合协调重大自然灾害应急及抗灾救灾等工作。

我国减灾备灾工作如下：2007年8月，《国家综合减灾"十一五"规划》等文件明确提出了我国"十一五"期间及中长期国家综合减灾战略目标；制定颁布《突发事件应对法》、《防震减灾法》、《防洪法》、《防沙治沙法》、《水污染防治法》等30多部法律法规，形成了全方位、多层级、宽领域的防灾减灾法律体系；制定颁布《国家突发公共事件总体应急预案》、《国家自然灾害救助应急预案》等，对灾害应对、抢险救灾和灾后恢

表 6 - 1　历年"国际减灾日"主题

年　份	主　题
1991 年	减灾、发展、环境——为了一个目标
1992 年	减轻自然灾害与持续发展
1993 年	减轻自然灾害的损失，要特别注意学校和医院
1994 年	确定受灾害威胁的地区和易受灾害损失的地区——为了更加安全的 21 世纪
1995 年	妇女和儿童——预防的关键
1996 年	城市化与灾害
1997 年	水：太多、太少都会造成自然灾害
1998 年	防灾与媒体——防灾从信息开始
1999 年	减灾的效益——科学技术在灾害防御中保护了生命和财产安全
2000 年	防灾、教育和青年——特别关注森林火灾
2001 年	抵御灾害，减轻易损性
2002 年	山区减灾与可持续发展
2003 年	面对灾害，更加关注可持续发展
2004 年	减轻未来灾害，核心是如何学习
2005 年	利用小额信贷和安全网络，提高抗灾能力
2006 年	减灾始于学校
2007 年	防灾、教育和青年
2008 年	减少灾害风险　确保医院安全
2009 年	让灾害远离医院
2010 年	建设具有抗灾能力的城市：让我们做好准备
2011 年	让儿童和青年成为减少灾害风险的合作伙伴

复重建事项等做了规范；《汶川地震灾后恢复重建条例》为汶川灾区灾后恢复重建提供了法制保障；2009 年 5 月 11 日，中国政府发布首个关于防灾减灾工作的白皮书——《中国的减灾行动》。

　　同时，减灾外交也成为我国在国际舞台上的重要表达。1990 年，中国第一次宣布灾区可以对外开放；中国在减灾领域与联合国有关机构建立紧密型合作伙伴关系，积极参与联合国框架下的减灾合作；2005 年 9 月，中国政府主办第一届亚洲部长级减灾大会；2008 年 12 月，举办加强亚洲国家应对巨灾能力建设研讨会；"5·12"汶川大地震发生后，先后有 170 多个国家和地区、20 多个国际组织向中国提供了资金或物资援助。

　　我国通过更趋完备的政策和法制保障，更为有效的体制，更为科学的决策体系和更为全面的教育科技体系，正不断深化防灾减灾工作。

1. 全国"5·12""防灾减灾日"

(1) 全国"防灾减灾日"的设立。2008年5月12日,我国四川省汶川县发生8.0级特大地震,损失影响之大,举世震惊。为顺应社会各界对我国防灾减灾关注的诉求,同时也提醒国民前事不忘后事之师,更加重视防灾减灾,努力减少灾害损失,2009年3月2日,经国务院批准,自2009年起每年的5月12日为全国"防灾减灾日",便于更有针对性、更加有效地开展防灾减灾工作。

设立"防灾减灾日",定期举办全国性的防灾减灾宣传教育活动,有利于进一步唤起社会各界对防灾减灾工作的高度关注,增强全社会防灾减灾意识,普及全民防灾减灾知识和避灾自救技能,提高各级综合减灾能力,最大限度地减轻自然灾害的损失。

(2) 历年"防灾减灾日"的主题。2009年5月12日是我国首个"防灾减灾日",主要围绕开展中小学防灾减灾专题活动、各类防灾减灾教育活动、形式多样的防灾减灾演练和"防灾减灾日"集中宣传活动四个方面进行。

第二个全国"防灾减灾日"是在2010年5月12日,主题为"减灾从社区做起"。社区作为社会的基本构成单元,是群众工作、生活的重要场所,是防灾减灾的前沿阵地。以社区为平台开展防灾减灾工作,可以有效整合基层各类减灾资源,落实各项减灾措施,增强社区的综合减灾能力,从而最大限度地减轻灾害损失。日本作为地震多发国家,有不少经验值得借鉴。每年的9月1日为日本的"防灾日",这一天日本各地在广场或公园等空地模拟火灾和地震现场,帮助群众体验灾害来临时的情景。

2011年5月12日是我国第三个"防灾减灾日",主题为"防灾减灾从我做起"。在以前工作的基础上,提出在防灾减灾宣传周(2011年5月9日—2011年5月15日),倡导公众开展"四个一"活动,即:阅读一本关于防灾减灾的书籍,观看一部涉及灾害的影视作品,与他人分享一次避险经历和避险经验,开展一次家庭灾害风险隐患排查。同时,扎实开展灾害风险隐患排查治理,深化"防灾减灾从我做起"的思想。

2012年5月12日是我国第四个"防灾减灾日",主题是"弘扬防灾减灾文化,提高防灾减灾意识"。5月7日至13日为防灾减灾宣传周,在宣传周积极开展防灾减灾文化宣传活动,大力推进防灾减灾知识和技能普及工作,深入开展灾害风险隐患排查治理工作、广泛开展防灾减灾演练活动,扎实推进减灾示范社区创建工作。

2. 中国红十字会备灾救灾中心

中国红十字会总会备灾救灾中心是中国红十字会第一个国家级备灾救灾中心,于2010年10月9日在北京顺义区正式落成,其主要功能是建立全国红十字会系统备灾救灾物资储备体系和信息管理系统,完善备灾救灾物资的采购、收储、分发。该中心的成立不仅提升了红十字会系统的备灾救灾能力,建立起快速高效的红十字救援反应机制,还将成为国家应急体系建设中有益的补充。中国红十字会在全国范围内已建有6个区域性备灾救灾中心和15个自然灾害频发省级红十字会备灾救灾中心或物资库,备灾救灾物资储备网络已初步形成。

中国红十字会的目标是把备灾救灾中心建设成为适应国家应急体系要求和管理规

范，具有一定储备、调控能力和快速反应机制的备灾救灾物资调拨中心和物资管理培训中心，并以此为基点，逐步形成中国红十字会在国家、区域和基层三个层面的三级备灾救灾管理体制，建立红十字系统全国联动的备灾救灾网络。

（陈　龑　王　恒）

二、防灾减灾教育现状

（一）世界防灾减灾教育现状

1. 20 世纪末世界防灾减灾教育进展

人们很早就意识到灾害教育与培训在减灾防灾工作中的重要作用，不少国际组织与国家早在 20 世纪中叶就开展了这方面的工作。特别是 20 世纪 90 年代，"国际减轻自然灾害十年"更加强调了灾害教育的重要意义。

"国际减轻自然灾害十年"的行动纲领中明确指出目的及具体目标、国家一级须采取的政策措施、联合国系统将采取的行动、"十年"期间的组织安排以及审查安排。其中"弥补知识空白点、传播技术资料和教育培训"是五项具体目标之一。"国家一级须采取的政策措施"提到，应酌情采取措施使公众进一步认识到遭受破坏的可能性和备灾、防灾、救灾以及短时期休养生息活动的重要性，通过教育、训练和其他办法，加强社区的备灾能力。1994 年在日本横滨举行的减少自然灾害世界会议制定了《行动计划》，对灾害教育与培训做了详细的规划。该行动计划在加勒比地区以及日本等国家较顺利地开展。

厄瓜多尔自 20 世纪 80 年代就开始开展学校灾害教育，对 14~18 岁的青少年注重灾害防御和应对教育，培训内容包括在特定灾害情境下如何逃生自救等。加勒比地区在 20 世纪 90 年代开展了"加勒比地区减灾计划"，并于 1999 年完成，内容包括对相关人员进行培训以保护学校免受飓风及其他灾害的破坏。美国重视灾害基础理论研究，利用法律法规来管理防灾减灾工作，强调提高人们的防灾减灾意识，将减灾工作同经济发展、社会进步联系在一起。日本在防灾减灾的宣传教育及灾害应急指挥系统建设方面具有先进水平，在京都建有市民防灾教育中心，其最大特色是采用使参观者亲身体验和以感觉为主的教育培训方式。自从 1995 年阪神·淡路大地震发生以后，日本更加重视在学校开展防灾减灾教育，不仅阪神地区每年都进行联合防灾训练，文部省（现文部科学省）也号召各地中小学都要开展防灾减灾教育，并组织编写防灾教材，分发给各个学校。在澳大利亚，为贯彻"国际减轻自然灾害十年"的思想，地理教师协会编写了教材，还编印了《全球重大自然灾害记录》、《澳大利亚自然灾害分布图》等资料。

然而总结防灾十年的经验发现，并非所有国家都较好地开展了灾害相关教育和培训，减灾大会上很多国家的参会代表，包括红十字会与红新月会国际联合会以及非政府组织的代表，已经非常不满于毫无转变的减灾形势，学者们也非常痛惜减灾十年期间，大量积累下来的科学和工程知识中只有很少的一部分得到应用。在教育机构，原本承诺要在学校课程中引入灾害知识，但在试点学校却没有得以实施，而且不能确保教材被广泛、普遍、创新性地应用，或者虽有计划和示范性项目，但是缺乏资金和政策的支持。所以，20 世纪学校灾害教育具有世界范围内差异性大、实施不到位等特点。

2. 21 世纪国际防灾减灾教育进展

2002 年 12 月，联合国第 57 届大会将 2005—2014 年确定为"可持续发展教育十年（Decade of Education for Sustainable Development，DESD）"，指定联合国教科文组织领导"可持续发展教育十年"活动的开展并组织制定"联合国教育促进可持续发展十年（2005—2014）国际实施计划"。其目标是把可持续发展的理念应用到学习的各方面，鼓励创新行动以建设可持续发展和公正的社会。

由于减灾十年后众多国家代表及专家学者均意识到大量的灾害知识没有得到很好的利用，行动纲领没有充分实施，因此，世界减灾大会更注重具体行动的倡导。2005 年 1 月 18—22 日在日本神户召开的联合国世界减灾大会上形成了《兵库行动框架》，体现了世界减灾大会更加侧重于实际行动。《兵库行动框架》包括五个优先行动重点，其内容包括利用知识、创新和教育在各级构建一种安全和抗灾意识，其中指标之二是教育与培训。此次大会上，教科文组织通过其在知识管理和教育领域牵头机构的作用，进一步推动通过学习来预防灾害和减少灾害，同时提出"通过学习，我们能够——而且是必须——努力减少自然灾害带来的悲剧性影响"。通过把减少灾害风险纳入学校课程，制作和传播灾害教育相关材料等措施，在提高公众认识方面取得了一定进展。印度、哈萨克斯坦、俄罗斯等国家和非洲、拉丁美洲等大洲纷纷根据自身基本情况采取了一系列措施改善教育体系，促进灾害教育的发展。

但是，国际上将具体的灾害风险问题纳入课程的工作实际实施起来仍然进展缓慢，同时灾害意识未能得到迅速提升，总结下来还有以下几类阻碍因素：①教育工作者和培训人员能力不足；②相关教师得不到足够的支持；③某些学校本身就存在潜在危险，无法防御一系列的灾害风险；④贫穷城市和农村地区的困难急需关注；⑤缺乏方法和工具；⑥很少进行经验交流等。尽管一些国家报告称已经有系统的政策和制度保证，但是仍缺乏如何将减灾应用到课程、教材和培训中的策略与方针。2005 年 ISDR 报告显示 82 个国家报告中有 33 个国家称已经在中小学实施灾害教育科目（表 6-2），那些没有将减灾纳入到学校课程的国家，大多是缺乏教材，尤其是用地方语言编写的材料。此外，现有的教材有些只是重视地球科学知识，呈现灾害知识的讲解，有的只侧重于防备和演练，却很少将两者结合，对地方教材的研究则相对更少，对学校和社区所面临的灾害研究不够；同时也存在人才外流和浪费等阻碍因素。

虽然目前已有一些国家表示将学术研究与政策以及实际应用相联系在了一起，但很多国家只重视传统科学的发展，不能及时看到成效和利益的课题发展则受一定阻碍。即便是一些科研机构对灾害进行了深入的研究并积累了大量专业知识，但是如何实际应用仍然存在问题。因此，缩小科研和教育实施之间的鸿沟迫在眉睫。

表 6-2　在小学或中学实施灾害教育的国家

亚洲和太平洋地区	拉丁美洲和加勒比地区	非　洲	经济合作与发展组织国	中欧、东欧及独联体国家	其他联合国成员
孟加拉国	玻利维亚	阿尔及利亚	法国	捷克共和国	摩纳哥
伊朗	维尔京群岛	肯尼亚	希腊	匈牙利	
印度	哥伦比亚	马达加斯加岛	日本	立陶宛	
蒙古	哥斯达黎加	毛里求斯	新西兰	马其顿	
菲律宾	萨尔瓦多共和国	塞内加尔	葡萄牙	罗马尼亚	
汤加王国	蒙特色拉群岛	乌干达	瑞典	俄国	
土耳其			美国		

［王景秀，刘兰，温家洪. 国际减灾教育进展. 灾害学，2011，26（2）：120-124.］

（二）我国防灾减灾教育现状

在国际减灾行动的影响下，我国对减灾防灾的宣传和教育也越来越重视。前期的灾害教育研究主要注重意识启蒙，呼吁社会各界开展灾害教育，意识到灾害教育是时代所需，提倡通过发展灾害教育来提高全民族的灾害意识和有关技能知识水平。之后，越来越多的学者开始探讨灾害教育的作用。近期学者更加关注学科教育在灾害教育中的作用，如何在学科教育中实施灾害教育，以及灾害教育资源开发等。

汶川及玉树地震灾害以后，人们再一次意识到灾害教育的重要意义。"5·12"汶川大地震，桑枣中学奇迹般的事迹鼓舞了所有的人们，再次证实防灾胜于救灾。众多学校纷纷组织加强灾害意识教育，进行实际演练或开展逃生讲座。随着网络教学越来越受欢迎，众多老师引导学生利用网络资源，通过模拟情景、开展游戏等方式，学习自然灾害知识以及主要的逃生技能。

（三）防灾减灾教育发展趋势

所谓防灾减灾教育，狭义地讲，是以掌握在灾害发生时保全自身生命的知识为目标，即"以'成为 survivor'为目的的防灾减灾教育"。"survivor"的意思是"幸存者"，不仅有"在灾难中遭受了损害的人"之意，而且描述了"积极准备、随机应变发挥判断力从而在灾害中幸免于难"的内容。因此，"以'成为 survivor'为目的的防灾减灾教育"一定是防灾减灾教育的核心内容。

但是，仅仅以"自身幸存"为首要目标是不够的。实际灾害中，人们由于积极准备，或者多数情况下由于幸运而躲过劫难，会开始下一步活动，即救助周围居民，彼此互相支持。但是，如何开展并管理这种志愿者救助与募捐等支援活动仍是未解的课题。例如，如何理解行政部门不接受市民赠送的救援物资的行为，如何应对志愿者操持一切却反向消磨了受灾者的精神与斗志的现状等问题。"吸取这些教训而成为良好的支援者"，也可以成为防灾减灾教育的目的，即"以'supporter'为目的的防灾减灾教育"。

同时，市民在灾后进行的重建活动是"协作"，而"协作"之所以成为可能，可以说是转用了市民力量。这种力量并非平时专为防灾而提前训练积累的结果，而是在单位、学校以及与邻居的往来交流中，在日常活动中培养出的理解力、判断力、表现力、知识、技能，在灾害这一非常时期，这种能力被灵活运用，日常培育的网络被灵活运用。也就是说，平时丰富多彩的生活，与防灾减灾能力的造就有着紧密关系。"以'造就市民力量'为目的的防灾减灾教育"是我们努力的方向。

综上，防灾减灾教育共包括三个方面，即以成为"幸存者"为目标的防灾减灾教育、以"支援者/志愿者"为目标的防灾减灾教育和以"造就并依靠大众力量（effective strength of the masses）或'群防力量'为目标的防灾减灾教育"。

综合以上现状我们应认识到，为提高防灾减灾意识，应通过学校、地方组织以及在共同利益基础上形成的社区网络进行大量工作，将减灾专题纳入大众文化活动；同时也应明确，减灾活动还受到许多现实因素的制约，因此防灾减灾教育和提升灾害意识必须与可持续发展相结合，纳入发展计划。除此之外还应认识到，国家和地方主管机构的作用至关重要，应在国家规划和发展目标中反映对防灾减灾问题的关注。

基于以上分析，防灾减灾意识教育培训具有以下发展趋势：

（1）灾害教育全民化。普通民众应该知道防灾减灾的措施。因此，中小学应开展防灾减灾教育，并定期组织民众参与演习。

（2）教育内容适应可持续发展需求。防灾减灾教育本身就是可持续发展的重要课题，灾害教育是防灾减灾目标实现的重要途径，防灾减灾教育应纳入可持续发展教育的体系中。

（3）参与性不断加强。防灾减灾教育不仅仅是使人们掌握灾害知识，而是教会人们如何做才能达到防灾减灾的目标。因此，随着防灾减灾教育的不断展开，参与性会越来越强。

（4）加强国际间信息交流与合作。灾害无国界，具有全球性，通过国际信息交流和合作可以加强教育培训的发展。全人类需要共同携手面对灾害，促进资源、人才、经验、技术的共享。

（5）加强人才培养。加强灾害教育人才的培养和教师培训研究，提高教师的自然灾害教育素养。

（6）设立专门的灾害教育研究中心。同灾害研究中心一样，防灾减灾教育越来越受重视，防灾减灾教育也应有专门的研究中心。

（王　恒　陈　龑）

第三节　防灾减灾对策

一、地震的防灾减灾对策

(一)房屋的安全隐患检查

应设法逐个排除以下隐患,妥善安置各种重物,玄关、楼梯等通道保持通畅。

(1) 在地震中可能会倒塌的、又高又重的家具,比如书架、橱柜、定制的组合柜等。

(2) 可能会从管道上脱离并碎裂的热水器。

(3) 可能发生移动,扯坏煤气管道或电线的物品。

(4) 悬挂在高处,有可能脱钩坠落的、较重的盆栽植物。

(5) 挂在床上方,可能在地震中坠落的、较重的相框或镜子。

(6) 剧烈晃动时,柜子的插销可能会松动。

(7) 放置在开放式储物架上,地震时可能会坠落的易碎品或重物。

(8) 高耸的石制烟囱可能压垮无支撑的房顶并造成崩塌。

(9) 易燃液体如油漆及清洁剂,不应储存于居室内,而应置于车库或是储物室中。

(二)日常准备的必需品

1. 水

每人每天至少需储备 3 升的水,并按此标准一次性备够 72 小时之用。一般情况下,正常人每天需饮水 1.9 升。为了保证足够的量,应考虑以下因素:

(1) 个体需求量:因年龄、体质、活动量、饮食、气候等而异;

(2) 特殊人群:儿童、哺乳期妇女、患者的需水量更大;

(3) 温度:高温天气会使需水量成倍增加;

(4) 医疗紧急情况:医疗紧急情况如脱水等会需要更多的水。

一般建议购买一些瓶装水,但要注意是否超过保质期。如果是自备容器装水,可以购买不漏气的专用储水容器,容器内的水必须定期更换。除了水之外,还需要准备一些用于净化水的药片,如哈拉宗(Halazone)、高碘甘氨酸(Globaline),使用前应向专业人士或医护人员咨询。

2. 食　品

准备足够 72 小时用的听装食品或脱水食品、奶粉等。干麦片、水果和无盐干果是很好的营养源。准备食品的注意事项包括以下几点:

(1) 不要选择容易让人口渴的食品,可以选择无盐饼干、全麦麦片和富含流质的罐装食品。

(2) 在食品种类的选择上,只储备无需冷藏、烹饪或特殊处理的食品。

（3）特殊食品的准备，包括婴儿和特殊饮食需要者的食品。此外，还应该准备一些厨具和炊具，尤其是手动开罐器。

3. 应急灯和备用电池

在床边、工作地点、车里等方便拿取的地方准备一盏应急灯。不要在地震后使用火柴或蜡烛，除非能确定没有瓦斯泄漏。

4. 便携式收音机等

灾害发生后大多数通讯设备将会无法使用或只能供紧急使用，所以收音机将会是最好的信息来源。如有可能，还应当准备电池供电的无线对讲机。

5. 急救箱和急救手册

在家里和车里准备一个急救箱，同时准备一本由本国红十字会制作的《标准急救和个人安全手册》或类似书籍，平时要组织家人学习一些基本的急救知识和技能。

6. 灭火器

在家里和车里配备可以扑灭多种类型火灾的多用途灭火器，并向当地消防部门学习如何正确地使用灭火器。

7. 特殊用品

准备必要的特殊用品，比如药品、备用眼镜、隐形眼镜护理液、助听器电池、婴儿物品（如婴儿食品、尿布、奶瓶和奶嘴）、卫生用品（如小湿巾、手纸、卫生巾、消毒液）等。

8. 重要文件和现金

确保在自动取款机、银行和信用卡系统瘫痪时，有足够的现金可用。同时，保留信用证明、身份证和一些重要文件的复印件，比如存折、保险单和财务记录等。

9. 工 具

除了准备管钳和可调扳手（用来关闭气阀和水管）外，还要准备救生哨、防水火柴，或存放在防水袋中的打火机、火柴。

10. 御寒用品

如果所处的地区天气寒冷，必须要考虑保暖。准备夹克衫或外衣、长裤、长袖衫、结实的鞋、帽子、手套和围巾、睡袋或暖毯（每人一件）等。

11. 宠物用品

为宠物寻找一个安全的地点，准备一些必需品，确保宠物有准确的身份证明以及最新的兽医登记，同时准备好一个宠物笼和一条皮带。

（三）召开家庭防灾会议

召开家庭防灾会议确定防灾内容，包括家里安全场所的位置、应急治疗知识、灭火器及燃气等的安全检查、避难所及避难路径的确认、家人的职责分配、分开时的联系方法和集合场所、应急包的检查及放置场所的确认等。

（四）公司企业等商业场所的准备

检测场所及建筑物的耐震度，加强公司内外的玻璃、壁橱、广告牌及围墙等的安全；去除走廊及逃生用楼梯中的障碍物，尽量确保避难通道的通畅；防止文件柜、办公用品等重物掉落；提高对药物等危险物品及生产设备等的防护及管理；检测电梯的耐震度并制定困于电梯者的营救对策；准备急救物品和防灾器材，对职员进行防灾训练等。

二、水灾的防灾减灾对策

（一）海啸的防灾减灾对策

1. 完善的海啸预警和应急管理系统

加大对海啸研究的投入，加强海啸的监测和预警能力。建立由海底计浪器、浮标、卫星、地面接收站等组成的全天候的海啸动态监视和预警系统。例如，日本用于监测海啸的潮汐测量仪数量由 2009 年 2 月的 160 个增加到了 2011 年 5 月的 172 个；用于监测海啸的近海全球定位系统（GPS）浮标数量也由 2009 年 2 月的 2 个增加到了 2011 年 5 月的 12 个，以适应准确、及时检测和预报海啸的需要。

2. 健全的应急计划和预案

各级人民政府应预先制定好国家、地方海啸应急预案，以便一旦获得海啸警报，能够立即启动，采取应急措施组织公众采取适当的行动避险，将灾害的损失降到最小。

3. 持续不断的海啸知识教育与培训

充分利用互联网、电视、广播、报纸等新闻媒体，开展海啸灾害基础知识、防灾避险知识、自救知识等的宣传教育，组织沿海中小学校、厂矿、社区相关人员学习海啸灾害常识，以及防范、自救、他救等知识，社区应定期组织居民开展急救培训，增强群众的海啸灾害防范意识及提高应急基本知识和技能。公共场所应放置自动体外除颤仪及急救用品（三角巾、复苏用口罩等）。在潜在和多发海啸灾害区设立应急撤离路线指示牌，建立应急避难场所及其醒目标志，鼓励民众参加防灾演习等。建立防灾网络，免费为民众提供避难指令等紧急信息，平时民众也可登录网站阅读和学习相关的防灾备灾知识。

4. 修建海啸避难所和防波堤

日本有防波堤、水闸以及许多海啸避难所，实践证明其对挽救生命有十分重要的意义。防波堤可以在一定程度上避免或降低海啸对沿岸房屋等设施的影响，但巨大的海啸依然可以突破其防御，造成巨大破坏。如号称"世界第一防波堤"、"港湾工程史上前所未有的防波堤"、"可以使当地民众免遭海啸侵袭的防波堤"的日本釜石港防波堤在 2011 年日本东海大地震引发的巨大海啸面前不堪一击。由此可见，即使有了防波堤，居民依然应该在第一时间进行避险，转移至安全地带。

5. 研制新型逃生工具

研制新型逃生工具用于来不及进行转移和避难的人群，使他们可以免遭海啸侵袭。日本已决定研制能充当临时避难所的海啸救生艇，救生艇将以大型客轮配备的救生艇为基础研制，可按需要四面封闭与外界隔绝，具备被海浪包裹也不沉没、可经受夹裹各种杂物的急流冲击等特点。艇中可储存食品、水等物资。如果海啸将这种救生艇卷入海中，该艇可在数日内为避难者提供基本生活保障。这种救生艇将配备在小学、幼儿园、养老院等场所，发生海啸时来不及逃到高处的人可躲进救生艇。日本公司 New cosmopower 设计了一款家用地震海啸救生舱，一个可以容纳几个人的圆球形避难场所。这个球形的"方舟"不仅防水还具有耐火性，它的直径为 1.2 m，总共能容纳 4 位成年人。

6. 海上船只避险

当海上船只获悉海啸预警后，应该避免返回港湾，如果有足够时间，应该在海啸到来之前把船开到开阔海面。如果没有时间开出海港，所有人都要撤离停泊的船只，寻找安全的地方避险，因为海啸在海港中造成的落差和湍流非常危险。

（二）洪水的防灾减灾对策

1. 根据预警及时避难

根据当地电视、广播等媒体提供的洪水信息，结合自己所处的位置和条件，弄清洪水先淹何处、后淹何处，冷静地选择最佳路线撤离转移至避难场所，避免出现"人未走水先到"的被动局面。

2. 安全转移至避难地点

认清路标，明确撤离的路线和目的地，避免因为惊慌而走错路，再往回折返，可能会与其他人群产生碰撞、拥挤，产生不必要的混乱。这需要政府平时做好标记和对民众进行避灾演练，尤其是在洪水多发地区。

3. 合理保存物品

将衣被等御寒物放至高处保存；备足够食用几天的速食食品或蒸煮食品，宰杀家畜制成熟食；准备足够的饮用水和日用品，备一定量现金；不便携带的贵重物品做防水捆扎后埋入地下或放到高处，票款、首饰等小件贵重物品可缝在衣服内随身携带；保存好尚能使用的通讯设备，以便求救和与亲朋联系。

4. 准备逃生物品

扎制木排、竹排，搜集木盆、木材、大件泡沫塑料等适合漂浮的材料，加工成救生装置以备急需。准备好医药、取火物品等。

5. 基础设施建设

政府和相关部门要抓好防洪抗涝基础设施工程建设，做好预防工作。

6. 集体防护

（1）预警发布。加强气象预测监控工作，及时发出水灾警报，并提供相关防护常识，提醒人们加强防护。一旦即将或已经发生水灾，政府要根据气象数据、水位、避难持续时间等向公众提出避难推荐意见，包括"建议"和"警告"等，并且通过媒体传播这些信息。

（2）植树造林。树木可以有效地保持水土，因此平时应有计划地在水灾高发地区植树造林。对地下矿藏、地下水等要有计划和规划地使用，严防水灾后泥石流、山体滑坡等次生灾害。

（3）危险因素的排查：加强对危险建筑、危险品仓库、能源设施等重点对象的监控；加强对交通运输的调度；政府加强对各项防洪基础工程设施的监管，全力保障生命财产的安全；加强值班制度，随时做好水面和地上救援准备。

（4）防灾备灾教育。政府和各级部门要定期组织演练，提高民众防灾、减灾、备灾意识。

（5）避难所的建设和选择。避难所一般应选择在距家最近、地势较高、交通较为方便处，应有上下水设施，卫生条件较好，与外界可保持良好的通讯、交通联系。在城市中大多是高层建筑的平坦楼顶，地势较高或有牢固楼房的学校、医院，以及地势高、条件较好的公园等。

三、风灾的防灾减灾对策

（一）龙卷风的防灾减灾对策

1. 个人防护

（1）学会识别龙卷风发生的前兆。龙卷风多发生在夏秋季的雷雨天，尤以午后至傍晚最多见。要学会识别龙卷风，当云层下面出现乌黑的滚轴状云，云底见到有漏斗云延伸下来并有一股沉闷的呼啸声时，龙卷风就出现了。当这些征象出现的时候必须马上采取措施避险。

（2）掌握必要的避险知识和方法。

1）在龙卷风高发地区，要告知民众或房地产开发商一定要建坚固的地下或半地下避险场地，房间内最好不要悬挂重物和玻璃等易碎物品。

2）检查并牢固活动房屋以及其他危险部位和物品；检查且关好门窗，迎风面之门窗应加装防风板，以防玻璃破碎；常检查电力设施、设备和用电器，注意炉火、煤气、液化气，以防火灾。关闭煤气和电源总开关。

3）要经常收听电台、收看电视以了解最新的动态。当龙卷风来临时必须停止一切地面活动，避开树木、电线杆、广告牌、活动房屋等，立即进入避险场地。

2. 集体防护

（1）气象监测与预警系统。加强气象预测监控工作，及时发出龙卷风警报，并提供相关防护常识，提醒人们加强防护。虽然龙卷风来去匆匆，但气象卫星依然可以提供一定的预告，尤其是用同步卫星拍摄的云层照片，在监视龙卷风的发生上起着更重要的作用。如果把卫星和雷达结合起来，就能连续观察龙卷风的变化，可在龙卷风发生前半小时发布警告。

（2）预警信息传递。一旦即将或已经发生龙卷风，政府要及时根据气象数据、水位、避难持续时间等向民众提出避难推荐意见，并且通过媒体传播这些信息。

（3）危险因素的排查：加强对危险建筑、危险品仓库、能源设施等重点对象的监控；加强对交通运输的调度；加强对轮渡、航空运输的管制，严防各种事故；加强值班制度，随时做好水面和地上救援准备。

（4）防灾备灾教育。政府和各级部门要定期组织演练，提高民众防灾、减灾、备灾意识。

（二）台风的防灾减灾对策

1. 台风预警信号

台风预警信号分四级，分别以蓝色、黄色、橙色、红色表示。

（1）台风蓝色预警信号：表示 24 小时内可能或者已经受热带气旋影响，沿海或者陆地平均风力达 6 级以上，或者阵风 8 级以上并可能持续。

（2）台风黄色预警信号：表示 24 小时内可能或者已经受热带气旋影响，沿海或者陆地平均风力达 8 级以上，或者阵风 10 级以上并可能持续。

（3）台风橙色预警信号：表示 12 小时内可能或者已经受热带气旋影响，沿海或者陆地平均风力达 10 级以上，或者阵风 12 级以上并可能持续。

（4）台风红色预警信号：表示 6 小时内可能或者已经受热带气旋影响，沿海或者陆地平均风力达 12 级以上，或者阵风达 14 级以上并可能持续。

2. 台风的防御措施

（1）信息获取及准备。

1）当相关部门发布台风蓝色预警信号时，防御措施包括：①做好防风准备，有关部门启动防御工作预案；②注意媒体关于热带低压最新消息和防风通知的报道；③固定门窗、围板、棚架、户外广告牌、临时搭建物等易被风吹动的物体，妥善安置易受热带低压影响的室外物品；④要及时搬移屋顶、窗口、阳台处的花盆和悬吊物等；⑤及时清理排水管道，保持排水畅通；⑥检查电路、炉火、煤气等设施是否安全；⑦准备好手电筒、收音机、食物、饮用水及常用药品等够 72 小时内使用的物品，以备急需。

2）当相关部门发布黄色预警信号时，防御措施包括：①进入防风状态，有关部门启动防御工作预案；②关紧门窗，处于危险地带和危房中的居民以及船舶应到避风场所暂避；③不要在临时建筑（如帐篷、危房等）、广告牌、铁塔等附近避风避雨；④高空、滩涂、水上等户外作业人员应停止作业，危险地带工作人员应及时撤离；⑤其他措施同蓝色预警信号发布时。

3）当相关部门发布橙色预警信号时，防御措施包括：①露天集体活动应及时停止，并做好人员疏散工作；②切断霓虹灯招牌及危险的室外电源；③其他同黄色预警信号发布时。

4）当相关部门发布红色预警信号时，防御措施包括：①进入特别紧急防风状态，有关部门启动防御工作预案，相关应急处置与抢险单位随时准备启动抢险应急方案；②台风来临时不得已需外出作业的人员在避风避雨时要选择安全地带，在野外主要小心公路塌方、树倒枝折等危险，避开大型广告牌、树木、电线杆等；③其他同橙色预警信号发布时。

（2）个人与集体防护对策，基本与龙卷风的防灾减灾对策相同。

四、火山灾害及火灾的防灾减灾对策

(一) 火山灾害的防灾减灾对策

1. 火山灾害的防备对策

（1）建立火山观测系统。建立火山观测系统，包括测震仪和倾斜计，监测火山活动。通过地面观察和仪器测量，连续记录和监视与火山活动密切相关的动力地质现象和地球物理场动态变化。火山监测的目的是掌握火山动向，分析火山活动性，划分火山危险区及可能的危害区，为预测、预报和防御火山灾害服务。

（2）火山灾害演习。各个国家政府可根据具体情况进行灾害演习。用模拟场景的方式让民众了解火山的基本知识、火山喷发过程和破坏特点、火山的减灾和防灾措施，以增强民众对火山的认识，提高对火山喷发的识别能力和防范意识，有利于稳定社会和减轻火山灾害。

（3）火山灾害警告和预报。各国家气象局应及时通报火山活跃水平。针对非常活跃的火山，精确规定火山警戒水平，制定恰当的疏散措施。目前，国际火山流动检测台网可进行地震、形变、气流流动的观测，能快速进行资料的分析处理，从而进一步检测火山活动状态，较可靠地预测火山活动趋势。

2. 火山灰灾害的防备对策

建立早期预测预警机制，是应对火山灰灾害的首要措施。虽然火山喷发非常突然且不可预测，但火山灰的流向和规模完全可以预测和预警。及时应对、科学安排替代性运输工具，有利于缓解因火山灰危机引发的航空"梗阻"。火山灰灾害的应对措施包括及时疏散旅客，科学调度铁路、公路以及其他替代性运输工具等。火山灰的蔓延和扩散可能跨越国界，这呼唤更多的国际协调与合作。

对于家庭和个人而言，应做好以下准备：①为家用汽车准备 3 个额外的空气过滤器和机油滤清器；②为家庭准备 3 个额外的加热或者冷却系统过滤罩；③准备一卷塑料包裹膜和一些胶带，以备火山灰飘来时包裹电脑、电器和其他设备；④适当准备一些应急食品和饮用水；⑤检查社区是否拥有报警系统，并且确保知道报警信号；⑥制订一个撤离计划，通常撤往安全的高地以避免受到火山灰的侵袭；⑦确定一个外地的联系地点，以备灾害发生后家庭成员可以到达并相互联系；⑧任何时候都要保证家庭急救箱配备良好，尤其是治疗烫伤的药物，准备足够的防毒面罩和护目镜。

(二) 火灾的防灾减灾对策

对于火灾，在我国古代，人们就总结出"防为上，救次之，戒为下"的经验。火灾的防灾减灾对策如下：

1. 生产企业消防准备

生产企业是火灾高发行业，要对各企业的法人代表进行相关的消防法规、消防安全教育，认识火灾的危害性，掌握必要的消防常识，明白自己承担的消防责任，而且各企业单位的员工上岗前必须进行消防安全和消防自救的知识培训。

2. 公共场所消防设施配备及监督

公共场所是造成群死群伤火灾的主要场所。这些场所要严格按规章制度装饰装修，保证安全通道畅通，必要的消防设备齐全，消防验收合格方可营业。公安消防部门还要加强监督，及时发现和消除火灾隐患。

3. 电器产品及电力设施维护

有关部门要整顿好电器市场，杜绝假冒伪劣电器产品上市，同时定期进行电力检查维修，避免电线原因引发的火灾事故。

4. 消防宣传

各种社会团体应利用多种宣传手段，采取多种形式开展消防科学知识的宣传教育。社区组织可将开展消防科普知识宣传融入社区治安综合治理活动之中，使全民消防科普教育走进学校、工厂、家庭，提高全民消防安全意识和火灾自救能力。

5. 学校消防教育

大中专院校和中小学、幼儿园应将消防知识按照不同受教育对象的特点采用不同形式编入教材，使他们在学生阶段就懂得预防火灾和如何在火灾中自救等知识。

6. 森林防火消防

全国各级森林防火部门要开展经常性的森林防火宣传教育，提高全民的森林防火意识；严格控制和管理野外火源，规范生产、生活用火行为；加强对高火险时段和危险区域的检查监督，消除各项火灾隐患；有计划地清除可燃物，开设防火阻隔带；加强森林防火基础设施建设，全面提高预防森林火灾的综合能力。

7. 天气干预预案

由气象部门根据天气趋势，针对重点火场的地理位置制定人工影响天气方案，适时实施人工增雨作业，为尽快扑灭森林火灾创造有利条件。

8. 专业救护培训

烧伤专科医护人员进行必要的紧急救援培训，吸收国际应急救援工作经验，探索处置火灾伤害的应急响应机制，为伤病员的救治工作创造最好的保证条件，减少火灾后的伤亡率和伤残率。

五、核泄漏事故的防灾减灾对策

（一）积极防止核泄漏事故的发生

从历史上发生的核泄漏事故看，不可抗因素（如继发于其他自然灾害、仪器不可预期性故障）和人为因素（如核电站选址不当、管理不善、操作失误、设备老化）均在其发生中发挥了重要作用。因此，为最大限度减少核泄漏事故的发生，应积极做好以下工作：

1. 慎重核设施建设

核电厂等核设施的建设，应在广泛征集权威专家意见的基础上进行科学论证。综合考虑各种风险因素，如厂址周围的天气、地理环境、居住人口等，反复权衡风险、效益、利弊，慎重进行核设施建设决策。

2. 加强管理

建立科学和规范的操作流程和定期检查制度，加强设备的维护，减少因操作不规范和设备老化等造成的核泄漏事故的发生。

3. 加强培训

强化工作人员责任心及安全操作培训，减少因操作不当导致的核泄漏事故的发生。

（二）建立核泄漏事故应急体系

完整的核泄漏事故应急体系至少应包括：组织管理体系、主管机构、技术支持机构、监督机构、法规体系、应急预案、救援体系、信息体系几个方面。中国核泄漏事故应急体系建设工作正式起步于1986年切尔诺贝利核泄漏事故之后，实行国家、地方和核电厂三级组织体系：即国家核应急组织、核电厂所在省（区、市）（以下简称省）核应急组织和核电厂营运单位应急组织，分别负责全国、本地区和本单位的核泄漏事故应急管理工作。

通常情况下，各个部门的应急预案和/或应急响应工作流程的主要内容应包括：

（1）核辐射相关术语：核辐射相关知识具有一定的专业性，为方便理解和执行，应急计划应专列相关内容对专业术语进行说明。

（2）计划的范围和目的：主要说明该计划签署合作的各个机构、预案的适用范围。

（3）组织：明确各应急机构的具体职责、负责人及分工合作的程序和流程。

（4）信息发布：明确应急情况下信息发布的渠道、应急通讯设备，保证相关机构及政府与民间的信息及时畅通，能有效沟通。

（5）应急物资与设备：说明应急所需物资、设备、资金保障以及启动应急设备的程序。

（6）主要措施：说明采用的主要防护措施，例如，如何撤离、隐蔽、避迁，污染食物和水的处理，药物准备情况等。

（7）培训和演习计划：即普及民众核辐射应对的相关知识，培训各部门工作人员进行国家相关法规和应急专业知识培训和继续教育，进行应急演习，提高应急技能。

（8）应急方案终止：必要时应说明应急方案终止的条件及宣布应急程序终止的方法。

（9）恢复方案：必要时应急方案应对核辐射事件后期的恢复活动进行说明。

应急预案的制订应尽可能详尽，具有操作性，以便于各应急组织和人员在事件发生的第一时间迅速做出反应，保障各组织和人员间具有很好的协调一致性。

（三）个人核辐射应急准备

目前，没有专门的个人核辐射防护准备指南。居住在核电厂周围的居民或其他前往核辐射潜在危险区的民众，日常应多了解有关核辐射的基础知识和应对技巧，积极参加核泄漏事故应急事件演习，并在有条件的情况下，自备一些碘化钾于应急箱内，放置在家中或工作场所，这对应对核辐射有一定的帮助。

六、新型流感的防灾减灾对策

（一）个人防护

1. 手的卫生

注意手的卫生，尤其是接触过公共物品后要先洗手再接触自己的身体或私人物品。

2. 减少人员流动

减少去人群密集的公共场所及疫区的机会，对于那些身体表现出不适、出现发热和咳嗽症状的人，要避免与其密切接触。

3. 养成良好的卫生习惯

打喷嚏和咳嗽的时候应用纸巾捂住口鼻；室内保持通风，经常用乙醇（酒精）类消毒液为日常用品消毒。

4. 养成良好的生活习惯

良好的生活习惯包括睡眠充足、合理营养、适度运动、作息规律、及时增减衣物、保持心态平衡。可定期将板蓝根（考虑其有一定规律性）、薄荷叶、金银花等作茶饮。

5. 特殊注意事项

在烹饪特别是洗涤生猪肉、家禽（特别是水禽）时应特别注意。尤其是有皮肤破损者，建议尽量减少接触机会；免疫力低下时可以考虑戴口罩，降低风媒传播的可能性。

（二）卫生部防灾预案

1. 监　测

国家流感中心要建立符合生物安全要求的实验室（包括高致病性禽流感病毒实验室）及流感毒株分子生物学信息库；各省、市、县疾病预防控制中心要建立符合生物安全要求、专用的流感实验室。县级以上卫生行政部门指定的医疗机构要按照疾病预防控制机构流感监测工作要求，配备专门人员负责实施，做好流感样病例（体温≥38 ℃，伴有咽痛或咳嗽症状之一的病例）的采样、标本的登记和送检工作，及流感病原学和流行病学监测、暴发疫情监测、禽流感应急监测工作。

2. 流感疫苗准备

国家制定流感疫苗生产研制扶持的相关政策，向民众普及流感疫苗接种知识，扩大疫苗接种覆盖率；完善流感疫苗研发、生产政策，建立有效的工作机制，发展多种类型和多种接种途径的疫苗以保证新型流感病毒疫苗及早供应；大流行期间的疫苗接种应优先考虑保护为社会提供基本服务的人群和老人、儿童等高危人群，降低流感新亚型的发病率和死亡率。

3．抗流感病毒药物准备

卫生部负责拟定药物储备的品种和数量，报送国家有关部门负责储备。有关部门组织制定抗流感病毒药物生产国家扶持的相关政策，开展预防和治疗抗病毒药物、中药的科研工作。抗流感病毒药物优先用于临床患者的治疗，预防用药优先使用人群包括老人、儿童、职业高危人群及患有慢性疾病免疫功能低下的人群等。

4．医疗救治机构准备

各级卫生行政部门指定定点医疗救治机构，收治流感病毒新亚型感染病例和流感大流行发生后的危重患者，并制定启动临时医疗救治点的工作预案。

5．人员准备

各级卫生行政部门负责组建由流行病学、临床医学、实验室检测等专家参加的技术指导组和以临床医学专家为主的医疗救治专家组，负责本辖区流感防治工作业务技术指导和人员培训，指导做好患者诊断、救治和疫情的调查处理工作。定点医疗救治机构要成立医疗救治专家组负责危重患者的救治。

6．技术准备

各级卫生行政部门负责组织对专业技术人员进行培训。专业人员应当熟悉并掌握诊断标准，鉴别诊断，治疗原则，消毒、隔离、防护措施和技术要求；制定应急演练方案，定期组织开展医疗救治、公共卫生干预措施的应急演练，提高应急意识和实战能力。

7．经费和物资准备

在政府的支持下，各级卫生行政部门要安排落实防治专业人员的培训、宣传教育、疫情监测、患者救治、应急疫情调查处理等工作所需经费，保障各项防治措施得以落实，疫情应急处理工作得以顺利开展。

七、大型事故灾害的防灾减灾对策

（一）矿山事故的防灾减灾对策

矿山作业是在井下作业的一种特殊行业，具有条件复杂、重型机械多、劳动强度大等特点，意外事故随时都有可能发生。现代矿山事故创伤的特点随着时代的变迁和生产的进步，由原来的"三高两多"（发生率高、致残率高、死亡率高、合并症多、严重多发伤多），转变为"四多一高"（群体伤多、复合伤多、高能量伤多、危在瞬间多、死亡率高）。因而其应急对策也要与时俱进，包括：不断完善矿山生产安全事故应急救援预案；建立科学系统、切实有效的医疗救护机构；深入研究矿山创伤，不断提高现代救护技术（包括院前、院内救护）；加强并普及对救护人员的现代救护知识的教育与培训，提高其救护能力。具体预防措施有：

1．编制作业流程

露天采剥工作面开工前，必须编制作业规程，经矿山企业负责人批准后施行。开采时必须按设计规定，控制采剥工作面的阶段高度、宽度和坡面角。

2. 建立防水、排水系统

矿区必须建立地面防水、排水系统，防止地表水泄进露天采场；防止山洪冲垮生产、运输系统及建筑物；防止排土场、废石场、尾矿库发生泥石流；防止山体滑坡、边坡滑落等。

3. 严格执行相关法规

矿山企业地面消防需按《消防法》等执行。矿山企业爆破材料的生产、储存、运输、试验、销毁和爆破作业严格按照《中华人民共和国民用爆炸物品治理条例》和《爆破安全规程》的规定执行。矿山电力系统的设计、安装、验收、运行、检验，露天矿山铁路、汽车运输等工作，矿山的采掘、装载设备、锅炉和压力容器、起重设备等均必须按国家有关规定执行。

4. 保护环境

对矿山的环境定期进行各种指标（如空气、植被、潜在地质灾害等）的检测，及时发现问题并进行处理。

（二）交通事故的防灾减灾对策

道路交通事故是汽车的伴随物，涉及人、车、路，以及法规政策等种种因素，要完全消除道路交通事故是不现实的，但通过有效的管理和实施相应的对策，减少交通事故的发生量、降低交通事故的严重程度是可以实现的。交通安全对策包括：

1. 加强事故高发时段的交通管理

在高峰时段内，应加大警力及人员安排，有针对性地组织好交通流。对于凌晨和夜间行车，应合理地限制车速，控制车流量。同时，完善道路照明设施对降低交通事故的发生率，提高行车安全有很大作用。此外，为避免过密的车流堵塞交通，影响道路的通行能力，在道路交通管制上，硬管制与软管制双管齐下，即一方面用行政手段直接管制，如限制某些车辆在某些路段、某些时间段通行，可采用车牌单双号轮流受限等措施；另一方面用经济手段进行软管制，如对交通流过于密集的路段、时间段采取付费通行等做法。

2. 改善道路交通环境，降低交通事故发生率

（1）加强对城乡结合部的道路改善和交通管理。城乡结合部交通事故频频发生，应加强该区域的道路改善和交通管理工作，改善行车条件。措施包括：

1）道路标准由公路到城市道路平顺过渡；

2）完善该部位的交通工程设施；

3）明确道路管理归属，并对各种占道经营进行严格的规范管理；

4）建议对货车提供专用的行车空间或时间，合理规划货运枢纽。

（2）改善主干路交通环境。主干路是城市道路交通事故的易发路段，改善主干路交通环境，可有效控制交通事故的发生。措施包括：

1）完善道路工程设施，加强主干路渠化工程，保持交通流的连续和单一，对主要

交叉口进行科学的信号配时和渠化设计；

2）改良道路线型，使道路的线型和绿化保证安全视距，合理规划行人过街设施；

3）通过学习、引进国外先进的管理理念、方法和手段，建设城市现代化交通信息系统，建立能实时监测车辆、路段状况，及时传输交通信息的网络。

3. 加强交通安全教育，提高交通安全意识

研究制定符合中国交通特点的城市交通政策，加强对机动车驾驶员、行人等的教育，增强群众安全意识，普及交通安全常识。

（1）机动车驾驶员。出租车每天绝大部分时间都处于运营状态中，出租车驾驶员是良好交通秩序得以实现的重要群体，针对出租车肇事比例较高，相关部门应将出租车驾驶员作为高危人群进行管理。同时应加强对所有机动车驾驶员的安全教育，包括不醉酒驾车、不疲劳驾车等，严格遵守各项交通法规。

（2）行人。在我国，目前行人不按规定时间和线路横穿道路的现象严重，因此事故发生率高、死亡率高。在对行人进一步加强交通安全教育的同时，建议在街道繁忙的路段或交叉口设置必要的行人过街设施，有条件的城市可考虑建独立的行人系统，增强行人安全系数。

4. 进行交通发展策略研究

从交通结构构成、交通需求管理等方面降低交通事故的发生率。从本质上讲，城市交通问题是个供求关系问题，城市交通的最终目的是满足人们的可达性需求。因此，在增加城市道路供给的同时，更应该在抑制需求上下工夫，优先发展公共交通，鼓励群体交通，适当发展私家车。

5. 事故救援

完善交通事故救援系统，增强快速反应和处置能力，建立起能快速反应的交通事故紧急救援联动系统，把事故造成的损失降到最小。

（三）中毒事故的防灾减灾对策

1. 建立完善的应急预案体系

建立毒物突发公共卫生事件总体预案，疾病预防控制中心、卫生监督机构、急救中心和二级以上综合医院均应制定应对毒物突发公共卫生事件的内部应急处置工作方案，并认真组织培训、演练，做到分工明确、职责落实、反应灵敏。预案必须系统地反映在不同情况下的指挥程序和内容，主要包括指令的顺序、要求，人员和装备的数量及编组，指挥员分工及指挥位置等各种后勤保障。

2. 建立完善的中毒急救医疗服务体系

建议在政府领导下，确定中毒急救中心，建立完善的中毒急救医疗服务体系。一般分院前急救（现场急救）、医院急救中心和重症监护三部分，其中院前急救对挽救患者的生命最为关键，院前急救以省、市急救中心为主；医院急救中心主要以二级以上综合医院为主，并根据各医院的优势科室，确定不同毒物中毒救治定点医院。同时，医院要加强急诊科和急诊"120"的建设，完善急救车载抢救设施，保证急救医护人员、急救药品到位。医院要结合现有卫生装备，整合分散的医疗急救资源，制定"预备役"急救车辆、人员及设备等，平时加强急救队伍培训、演练，训练一批自救互救骨干，提高应急能力，参与突发公共卫生事件的抢救工作。

3. 建立中毒因素的检测分析体系

在中毒事件的处理中，对所采（送）样本进行定性、定量分析可为确定病因提供最客观可靠的依据。卫生监督机构和疾病预防控制机构要摸清本地重要化学危险源的基本情况，建立化学毒物资料数据库，并根据本地情况，全面备齐毒物采样检测仪器和试剂，特别是快速现场检测和实验室高分辨率超微量以及未知毒物定性定量检测。同时也要有一定环境和人体毒物代谢产物分析能力。有能力的单位应配备现场检测车随时开赴现场进行采样检验。

4. 加强应急物资储备，保证应急后勤支援

应急物资的储备是实施应急预案的基本保证和先决条件。医院要有针对性地储备一定数量的药品、器械等物资以满足应急需要。例如，配备有维持呼吸功能的设备，包括氧气、喉镜、气管插管、面罩、吸引器、气管切开包、简易人工呼吸器等；维持循环功能的用品，包括心脏监护设备、除颤器、体外起搏器等；对症和特殊治疗药物，包括胶体、晶体液，解毒剂，排毒剂等；清除污染物的清洗液、酸碱中和液、眼冲洗设备；救援人员自身防护服、呼吸保护器等防护用品。确定化学中毒特效解毒药剂储备供应中心、防护用品储备供应中心和急救车辆储备中心。保证应急物资处于良好的备用状态，指派专人定期检查、试用、维护、管理，药品要防潮、防过期、防变质。

5. 加强培训，提高门诊应急救治能力

门诊（急诊）是接诊中毒突发事件的第一线，也是院前急救的部门。门诊的应急处置能力对控制中毒突发事件的蔓延、减少损失、救治中毒人员都起着重要作用。因此，急救人员必须熟悉和掌握各种化学性毒物的理化性质和毒性，中毒时人体靶器官出现的特异临床表现等知识，从而进行有效的现场急救和处理。市卫生局和各单位必须建立一套完善的在职培训制度，定期进行培训，使医务人员正确识别各种化学物中毒的特征、临床表现、诊断，牢固掌握现场急救技能，不断提高各类人员的应急能力和反应速度。

6. 指导化学性毒物使用、储存企业建立完善的管理体制和规章制度

张东成等提出的"从源头抓起、从治理抓起、从教育抓起、从管理抓起、从技能抓起、从硬件抓起、从现场抓起、从预案抓起、从网络抓起、从认证抓起"的"十抓"方针，可以有效地减少有毒作业环境人员发生的急性中毒事故，值得我们借鉴。

（四）爆炸事故的防灾减灾对策

爆炸事故是由人的不安全行为和物的不安全状态所引起的，它是物质、环境、行为等诸多因素的多元函数。预防事故发生需从以下两个方面入手：

1. 规范安全管理体系

从国家到企业逐级建立相应的安全管理条例及规范，以及安全管理监督机制，定期进行详细检查，及时排除隐患。

2. 采用科学的安全管理模式

（1）安全监理：就是对人、物、施工作业全过程进行安全评价、监控和督察，并采取法律、经济、行政和技术手段保证施工建设行为符合国家安全生产和劳动保护法律法规，制止施工中的冒险性、盲目性和随意性，把施工工程风险度有效地控制在允许的范围内。

（2）安全培训：建立规范的培训体系是杜绝重大事故的治本之策。首先，要严格用工制度，建立健全考核、培训、持证上岗制度。其次，应特别加强要害工种的专业培训和调岗工种的换岗培训。最后，理论培训应与实用技术有机结合，加强岗位技术练兵。

（3）了解用物或设施的不安全状态并及时排除：要健全抽放、通风、监测以及抢险救灾系统，提高综合抗灾能力。对于易爆气体，应防止其积聚，加强通风是稀释易爆气体浓度最有效的办法。

（4）营造安全的环境：影响爆炸的环境因素有温度、湿度、照明和噪声等，应及时改善不良环境，加强工人的自我防护，保障其生命安全。

八、恐怖袭击的防灾减灾对策

恐怖袭击是一种特殊类型的暴力行为，是在和平、冲突和战争期间都可能存在的一种行为。恐怖袭击旨在民众中造成影响，因此恐怖袭击的应对极富挑战性，防范恐怖袭击须始终保持高度的警惕性。为加强恐怖袭击时的防御力，减少生命财产损失，平时应注意：①政府需监测恐怖分子的动向，收集相关信息并时刻保持警觉状态。②政府需与流动人群较多的机构紧密联系，加强危急状况管理，并且强化与这些机构的网络平台建设，便于资源和信息共享。③政府需与社会各部门各企业相联系，开展角色扮演和模拟演练等活动。④特殊医学支持队伍的建设、培训和计划预案。恐怖袭击中，执行特殊任务的执法队（包括人质援救队、炸弹搜寻小分队和应急执法先遣队）可能需要医学支持，而且，这种支持远远超过"等待－救护"的医学模式，不仅要提供紧急救护，还要提供医学情报、预防和初级救护。同时，还应具备恐怖袭击的应急医疗救援对策与原则。

（1）建立高效的医疗救援指挥机构。反恐行动作为非战争的军事行动，主要包括防范恐怖袭击的发生和积极消除恐怖活动的不良后果及应急医疗救援。应急医疗救援除救治伤病员外，还要担负恐怖袭击后的卫生防疫与心理干预等工作，任务非常艰巨，需要动员全社会力量共同应对。因此，强有力的指挥和协调格外重要。

（2）完善各种应急医疗救援预案。由于恐怖袭击的发生具有突然性，因此平时即应针对可能出现的各种恐怖袭击建立相应的反恐救援预案和体制，并建立反应迅速、技术精良的专业救援队伍，进行经常性的专业培训和模拟演练；贮备与人口密度相适应的反恐救援防护器材、急救和洗消药品，并建立信息情报中心。特别应加强对核辐射、化学、生物恐怖袭击的医疗救援预案。

(3) 建立不同类型恐怖袭击的救援体系。针对核辐射、化学、生物、爆炸及人质劫持恐怖袭击后伤类、伤情特点，应及早建立现场掩埋伤病员的搜寻、挖掘和急救，爆炸现场伤病员的紧急医学救助（检伤分类、止血、包扎、固定、抗休克、保持呼吸道通畅等救命措施）以及现场伤病员的搬运和医疗后送体系，同时建立相应的后续治疗体系。

(4) 提高反恐意识，加强反恐训练，提高反恐和应急救援技能，重视心理灾害的预防。在全民中普及恐怖袭击及应急医疗救援知识，加强对应急救援人员的技能培训，建立相应的应急救援研究基地，完善应急救援机构和机制。

(5) 建立反恐医学，"以人为本"，搜救善后。无论何种恐怖袭击，在确保人质安全、制服歹徒的同时，均需立即开展对受伤人员的现场紧急医疗救援，以减少死亡和伤残，为后续医院救治争取时间。建立反恐医学，深入开展相关损伤规律、特点、机制和防治研究，提高我国对各类恐怖袭击的应急救援水平。

（胡秀英　陈　龑　王　恒　刘逸文　陈华英　王　磊）

第四节　灾害救援志愿者条件与知识储备

一、灾害救援志愿者的素质要求

（一）奉献精神

奉献是一种不求回报的"爱的理念"和付出。在灾害面前需要志愿者有"舍小家顾大家"的奉献精神，这是志愿者社会责任感的体现，不能因为个人私利而在救援时犹豫不决，延误自救互救时机，甚至造成更大的损失。因此，没有奉献精神或乐于奉献素养的人无法成为合格的灾害救援志愿者。

（二）身体健康

灾害发生后灾区环境恶劣，条件艰苦。在灾害现场实施救援常常还需要高负荷甚至超负荷地持续工作，以及面对各种复杂的救援工作，这就要求志愿者们必须拥有健康的身体。只有拥有强健的体魄，志愿者才有条件去施展自己储备的各种自救互救知识和技能，帮助大量的伤病员。在这里提醒注意的是，在灾害自救互救的过程中，志愿者要有安全意识，充分评估自身的条件包括身体健康状况，量力而行。"不顾一切，舍生忘死"的奉献精神虽然非常值得敬佩，但在一定环境下，志愿者一定要考虑长远的救援利益，量力而行，尽最大努力帮助尽可能多的受灾人群。

（三）心理健康

在灾害现场自救互救的过程中，志愿者们将面对大量的负性刺激，没有良好的心理素质是根本无法承担救援任务的。因此，参与灾害自救互救，特别是有组织的自救互救工作的志愿者一定要有健全的人格、坚定的意志、良好的心理素质。这些特质不仅能帮助志愿者个人胜任自救互救任务，同时，也能潜移默化地影响受帮助的受灾群众渡过难关，可能起到意想不到的作用。

（四）自救互救知识和技能

只有奉献精神、健康的体魄、过硬的心理素质，而没有自救互救的知识和技能，当然是无法对灾害现场的受灾群众进行帮助的。因此，要想成为能够自救互救的志愿者，平时必须有意识地学习各种常见的急救知识和技能。目前社会有很多渠道可以学习这些知识和技能，包括红十字会在内的一些专业机构也面向社会公众提供专业培训，其他包括各种科普读物、网络资源、媒体相关节目等。

二、灾害救援志愿者的行动要点

（一）进入灾区

1. 准备工作

（1）个人准备。

1）衣着：轻便、安全、易穿易脱、配有袖章或臂章（用以表明志愿者身份）。

2）用品装备：①生活必需品（睡袋、食物、水等）；②行动所需的必要设备（地图、沟通工具、医疗器械如血压计和听诊器、记录本或记录表等）。

（2）准备符合灾害类型和灾害所处阶段的穿着和用品装备。如当发生洪水灾害时，应准备工作手套、橡胶手套、护目镜、口罩、眼药水、漱口剂和雨靴。在夏天，应准备预防中暑的物品（帽子和水等）。

（3）检查自己的志愿者保险，若没有则一定记得购买。

（4）在灾区志愿者中心注册，并佩戴写有自己名字的标志以便辨认。

（5）考虑自己活动持续的时间。鉴于志愿者与灾区受灾群众之间的关系以及志愿者的疲劳程度，一般要求一线志愿者在实施救援活动约1周后与其他志愿者交换工作。

（6）救援工作中确保自身的安全，保持与两名及以上的志愿者一起活动，服从志愿者中心的统一安排。

（7）牢记自己想做的不一定是受灾群众所需要的，必须去实地考察，了解受灾群众所需，尊重当地的习俗和宗教。

（8）调整心态，灵活改变自己的角色以适应不断变化的环境和需求。

2. 信息收集和来源

（1）以下相关信息需要收集。

1）灾区的状况怎样；

2）灾区支持系统如何；

3）相关机构（即在灾区效力的机构）：了解是否已建立灾区管理部门或志愿者服务中心，确定这些部门的位置和它们所提供的救援类型。

（2）信息来源。

1）熟人、朋友或其他人的个人网页；

2）政府部门如公共卫生中心、市政府办公室等；

3）与灾区管理部门联系以获知灾区的整体情形。

（3）信息收集的方法：打电话、上网、听广播、看报纸等。

（二）评估灾害

1. 灾区的情形

（1）灾区的局部特征：灾害发生在城市或农村地区，交通、社会基础设施破坏情况等。

（2）灾区居民的特征：年龄分布、居民组织、居民心态等。

（3）灾害类型和灾害程度。

（4）灾区受损程度：人员和财产损失等。

（5）生活环境：个人隐私的安全性、生态环境的破坏等。

（6）环境卫生状况：是否清洁、通风，便于排泄，能够获得饮用水等。

（7）药物需要程度：急救治疗、慢性病、感染性疾病、心理干预等相关的药物。

（8）可获得的卫生和福利服务：如成人日间护理中心、家务助理员站、职业援助中心等。

（9）物资分发的程度和现状：如在多大程度上提供了食物、水和其他生活必需品。

（10）某公共卫生服务中心在灾区中的管辖权。

2. 受灾群众的状况

（1）家庭成员：检查受灾者是否独居或与其他家庭成员同住，他们是否还有其他亲戚。

（2）生活状况：饮食、睡眠、工作、精神等。

（3）生活环境：家庭成员/环境、救援中心与灾害发生前相比发生的变化。

（4）健康状况：受灾者是否患慢性病，药品是否足够，是否需要医疗护理帮助等。

（5）邻里关系：互助及和谐程度。

（6）社会基础设施的使用状况：护理保险、福利服务如日间护理、功能康复训练、残疾孩子的康复训练等。

（7）情感和情绪：心理状况的评估，包括焦虑、恐惧等，并和专业人员一起转运需要专业心理咨询干预的人群。

（8）区分弱势群体：

1）因目标人群的属性而成为弱势群体：婴幼儿、孕妇、老年人、残疾人，以及缺乏中国相关行为能力的外国人等；

2）因疾病成为弱势群体：指依赖于医疗护理的人群，如患有难治性疾病、精神疾病、慢性疾病、结核病、痴呆症等疾病和卧床不起的患者，以及在家接受氧气治疗和人工通气治疗的患者。

（三）照护灾区受害者

1. 援助中心里志愿者所能提供的帮助

（1）与生活环境相关的援助：

1）控制室温和改善通风状况，并考虑光和噪声的影响；

2）保持居住环境清洁，做好卫生间的清扫以及垃圾的处理；

3）提供关于如何照顾宠物的建议；

4）建立吸烟区，将吸烟人群和不吸烟人群分离开来。

（2）饮食援助：

1）特殊饮食的援助：与受年龄、躯体状况或疾病等影响而有特殊饮食需求的受灾者一起沟通协商食谱；

2）饮用水的援助：帮助撤离险区的人摄入足量干净的饮用水；

3）特殊人群的饮食援助：向需要协助进食的人群，如卧床患者、婴幼儿等提供帮助。

（3）清洁和排泄的援助：

1）向需要的人群，如新生儿和老年人等提供沐浴援助；

2）向不能沐浴的人群，如受伤或卧床不起的人群提供擦浴援助；

3）提供排泄护理，包括尿布护理，失禁、便秘患者的皮肤和清洁护理等。

（4）睡眠和隐私护理：

1）确保有足够的空间；

2）提供隔板或屏风等工具；

3）保持安静的睡眠环境；

4）改善通风，减少异味；

5）确保有换衣间、休息室和护理室。

（5）休养活动的援助：

1）帮助受灾者适应新的环境和生活，与其他受灾者一起起床、睡觉和清扫居住环境等；

2）鼓励进行规律的锻炼，保持良好的身体状态；

3）鼓励受灾者进行休闲活动，组织社区活动，鼓励受灾者积极参与，如散步、下棋、聊天等。

（6）心理支持：

1）关注并开导出现灾后应激反应的受灾者；

2）帮助受灾者处理他们可能存在的压抑已久的愤怒感；

3）主动倾听；

4）定期巡视，与每位受灾者沟通交流；

5）向受灾者提供聚会、分享的机会和地点；

6）向受灾者提供独处空间，但同时让他感觉受到关心。

（7）健康管理：

1）对受灾者进行健康检查：①询问受灾者一些特定的问题，如"您睡得好吗？" "您吃饭了吗？""您把平时一直在吃的药吃了吗？"②关心受灾者的住宅问题，如"您的房子怎么样？"因为住宅可能会影响其心理健康。③对每位受灾者都询问以上的相关问题。④鼓励受灾者进行适度运动。

2）应对与灾害相关的疾病，如肺炎、"经济舱综合征"（即下肢深静脉血栓）等；同时也预防传染性疾病如流感、疥疮、结核病、水痘、麻疹和腮腺炎等。

3）向需要接受预防接种的人群提供相关信息。

4）丢弃过期、变质的食物。

（8）向弱势群体提供支持：

1）孩子：提供玩耍的机会和方式，如讲故事、画画等；

2）听力和视觉障碍人群：介绍懂手语的志愿者和导向人员帮助他们活动；

3）缺乏中国相关行为能力的外国人：向外国人援助中心介绍在本地的外国居民，并介绍懂该国语言的志愿者帮助其活动；

4）慢性疾病或其他疾病人群：帮助他们常规服用药物，告知他们如何寻求医疗护理服务，并向他们提供必要的帮助。同时，与医疗队伍一起合作，帮助维持患者病情稳定，促进康复。

2. 支持援助中心的管理

（1）区分专业技能志愿者和一般志愿者，让志愿者清楚自己的能力，并能协调管理。

（2）将志愿者的职责协调分布到各项活动中，如帮助受灾者洗漱、做饭和沐浴等。

（3）保护受灾者不受媒体困扰。

（4）向援助中心提供信息并协助管理，如提供在援助中心生活所必需的知识，包括如何放置和使用中心内的物品、丢弃垃圾、使用卫生间、洗漱，以及食物和其他生活必需品的供给方式，提供各种活动和项目的信息，包括政府的声明等。

3. 向不能到救援中心的受灾者提供支持

（1）向他们提供救援的相关信息。

（2）拜访他们并和他们沟通交流。

（3）向他们提供在救援中心中所进行的相同的支持和援助。

（四）向当地的援助人员提供支持

（1）不要批评当地救援人员的救援方式，应与他们一起讨论问题。

（2）尊重当地救援人员的工作进度，并且支持他们的决策。

（3）开展会议或提供其他机会进行经验交流。

（4）检查当地救援人员的健康状况，包括生活情况、睡眠、饮食、心理状况等。

（叶　磊　淳雪丽　张雪梅）

参考文献

[1] 丁石孙. 城市灾害管理 [M]. 北京：群言出版社，2004.

[2] 倪文喻. 灾难护理体系初探 [J]. 中国护理管理，2010，10（3）：72.

[3] 王庞德. 突发公共卫生事件应急管理——理论与实践 [M]. 第 2 版. 北京：人民卫生出版社，2008.

[4] 中国红十字总会. 救护（修订版）——中国红十字会救护师资培训教材 [M]. 第 2 版. 北京：社会科学文献出版社，2007.

[5] 龙纳，胡秀英，刘祚燕. 灾害的应对与备灾教育启示 [J]. 护理研究，2010，24（7A）：1693－1695.

[6] 王景秀，刘兰，温家洪. 国际减灾教育进展 [J]. 灾害学，2011，26（2）：120－124.

[7] 孙秋菊，李文涛，安力彬，等. 灾害医学的发展及挑战 [J]. 医学与社会，2009，22（10）：28－32.

[8] 东京防灾对策手册 [M]. 第 3 版. 东京：东京都总务局综合防灾部防灾管理，2010.

[9] 周韦华，胡健波，胡少华，等. 三维筛选评估模型在汶川地震外转伤病员及家属心理健康状况评估中的应用 [J]. 中华预防医学杂志，2008，42（11）：798－801.

[10] 罗庆良，朱茂祥，刘超. 科学认识核辐射避免核恐慌 [J]. 解放军医学杂志，2011，36（4）：313－314.

[11] ICRP 2007. The 2007 Recommendations of the International Commission on Radiological Protection [R]. ICRP Publication，2007：103.

[12] 周平坤. 核辐射对人体的生物学危害及医学防护基本原则 [J]. 首都医科大学学报，2011，32（4）：171－175.

[13] 田东，邹树梁. 中外核事故应急管理体系比较 [J]. 中国核工业，2009，（11）：56－57.

[14] 国家核事故应急委员会，中国人民解放军总参谋部防化部. 核事故应急响应教程 [M]. 北京：原子能出版社，1993.

[15] 霍焱焱. 核泄漏事故的应急处理 [J]. 环境保护，2010，（20）：22－23.

[16] 卫生部，国防科工委. 辐射损伤医学处理规范（卫法监发 [2002] 133 号文件）. 2002.

[17] 美联邦紧急情况管理署. 核泄漏紧急事故处理方法 [J]. 安培浚，摘录. 国际地震动态，2011，（4）：6－9.

[18] Chirstoplos I，Rodriguez T，Schipper E L，et al. Learning from Recovery after

Hurricane Mitch. Disasters, 2010, 34 (2): 202-219.

[19] Srinivas H, Nakagawa Y. Environmental Implications for Disaster Preparedness: Lessons Learnt from the Indican Ocesn Tsunami. Journal of Environmental Management, 2008, 89 (1): 4-13.

[20] Flez C, Lahousse P. Recent Evolution of Natural Hazard Management Policy in France, the Example of Serre-Chevalier. Environmental Management, 2004, 34 (3): 353-62.

[21] Department of Mental Health and Substance Dependence. World Health Organization Geneva. Mental Health in Emergencies: Mental and Social Aspects of Health of Population Exposed to Extreme Stressors, WHO, 2003.

[22] Work with Trauma Survivors: What Workers Need to Know. National Center for PTSD 2007.

[23] 许琳琳, 周立民, 檀文迪. 城镇防灾避难场所的管理要求 [J]. 科技创新导报, 2010, 13: 213.

[24] 杨巧红, 王声勇. 1994—2003 年我国火灾的流行病学分析 [J]. 疾病控制杂志, 2004, 8 (6): 539.

[25] 张鹏辉. 道路交通事故规律分析及预防对策研究 [D]. 合肥工业大学, 2008.

[26] 廉国, 戴德生. 食物中毒流行特征及预防对策 [J]. 中国公共卫生, 2000, 16 (7): 624-624.

[27] 王德文, 刘耀. 恐怖袭击与应急医学救援对策 [J]. 解放军医学杂志, 2005, 30 (1): 5-7.

第七章　灾后脆弱人群的护理

灾后脆弱人群（vulnerable population）是指因为灾害的影响，维护自身健康的能力容易降低的人群，如孕产妇、儿童、老年人、残疾人、慢性病患者和丧亲家庭成员等。这些人群在灾后很长一段时间里都需要持续的照护和支持，否则可能引发更严重的健康问题。因此，灾后脆弱人群是灾害护理中重点干预的人群。

第一节　灾后孕产妇的健康问题及其护理

就一般人群而言，灾害及其引发的次生灾害造成的人体伤害主要包括机械性外伤、窒息、营养缺乏、疫病等。而孕妇是一个特殊群体，机体负荷比孕前显著加重，行动明显缓慢。当地震等重大灾害发生时，其受到的威胁远大于一般人群，往往具有以下特点：首先，因行动迟缓、避险不及而遭受机械性外伤的可能性更大；其次，除常见外力伤害外，可能出现孕妇特有的胎盘早剥、子宫破裂等情况，最终需要手术治疗；第三，因紧张、刺激可能导致孕妇流产、早产等。此次"5·12"汶川地震中，这三类孕妇病例都有报道，可见，地震等重大灾害时孕妇的紧急救治是必须予以特殊关注的一个重要医疗卫生问题。

同时家庭成员的丧失、生活环境的恶化、对自身生活前途的不可预知和对腹中胎儿未来的担忧等精神压力，均可能对孕妇及其产后和胎儿产生巨大影响。因此，监测灾后孕产妇身心健康，对不良心理因素适时干预成为灾后孕产妇护理的重要工作环节。

一、灾后孕产妇的常见健康问题

（一）身体健康问题

灾难恐怖经历对孕妇是一种强烈的恶性刺激。有研究认为，怀孕早期尤其是头三个月经历地震惊吓的孕妇，可发生早产。经历严重自然灾害的孕妇，早产和低出生体重儿的发生率为14%，大大高于正常的发生率4.7%～6.3%。孕妇作为特殊群体，在灾害中除了直接的躯体外伤及胎儿损伤外，可能因受伤、惊吓等原因导致胎盘早剥、胎儿死亡、胎膜早破、感染、出血、胎儿宫内窘迫等。

1. 孕妇身体健康问题的现场识别

医护人员到达现场后，可通过自己观察和向周围群众了解，掌握附近有无孕妇居住或是否有孕妇受伤的情况。只要孕妇出现腹痛、阴道流血或有外伤，应立即检查并安排后送，情况紧急者应就地抢救。

（1）腹痛：灾害事故中，撞击、挤压、摔倒等均可导致程度不一的腹痛，或伴有心慌、气紧等不适，首先要排除胎盘早剥，有条件者行 B 超检查，无条件者建立静脉通道后立即后送。

（2）阴道流血、流液：孕妇获救后除一般体格检查外应严密观察腹痛，阴道流血、流液等异常现象，并进行详细的产科检查，了解宫内胎儿状况，及时发现先兆流产、先兆早产、胎儿窘迫等异常征象。发生阴道流液症状时，可能已发生胎膜破裂，尽量取卧位，避免脐带脱垂导致胎死宫内。妊娠不足 37 周者应尽量保胎治疗，予以抑制宫缩、改善胎儿供血等处理；如妊娠将近足月或已足月，要严密观察宫缩及胎心、胎动、宫底高度的变化；若是临产，应搭建临时帐篷，做好分娩准备。

（3）胎儿宫内窘迫：如果灾后孕妇不幸被废墟埋压或被挤压，腹部受撞击，均会导致孕妇不同程度的情绪紧张，巨大的精神刺激可能会引起胎儿的心率加快，导到胎儿宫内窘迫。护士要叮嘱孕妇尽量保持冷静，就地左侧卧位休息，给予吸氧，积极联系后送。若妊娠已足月，可尽快终止妊娠；若妊娠尚未足月，应保胎观察治疗，增强胎儿的宫内抗缺氧能力及生存能力。

（4）孕妇合并外伤：要密切观察孕妇的意识、面色、体温、脉搏、呼吸、血压等，若出现严重的骨折及颅脑损伤，应及时请骨科及脑外科会诊，行相应的处理。

外伤的孕妇不仅会引起孕妇及家人的焦虑和恐惧，还会担心外伤的各项检查（如 X线检查）及治疗对胎儿发育造成不良影响。护士应随时做好健康宣教，特别是由于伤情而不得不选择终止妊娠时，应耐心细致地做好思想工作，将这次灾难对孕妇及家人的心理伤害降到最低，并应加强并发症的观察。

2. 孕妇合并多发伤

（1）外阴及阴道损伤：表现为局部疼痛、肿胀，行走不便，外阴及阴道流血。若为器物刺伤，可见异物残存于阴部。

（2）骨盆骨折：表现为明确的外伤后会阴部、耻骨联合处明显软组织肿胀，皮下淤点、淤斑，压痛或骨盆畸形，可出现双下肢活动受限。若出现血便、血尿、阴道流血，可能出现失血性休克。骨盆挤压分离试验，即从两侧髂嵴部位向内挤压或向外分离骨盆环，骨折处均因受到牵扯或挤压而产生疼痛。

（3）孕妇穿透性刺伤：轻者只见器物刺伤孕妇隆起的腹部，未穿透子宫层，孕妇感觉下腹疼痛，对母婴危害小。重者器物穿透子宫，胎儿濒临死亡或已死亡。

3. 常见产科并发症

（1）先兆流产：临床表现为轻微腹痛，有或无阴道流血。

（2）早产：临床表现为腹部阵痛，阴道血性分泌物。若胎膜已破，可出现阴道流液。

（3）孕妇胎盘早剥：胎盘早剥是地震等灾害时对母儿危害最大的并发症，必须及时发现并果断处理。临床表现为：轻者阴道流血多，色暗红，伴有轻度或无明显腹痛。查体子宫软，大小与妊娠周数相符，胎位清楚，胎心正常。重者可无阴道流血或只有少量阴道流血，但腹痛剧烈。可出现恶心、呕吐，甚至有面色苍白、四肢湿冷、脉搏细数、血压下降等休克症状。子宫硬如板状，宫缩间歇不能松弛，胎位扪不清，胎心消失。

（二）心理健康问题

灾害所致的焦虑和抑郁等情绪障碍会明显影响胎儿生长及产妇和围生儿结局，增加妊娠并发症如感染、早产、低出生体重、子代神经精神异常等的发生概率。有研究结果表明，孕中期经历地震的孕妇，其心理状态可影响出生后婴儿的智力发育和心理健康，而且成年后抑郁症和精神分裂症的发病率也增高。因此，灾后孕妇的心理尤需关注。孕妇常见心理问题如下：

1. 焦虑与紧张

当孕妇不能按原先计划顺利安胎和生产时，就会引发各种焦虑与紧张反应。在怀孕的不同阶段，其担心的问题也不同。在怀孕期间，常常担心这次灾害会不会影响胎儿的健康，担心一旦失去亲人自己是否能独立抚养孩子长大；接近分娩时，又会担心宫缩时能不能得到医疗帮助；产后又担心自己的母乳是否足够等。

2. 信任危机

由于灾难，她们可能会变得不再相信周围的人，不说话，有事情憋在心里，别人稍微靠近就会立即紧张起来。同时，由于家人忙于抢险救灾而忽略对孕妇的照顾，也会让其感到不安全、不被关怀和照顾。

3. 抑 郁

孕妇可能出现无故的沮丧、易激怒、嗜睡、易疲劳、郁闷、食欲突然增加或减少、睡眠不好、无故哭泣等。

二、护理干预

（一）妊娠期的护理评估

1. 妊娠早期

在妊娠早期，应做好早孕反应的护理，如头晕、乏力、食欲不振、喜酸食物或厌恶油腻、恶心、晨起呕吐等护理。另外，妊娠早期容易出现流产，应注意避免重体力劳动。在心理方面，孕妇会有高兴等正面情绪，同时也有对继续妊娠的不安及担心等负性情绪，特别是在受灾后对自己的健康以及对继续妊娠的焦虑感可能增加。此期的评估要点包括：

（1）妊娠方面：既往妊娠、分娩史，此次妊娠的预产期，有无异常阴道流血及下腹部疼痛等流产症状。

（2）早孕反应：有无孕吐及其程度，有无疲乏、眩晕、嗜睡及其程度，有无引起加重的因素。

（3）心理状态：不安和焦虑的程度，有无家人支持等。

（4）生活状况：营养、水分的摄取，活动、休息、安全、清洁、环境、家人支持以及定期复查的情况等。

2. 妊娠中期

在妊娠中期，早孕反应减弱或消失。特别是当出现胎动后，孕妇对胎儿会产生强烈的感情，为了胎儿的健康以及今后的美好生活而努力。但是灾害可能让原本安定的身心变得焦虑、紧张，不安全感增加，甚至可使孕妇丧失生活的信心。此期的护理评估要点有妊娠反应、心理状态和生活状况，与妊娠早期相同。除此之外，针对孕妇已出现胎动，护理还应评估胎动的频率及程度。

3. 妊娠晚期

妊娠晚期的孕妇，随着腹部增大，出现活动力低下等问题，同时心理压力可能会引起子宫收缩。另外，孕妇存在着对分娩及新生儿既期待又担心等复杂的心理。这个时期遭遇到灾难后，由于环境的变化使其生理及心理都会出现危机，增加对分娩的担心，同时也会担心是否有安全的分娩场所等。

（二）分娩期及产褥期的护理评估

1. 产妇及胎儿

灾害发生时，由于停电等因素，导致分娩监视器等相关医疗器械不能正常使用。因此，灾后产妇会担心能否接受正常的医疗护理。灾后产妇的评估要点有：

（1）分娩情况：分娩开始的时间、阵痛、宫口开大的程度、有无产前症状及羊水早破，以及胎心音、胎儿的健康状况等。

（2）心理状态：应评估产妇有无对分娩及新生儿的期待和不安，对分娩过程以及生活的担心焦虑程度。

（3）家庭支持情况：应评估产妇的丈夫对其分娩的支持程度，以及有无助产士的帮助等。

2. 产褥期产妇及新生儿

通常情况下，在产褥早期由于产妇身体虚弱等原因导致自身的生理需要得不到充分满足。若在这个时候经历灾难，对后期及新生儿都会有影响。产妇多数伴有身体不适及疼痛等症状，自我护理能力降低。同时，由于出院初期或对以后育儿的心理压力等，可能导致母乳分泌减少或停止。

（1）此期对产妇的评估要点：

1）全身状态：妊娠及分娩伴随的生理变化。此时应评估影响身体及心理恢复的因素。特别是在灾后，能否顺利地度过产褥期对以后的恢复及育儿都有影响。

2）退行性变化及进行性变化：在产褥期，存在着以子宫等的恢复为主的退行性变化，以及以乳房的发育和乳汁的分泌为主的进行性变化。由于灾后生活环境变化可能引发很多生理上的问题，因此，要注意观察产妇是否有子宫复旧不良以及感染等，帮助产妇提高自我护理能力，顺利渡过产褥期。①退行性变化的评估包括：子宫收缩状态、恶露量及性状、有无产后阵痛及其程度、会阴部有无异常、有无痔疮及脱肛等；②进行性变化的评估包括：乳房、乳头及乳晕的状态，乳汁分泌情况，母乳喂养的准备，新生儿的健康状况及吸吮力、睡眠状态等。

3）心理状态：由于灾害的影响，分娩地点可能与产妇预期的地点有很大差距。在此情况下，产妇可能会不安，对育婴及以后的担心亦会增加。灾后要注意评估其有无产后抑郁、心理应激及其程度。

4）生活状况：为使产后顺利恢复以及建立良好的母子关系，满足母亲的基本需求非常重要。因此，灾后产妇的基本需求应被优先满足。其基本需求包括营养（有无食欲、食物类别及摄取量）、活动（是否早期下床，姿势正确）、休息（哺乳时间的间隔，有无良好睡眠）、清洁（全身、会阴部、乳房等）、自我护理能力（是否采取积极措施促进自身恢复）等。

5）育儿情况：从孩子出生到建立母子关系这段时间都会伴随生理及心理压力。另外，灾后生活环境改变，不能保证隐私，没有哺乳空间，不能好好放松。产妇想休息却不能会使其心理负担加重。此时应评估其育儿知识及育儿能力，有无心理负担及其程度，以及母亲育儿行为的影响因素等。

6）家庭关系及支持情况：灾后存在着生活模式的重大变化、丈夫工作的变更以及与灾前不同的邻里关系等。此时应评估丈夫的育儿知识及育儿技术的掌握程度，家庭成员对育儿的分担，是否存在影响家庭和谐的因素等。

7）生活及育儿环境：由于灾害的发生，使灾前预想的社会资源可能不能使用。灾后为产妇提供相关的社会资源及信息，准备合适的生活及育儿场所非常重要。此时还应评估医疗设施的使用，有无咨询对象及咨询机构等。

（2）此期对新生儿的评估要点：新生儿期是孩子对胎外环境的适应时间及成长的关键时间。此时若遭遇灾难，可能会影响新生儿对外界环境的适应。

1）胎外生活的适应情况：在避难所及板房等临时安置点，由于温度、湿度等外界环境不适宜，对于体温调节功能发育不成熟的新生儿来说，适应起来比较困难。此时应注意评估其生理变化：如体温（有无低温及发热，有无四肢发冷）、呼吸（呼吸频率及节律，有无呼吸暂停）、循环（心率及心律，心脏有无杂音，有无发绀）、黄疸（黄疸出现时间及消失时间，黄疸的程度，有无病理性黄疸）、感染（有无发热、皮肤发红等感染体征）等方面。

2）生长发育：由于避难所的热水、奶粉及尿布等不足，要注意评估新生儿的营养（每日的增重量及哺乳量）、排泄状态（大小便形态及次数）、神经发育（正常的姿势、反射、肌紧张）及母子关系等。另外，应注意评估灾后母亲及家庭成员对孩子的接受程度，以及新家庭的生活构建过程。

（三）避难条件下的母婴评估

1. 避难所

灾后避难所大多是学校、体育馆、大型会议室等公共场所，因此，存在着隐私、安全等多方面的问题。

（1）空气：存在早孕反应的孕妇对气味特别敏感，加之避难所人群聚居，空气流通不畅、气味难闻，容易引起恶心、呕吐等。因此，存在早孕反应的妇女应尽量居住在通风、离厕所较远的地方。

（2）隐私：避难所中，大量受灾者一起居住在同一个环境中，隐私不能确保。因此，有必要专门划出一个区间作为女性专用的更衣室、哺乳室等。

（3）安全：在学校、体育馆等公共场所中，一般出入口和厕所等都有相当长的一段距离。对于大腹便便的妊娠末期孕妇及抱小孩的母亲来说，都要考虑安全问题。

（4）休息：妊娠中期后的孕妇由于子宫明显增大，需要特殊的体位休息。应注意将上半身及下肢稍微抬高。

（5）饮食与营养：救援食品多数是方便面、面包等，缺少蔬菜，导致膳食纤维的摄取不足，容易便秘。

（6）清洁：由于妊娠中期激素的影响，白带增多，容易引起阴道炎等，且妊娠期多数孕妇会有皮肤瘙痒感存在。由于缺水不能沐浴，很难保证日常全身及会阴部的清洁。

（7）排泄：由于厕所一般没有扶手等设施，妊娠末期的孕妇使用很不方便。另外，产后会阴部疼痛、脱肛、需要排出恶露等，导致产妇频繁如厕。

（8）沟通：灾后家人都在忙于善后以及办理一些手续，可能会使孕产妇产生被冷落、不被关注、孤独感等。

2. 板　房

（1）孤独：入住板房后，产妇对分娩及育儿的预期与灾前不同，应帮助她们适应新的模式。在板房，产褥期的产妇容易陷入精神孤独状态。

（2）抑郁：即便是在正常条件下分娩，由于激素的影响，也容易发生产后抑郁。对于受灾者来说，由于环境的改变、生活的压力等就更容易发生。

（四）灾后孕产妇的护理

1. 灾区临时安置点内的护理

（1）妊娠期护理：认真收集信息，全面了解灾区孕妇情况，确认孕妇的安全及避难状况。评估其是否能接受灾害前所在医院的继续诊疗及相关检查，如果不能，则提供附近可进行产检的医疗机构信息，确保产检的顺利进行。同时，收集提供紧急处理的医疗机构及后方支援医院的信息，确认临近预产期时的转移路线、转移方法及需要时间，确保分娩顺利进行。

（2）产褥期护理：

1）全身及局部的清洁卫生：刚出院时，会阴伤口还未完全愈合，容易发生感染。

因此，要注意保持会阴部的清洁，防止逆行感染。同时应注意是否有乳房及乳头外伤，并协助清洁乳房，防止出现乳腺炎等疾病。另外，由于水资源缺乏，手的卫生状况不佳，易引起感染，因此应使用擦拭性消毒液或含乙醇（酒精）的湿巾纸保持清洁。特别在大小便前后、更换尿布后以及哺乳前更应注意。

2）乳房的护理：乳房应保持清洁，经常擦洗。每次哺乳时，应让新生儿吸空乳汁，避免乳汁淤积影响乳汁分泌，并预防乳腺管阻塞及两侧乳房大小不一等情况。

3）饮食及营养：合理膳食对产妇产后的恢复以及母乳分泌非常重要。在救援食品中优先选择蛋白质含量高、水分高、维生素丰富、少盐的食品。

4）预防血栓性静脉炎：产妇由于长期卧床有发生血栓性静脉炎的危险。因此，应指导其早期下床，增加饮水量，适当运动等。

5）心理护理：由于共同生活在避难所，新生儿的哭泣可能会影响周围人，易增加产妇的心理负担。同时心理压力又会导致母乳分泌减少，增加产妇对孩子营养状况的担心。各种担心及不安均会影响产妇及新生儿的身心健康。护士可采用单独谈话及倾听等方式及时发现和处理产妇的心理问题，避免产后抑郁的发生。

6）确保个人隐私：哺乳期的妈妈因为要喂奶、换尿布，以及婴儿的哭闹声等，会特别在意周围的人，所以压力很大，容易身心疲惫。为了尽可能让妈妈和婴儿能够脱离集体生活，有必要准备一些小房间或是隔开的个人空间。

（3）新生儿及婴幼儿护理：

1）保暖：刚出院的新生儿，体温调节机制还不完善，易受外界气温影响，特别是在冬季，容易引起低体温、全身功能不良等。因此，应及时添加衣物并确保不在风口等地方睡觉。

2）营养：为了有足够的母乳，有必要保证母亲的健康。评估母亲全身状况、乳房状况是否良好。如果母乳不足，则需使用配方乳。确保人工喂养配方乳的质量、奶瓶及奶粉的充足。

3）清洁：新生儿及婴幼儿因新陈代谢旺盛，出汗多，较易出现湿疹等皮肤疾病。发生湿疹时，若未恢复自来水供应，可用含乙醇的湿巾擦拭全身，温水洗净臀部。恢复用水后，最好用温开水擦洗。夏季可以考虑日光浴。

4）排泄：灾后若断水，清洁不方便，应指导其注意一次性尿布的使用及更换。根据排泄量、排泄次数评估摄入量是否充足。如果排泄很少，要警惕脱水的发生。

2. 医疗机构内的护理

评估围生期妇女在产前、产时、产后生理、心理状况以及母子的健康状况。合理利用资源，联系相关医疗机构确保安全分娩，降低产妇的心理负担，鼓励产妇学习相关育儿知识，胜任母亲角色。临近预产期时，确认分娩场所、转移路线等。对于刚出院的产妇，指导产妇尽到母亲的职责，组织母亲交流会，分享育儿经验。

在医疗机构内应注意高危孕妇的护理：

（1）先兆流产的孕妇：在静脉补液的同时要注意安全避难。同时应保持安静的环境，卧床休息。如果在灾区前线医院不能保证继续治疗，则需要转移至后方支援医院。

（2）妊娠期高血压疾病的孕妇：应与其他患者分开安置，若前线医院不能保证继续治疗，则应尽快转移至后方支援医院。

（3）分娩中的产妇：安全避难，应与其他患者分开安置。如果是处在第二产程的产妇，短暂余震后可继续分娩，后立即避难。

（4）分娩后的产妇：母亲与孩子应在一起避难，母婴同室。母亲温暖的怀抱可以防止新生儿低体温的发生。护士的职责就是指示安全避难道路，进行避难指引。

（五）针对孕妇的备灾措施

1. 指导孕妇积极备灾

护士必须具备防灾备灾及健康教育的知识。指导孕妇携带的备灾物品除了一般的日用品及应急食物、水之外，还需要准备病历、产前检查结果、家人及医院的联系方式等。对于住院中的孕妇，护士应告知住院大楼的安全通道及避难措施。灾害发生时生命线中断，新生儿及婴幼儿的营养得不到保障。因此，应保证母婴同室，因为母乳喂养是最好的喂养方式。

2. 围生期医疗机构及病房的备灾

（1）检查耐震结构及防灾备灾装置：床旁应放置较稳定不易倒下的家具。地震时，新生儿的小床容易倾倒，因此对新生儿的小床及保育箱要注意固定。

（2）避免在混乱中抱错孩子：对刚出生的婴儿注意做好醒目、不易损毁的标识。

（3）确保避难通路的安全。

（4）制定灾害时的对策并进行防灾训练。

（5）备灾物品的准备：确认备灾物品，保证其是可以处理分娩的最少器械及无菌物品，如手术用无菌袋、无菌纱布、无菌脐带剪刀、脐带夹、无菌盘、新生儿手册、新生儿保温箱、干净的浴巾及一套新生儿的衣服等。同时护士应熟练地使用先进医疗仪器，准备好灾害没有电源时也可以使用的物品，如便携式胎心仪、吸引用的气管导管等。

（吴冬梅　罗碧如　陈　茜）

第二节　灾后儿童的健康问题及其护理

对于儿童这一弱势群体来说，在灾害中他们面临着更多的问题。在受灾的人群中，5岁以下儿童的发病率和死亡率最高。在我国，灾害儿科学还是一个很年轻的领域。在灾害发生时，最先到达的医疗队里很少有儿科医生，而救灾食品也大多是方便面，很少备有儿童食品。另一方面，因父母伤亡而流离失所，成为孤儿或无人陪伴的儿童；或者因喂养不当或食物匮乏导致营养不良或终身疾病的儿童，因为童年时期的灾难经历常常会导致他们在以后的生活中出现生理上或心理上的问题。因此，在灾害的紧急救援时，护理人员应熟悉有关儿童救援和儿童保健的专业知识，正确评估灾害对儿童造成的影响，科学地实施儿童紧急救援，预防和监测疾病的发生，对儿童实施心理救助。在灾后恢复和重建阶段，应优先安排儿童保健和教育的项目，充分考虑儿童的营养、喂养和心理救助，为失去父母和亲人的儿童制订临时和长期的回归家庭、学校和社会的计划，开展对儿童救助的近期和长期随访和评估，使儿童的身心健康和发育得到长期的支持和保障。

一、灾后儿童的常见健康问题

（一）灾害对儿童身体和生活造成的影响

1. 灾害发生时的物理冲击对儿童身体造成的影响

任何灾害首先都会造成物体破坏或是释放有毒气体等外部冲击来损伤人的身体。与成人相比，相同的冲击对儿童的损伤会更大，甚至是致命的。灾害可能发生于不同的季节、不同的时间、不同的地点，但是不管在哪种情况下，儿童都是直接处于异常温度环境下。特别是婴幼儿，他们还不能很好地调节自己的体温，在不合适的环境中容易感冒、腹泻而导致水分不足、电解质失衡进而引起脱水，所以身体状况常常会恶化。

地震发生时很多儿童会因为剧烈的震动受到惊吓而无法动弹，或是无法迅速判断情况逃离现场，或是来不及躲避倒塌物。发生洪水和海啸时，不仅仅会造成儿童溺水死亡，而且撞到被水冲走的物体也是致命的。火灾中，浓烟引起的窒息或呼吸道烧伤均容易造成严重后果。有毒气体和辐射灾害则会导致其发育不良，甚至出现长期危害健康的疾病，如神经症和癌症等。

2. 灾后生命线工程的中断和避难所对儿童生活造成的影响

灾害发生时水、电、气等生命线工程经常会中断，这会威胁到儿童的日常生活，如没有热水冲牛奶，也不能提供断奶食物和幼儿的饮食。避难期间所分配的食物若不适合儿童的话，就会出现食欲低下或是营养失衡现象。如果没有换洗的尿布，又不能擦拭身体，婴幼儿很难保持清洁卫生。

若是在宽大的体育馆等避难所，和很多不认识的人共同生活，不分昼夜地开着灯，无法调节室内温度，而且还充斥着各种噪声和异味，这对儿童来说是很不适合生活的环境。在这样的环境中，儿童无法安心睡眠，而且容易引起呼吸道感染，或是因无法保持清洁卫生而造成皮肤病和泌尿系统感染。

学龄期儿童的生活节奏也发生了很大的变化，因学校停课而中断学业，因避难所的吃饭时间和睡觉的地方改变而造成入睡困难。有些儿童因为害羞和害怕而不愿去集体厕所，以致丧失了原来的排泄习惯。

因为成人忙于修复工作，所以儿童会体谅父母，表面上很有精神，但是却无法倾诉自己内心的痛苦，经常会出现不安、发热、腹痛等异常情况。

（二）灾害对儿童心理造成的影响

1. 恐怖体验

在因灾害产生的心理问题中，儿童因为认知和判断不成熟而出现儿童特有的接受方法和反应状况。灾害发生时听到的轰鸣声、看到的景象、身体受到的撞击和疼痛等通过五官来感知的恐怖体验，即便过去很多年了，仍然会给儿童带来不安。如果是晚上，或是白天在大楼里和在地下场所发生灾害的话，电流切断，照明消失，突然陷入一片漆黑，会让儿童陷入恐惧之中，而且行动也会受限。"害怕黑暗"即为灾害造成的精神创伤之一。

2. 丧失体验

因为灾害，儿童和自己最亲的人分开，或是被其他亲戚领养，或是进入婴儿院和儿童福利院，或是搬到其他陌生的地方和转学等。失去的东西还包括重要的玩具、喜欢的随身物品、玩耍的场地、家等。

灾后成人从茫然的状态中转向恢复重建工作的时候，儿童则不知道自己该干什么，处于茫然无助的境地。而且，他们会远远超出父母和成人所要求的那样，更快地接受状况，压抑自己的需求，展示自己积极生活的一面，有时也会出现一些跟以往完全不同的行为。

3. 灾后亚急性期出现的压力反应

周边的房子和道路遭到破坏，学校和校园成为避难所，各种人进进出出，这种生活环境的变化也会带来各种压力反应。阪神·淡路大地震后儿童身上出现以下反应：

（1）突然像变了一个人似的，遇事恐慌。

（2）奇怪的言行。

（3）一点小事就特别地害怕。

（4）没有表情，发呆。

（5）闷在家里。

（6）与以前相比更容易激动，几乎不能集中注意。

（7）睡不着，做噩梦。

（8）出现明显的反常儿童心理。

（9）身体出现症状：如食欲下降、呕吐、腹痛、头痛、头晕、尿频、尿床等。

二、护理干预

（一）日常生活护理

1. 整顿环境卫生

即使在安全的地方避难，作为灾害时重点保护对象的儿童依然会受到生活环境带来的影响。护理人员应充分考虑到儿童的安全，适当调节温度、湿度、光线、通风情况、隔音情况等，尽量创造舒适的环境，提供洗手、漱口的消毒剂等预防传染。

2. 为儿童提供玩耍空间

幼儿和学龄儿童通过活动身体，和伙伴们一起玩耍来缓解压力，心理也逐渐变得安定。所以需要提供一个可以大声说话和能够活动的空间。因此，若条件许可，可在避难所里远离生活场所的地方或是在屋外，准备一个儿童专用的游乐场所。

（二）身体健康问题的干预

1. 确保生命安全

首先，作为护理人员应优先考虑如何回避危险，保证患儿的生命安全。灾害发生时尤其要注意新生儿重症监护室（NICU）和儿童医院的状况。为了防止正在接受治疗的儿童病情恶化，即使发生灾害也应该继续治疗。

为了避免保暖箱和床发生移动，在对角固定轮子。把床栏升高并固定好，避免输液吊架倒塌。注意遮光、防噪声等，同时确保环境的安全性在日常生活中也是护理儿童的基本原则。需经常整理病床和注意周边环境，准备一些应急器材等。制定火灾或地震等紧急状态特别是电源切断时应采取的对策，并做成指南，然后模拟训练，熟悉手动切换的方法和器具的使用方法。

2. 采取安全的避难行动

一旦发生紧急情况，儿童因恐慌和不安而不能采取适当的避难行动，也有些儿童和陪同者则相反，他们会独断独行，贸然行动。为了安全避难，应号召或是广播通知大家尽量镇定后再行动。先将人员集中在一个地方进行安全确认，然后指示下次行动或是第二次集合的地点。避难的时候，带上贵重物品和保暖的衣服和毛巾，穿上鞋子，在儿童的衣服上写上名字，给儿童戴上姓名牌。每个儿童都要有陪同者或救援人员，不能让儿童落单。

日常工作中，在进行入院指导时，告知儿童和家属在紧急状态时的注意事项和避难路线。

3. 受伤儿童的救治和转运

对于被送到救护站、诊疗所和医院的儿童，护理人员要观察其生命特征，不仅要观察外伤，还要通过观察全身情况进行伤病鉴别。需要进一步治疗者，要尽早移送至后方医疗设施比较完善的地方。要特别留意哮喘的发作和出现发热、谵妄或因恐慌造成的身体不适，如出现失眠、晚上哭闹、呕吐、腹痛等症状。

特殊情况下需要特别的治疗，各部门之间要加强合作，病情较重者应运送至条件较好的医疗机构。

4. 防灾教育

为了能够在灾害发生时保住性命、减少损害，平时的准备是很必要的。如紧急时刻随身携带的物品的准备，以及灾害发生时的对策（避难方法、避难路线和场所、确认安全与否的方法）等，每年有必要有计划地在家里、学校实施防灾教育。除了实际避难训练之外，还可以看连环画或者倾听过来人的故事等。

如果是中学生的话，灾害发生时还可以发挥很多重要的作用，比如帮忙照顾或是运送灾区内的老人和重点保护对象。另外，和当地有关机构一起进行避难训练和急救培训，还能够建立地区内的人际关系。

5. 社区防灾措施

家庭、学校、医院、当地行政机构等应制定出综合性地区防灾措施，并非常清楚哪些是重点保护对象，特别是家里有新生儿、婴儿和残疾儿的家庭。护理方面则应加强和当地有关机构及志愿者协会等的合作交流。

（三）心理健康问题的干预

灾害发生时儿童的心理所受到的冲击暂时可以通过恐慌、哭泣等表现出来，尽管年龄和状况不同会有所差异，但是随着时间的流逝，对灾害的恐惧反应会越来越淡薄。可是也有报告表明因心理创伤引起的身体症状和抑郁反应会遗留下来，即转向创伤后应激障碍。遭遇灾害时的年龄和后期的生活环境不同，儿童所适应的程度也有所不同，但是为了能够减少给儿童心理造成的问题，有必要从早期开始进行适当的"心理辅导"。

1. 正确评估灾后儿童心理的三个阶段

第一阶段：震惊、困惑、否认。儿童安全感极度丧失，最需要成人陪伴。要多对儿童说些肯定的话，告诉儿童"现在是安全的"。如果有亲人去世，在这个阶段，暂时不告诉他事实的真相，面对儿童的震惊反应，家长或者是护理人员应该表现镇静，要用镇静的行为来影响和告诉儿童，传达安全感。

第二阶段：儿童会出现一些情绪反应，如焦虑、恐惧、愤怒等，也有些儿童会出现自闭倾向，常一个人独自待着闷声不响。在这个阶段，可告知相关的事实，设法让其接受事实，并帮助其正确宣泄情绪反应。

第三阶段：儿童出现心理行为障碍和性格改变。如果儿童的心理问题进入到这一期，必须要接受正规心理治疗，甚至必要的药物治疗。

2. 关心儿童

对于灾害，儿童没有认知能力和经验知识，所以不能采取适当合理的对策，通常会出现混乱、过度反应或是身体不适等现象。即使儿童没有按照救援者所要求的去做，我们也不能否定儿童的反应，而应该更加关心他们，贴近儿童的心灵。护理人员要一边洞察儿童的行为意向，一边确认儿童对自身状况的认识。根据认知水平来尊重儿童自身的想法，这种态度可以帮助儿童树立自我有用意识，提高自己的价值认同感。

3. 通过运动、玩耍和帮忙来转换心情

儿童释放压力的最有效方法就是使其专注于喜欢的事和高兴的事，通过运动来活动身体进而转换心情。压力出现的时候，交感神经亢奋，肾上腺皮质分泌多种糖皮质激素，而运动可以加速这些激素的代谢，减轻灾后不良情绪对身心造成的影响。

因此，志愿救援者可以和儿童一起踢足球，玩一些活动身体的游戏，还可以一起画画，一起讲故事等。确保有活动的空间，并准备好工具。

在避难所和受灾地，也可以让儿童帮忙做一些力所能及的事情。根据儿童的情况提供一些帮忙的机会，比如说分配食物、扫地、照顾比自己小的儿童和老人等。即使是平时没有做过的事情，也会成为宝贵的经历，证明"自己是有用的"。阪神·淡路大地震时还是中学生的儿童以当时的经历为契机，十几年后成为了医生和护士。受灾很容易产生负面影响，而成人的职责就是要帮助儿童将这种负面影响转化成有价值的经历。

4. 教授压力管理技能

有报告指出，在阪神·淡路大地震 3 个月后，保育员和教师在托儿所、幼儿园、小学接受培训后，对受灾的儿童进行了压力管理技能教育。这次教育并不特别强调地震的影响，而是让儿童认识到在日常生活中的压力状况，主要实施并指导了腹式呼吸法、渐进性肌肉放松训练、自律训练法等减压法。实施后的结果是增加了儿童的活力，这次教育对减轻儿童的不安和焦虑情绪发挥了积极有效的作用。自律训练法平常作为成人的减压方法受到推崇，这个方法不仅仅限于灾害发生时，置身于各种压力下的现代儿童都可以运用。先找出自己的压力来源，然后掌握适当的技能来消除它，这样在以后的日常生活中也会起到一定的作用。

5. 家庭和社会支持

因受灾时的记忆或是一时回想，儿童会产生强烈的不安和悲伤情绪，而且会持续很久。儿童自身的年龄、性格、受灾的规模和种类等不同，个体差异也会很大。但是通过"说话"、"画画"、"运动或体育"等可以转换心情。另外，向跟自己有相同经历并可以信赖的人倾诉，或是用作文、日记的形式表现出来，引起同伴的共鸣，也可以释放自己的情感。

不仅仅是灾害发生时，儿童遭遇事件或事故后，学校咨询中心要随时准备着为他们提供必要的"心理辅导"。要让托儿所、幼儿园、中小学成为儿童心中的舒适场所。护理人员应作为保育员、保健教师以及提供舒适环境的社会支持者，与专业心理学家一起辅导儿童的心理。

我国的文化习惯是重视儿童，很多家庭是以儿童为中心。因此，家庭的安定也是儿童安心的基础。特别对于儿童，最重要的是父母要守在身旁，让其安心。有些灾后的儿童缠着父母和成人，出现依赖和撒娇的情形。父母和成人要理解儿童的心情，尽可能满足儿童的需求。他们只是想要寻求一种安心感。与父母以外的成人和家庭进行交流也很重要。受灾的父母也是心力交瘁，也有的父母陷入"倦怠状态"。对于带着儿童的受灾者，救援人员要建议他们不要自己一个人承担所有的事情，也可以向适当的人或救援机构寻求帮助，同时与儿童相关的事项也可以给予相应的指导。

三、案例分析

小磊 7 岁，是映秀小学一年级学生，"5·12"汶川大地震中同学大部分丧生，喜欢高兴而孤独地玩耍。

小磊的一家从废墟里搬到了一个沙丘上，新家的墙是用竹席围起来的。土豆、包菜和几条蔫了的黄瓜堆在门边。小磊对这里的热爱似乎胜过了以前的家。他的好动让父母开始担心起来。但小磊已经把这里当作天堂，"你看，我的家在这里是最高的。"说着，他又跳下了沙丘，骑到了一辆没有轮子的三轮车上，天真地笑了起来。在这片废墟上，被砸坏的汽车、罹难者生前的玩具，甚至包括仍然埋有尸体的瓦砾堆，都成了他嬉戏的场所。但是整个映秀镇，像他这样幸存的并还留在镇上继续生活的人，已是寥寥无几。小磊说自己很高兴，但是他也不否认自己其实很孤独。尽管小磊只上一年级，但是能记下自己班上所有同学的名字。然而地震以后不足半个月，他已经想不起太多的同学了。他是他们班 61 人中幸存的 5 人之一。"班上其他的同学呢？"跑在前面的小磊没有回头，而是边跑边跳地大喊了一声："都死了！"而他对逝去的同学也没有任何怀念，只是说："我想他们个屁屁。"当临走要给他拍照留影的时候，他突然冒了句："走开，你这个臭照相的。"

一位心理医生说，也许灾区孩子们的欢笑、淡漠、隐忍等表现，在很多人看来有些异常，但他个人认为这种反应其实也是正常的。"这很可能是孩子们自我防御、自我逃避痛苦的一种手段。"孩子们年纪小，他们不像成人那样能承受灾难带来的巨大伤害。这个时候他们往往会启动自我防御的本能，把痛苦封闭起来，用高兴、冷淡以及超过年龄的隐忍来驱赶悲伤。灾难使他们的心理年龄迅速成熟，于是在没有任何引导的情况下，直接采取一种自我保护的方式，用无所谓的态度来保护自己，"这样的话就不会那么痛苦了"。"其实他们这样的表现并不一定就是坏事。"他认为，孩子们的这种自我防护在灾难时往往能提高他们生存下去的概率，"痛哭、悲伤会耗费很多的精力和体力，使得他们无法去寻找好好生存下去的资源。因此，这样无所谓的态度在短期内是有益的。作为心理医生应该接受这样的状态。"但无论短期内如何封闭痛苦，丧失亲朋的残酷事实，孩子们迟早是要面对的。等到他们到了一个安全的环境，就有可能爆发出压抑的悲伤，到时候便需要依据情况进行心理治疗。有了好的环境的支持再进行心理治疗，这样的效果会比在灾区时直接干预好。

总之，儿童在不断的成长和发育过程中，其经历过的各种事情本身就是压力的来源，儿童一边体验一边逐渐适应压力，这也可以称为一种成长。经历了灾害这种突发的环境破坏和失去一切的异常事件后，儿童的一生都会受到影响。我们应该引导儿童将它转化成有意义的体验，而不要把这种经历当成创伤。

（淳雪丽 赵秀芳 陈 茜）

第三节　灾后老年人的健康问题及其护理

老年人由于年老，视力、听力、记忆力等下降，特别是体弱多病的老年人，在应对地震、火灾等自然灾害和恐怖袭击等人为灾害时，反应能力下降，一方面在灾害中容易身体受伤，心理产生强烈的应激反应，在灾后持续较长时间；另一方面灾害中有的老年人家人受伤或遇害、家庭财产损失，加之灾害后住宅受损，供水、供电、供气等公共设施的损坏，通讯不畅通，公路、桥梁、轨道、机场等交通设施的破损，在灾害本身带来影响的基础上，第二次威胁老年人群的健康及生命安全，特别是居住避难所或板房的老年人，身心健康均受到威胁。有研究提示灾后 90% 的居民存在不同的健康问题，而其中 80% 为 60 岁以上的老年人，过半数为高龄老年人。灾害中的伤亡率随着年龄的增加而增加。例如，日本阪神·淡路大地震超过 50% 的死亡者是老年人，80 岁老年人的死亡率是 50 岁以下人口的 6 倍。老年人是灾害时的重点保护对象，灾害发生时，他们需要特别医疗救援。对于老年人，特别是高龄、患有慢性疾病、灾害受伤、灾害中散失家人等老年人群，除了灾害发生时的紧急应对外，还应该注意灾害后的中长期护理。

一、灾后老年人的常见健康问题

老年人随着年龄的增长，身体功能逐渐衰退，各系统功能逐渐下降，内环境日渐趋于不稳定状态，往往多疾病并存，在灾害恶劣的生存环境下，容易使原有疾病加重，或者发生新的疾病。加之老年人脑血流量减少，注意不集中，反应迟钝，基本感觉不够灵敏，以致很多症状不典型，常常延误治疗，加速病情进展。因此，对于灾后老年人应该注重其健康评估，发现其身心健康问题，为健康干预提供依据。

（一）身体健康问题

老年人灾害后身体健康问题有可能被忽视，直到其发展到非常严重时才被周围人发现。在灾害早期，护理人员应该通过观察、体检、交谈及阅读以往病历、患者疾病日记等方法全面评估和把握避难所老年人的健康情况，特别是高龄老年人的主诉，了解疾病的症状、体征改变以及老年人的自理能力，及早发现老年人的不适，及时予以处理。

1. 灾害直接带来的身体损伤

不同的灾害给老年人直接带来的身体损伤各不相同。如地震常常导致部分老年人外伤、骨折、挤压综合征，甚至身体残疾。"5·12"汶川大地震后有研究提示灾后第 1 周，受灾者医疗急救接近 90% 为外伤，以骨折、皮肤擦伤、复合伤居多；火灾常常造成皮肤、呼吸道烧伤等。要观察并评估以下内容：

（1）老年人生命体征变化、损伤的表现及严重程度。

（2）损伤对老年人功能、身心健康的影响。

（3）治疗、护理、康复措施的有效性，是否需要转诊等。

2. 灾后相关疾病

就医条件的改变、生活习惯的变化、老年人免疫力低下、医疗设备不齐全等因素，均可导致二次灾后损伤。灾后相关疾病是指由于灾后生活条件差、环境恶化（如寒冷）、集体生活不便、营养不良等典型的避难所生活经历导致的疾病。这些疾病主要包括：肺炎、重型支气管哮喘、呼吸衰竭、出血性溃疡、心肌梗死、心功能不全、脑血管意外（中风）和精神疾病等。

灾后相关疾病多于灾后 4 周内发生，与避难所人口高峰相一致，死亡多发生在灾后 3~6 周，灾后 8 周以上发生较少见。贫困地区的死亡率更高。阪神·淡路大地震后除因地震直接死亡 3 896 人以外，地震后相关疾病（避难所高龄老年人以肺炎为主）死亡 500 多人。而且到医疗机构就医的患者，1 周内以外伤为主，2~3 周以高龄老年人的肺炎为主，主要归因于避难所寒冷、集体居住生活不便、营养不良等因素。

应该从以下几方面进行评估：

（1）老年人主诉不适。

（2）观察灾后相关疾病的表现症状及体征，必要时进行相关辅助检查。

（3）老年人的病史。

（4）评估和分析其原因，包括是否与住宅倒塌或半倒塌、避难所生活环境等因素有关，是否与个体在灾害发生前已经患有避难所相关系统疾病等内在因素相关。

（5）服药等治疗护理措施是否得到实施。

3. 原有疾病加重

老年人大多有潜在危及生命安全的疾病，如高血压、糖尿病、肺气肿、脑血管疾病等，灾害引起应激可能会使得原有疾病突然加重；另外，由于绝大多数老年人缺乏准备，或者由于灾害而中断服药、治疗，容易造成健康状态恶化，甚至发生死亡。

应该从以下几方面进行评估：

（1）老年人主诉不适。

（2）原有疾病病史、治疗相关情况。

（3）目前疾病的症状、体征，加重及诱发因素。

（4）是否由于灾害而中断服药、治疗。

4. 不适症状

灾后老年人由于衰老、疾病的影响，加上生活环境改变，可能长时间存在头晕、失眠、做噩梦、注意不集中、没有食欲、头痛、浑身不舒服等不适症状。

除了评估不适症状外，还应该注意评估其除了已经发现的疾病外，是否有隐匿、没有及时发现的疾病，而使其不适得到早期、正确的处理。

（二）心理健康问题

灾害引起的伤害在短时期内是无法消除的，甚至有些痛苦的记忆会永远留在脑海之中。因此，灾后的恢复是一个漫长的过程。心理问题是灾害护理的重要组成部分，尤其在灾害发生后的远期阶段。

与其他受灾人群相比，老年人灾害心理具有以下特点：①其痛苦比灾害中的其他群体更为强烈；②内心更加脆弱，尤其是孤寡老年人或者丧亲的老年人，他们往往会把痛苦深深地埋在内心深处，不愿意主动说出来；③容易受到失去以前生活的打击，容易对未来产生不安和无力感；④除非周围人发现了老年人的心理问题，否则他们就会一直处于被忽视的状态。

1. 创伤后应激障碍

老年人创伤后应激障碍（post traumatic stress disorder，PTSD）是指老年人由异乎寻常的痛苦事件如灾害引发的精神障碍，也即对异乎寻常的威胁性、灾难性事件的延迟或持久反应。老年人创伤后精神障碍包括短时的急性应激障碍（ASD）和长期的创伤后应激障碍（PTSD）。它能够诱发老年人的恐惧、无助，或对损伤、死亡威胁反映出的恐怖。

灾害后生活在避难所、临时住宅的老年人，长时间形成的生活习惯被打乱，加上灾害对身体和精神的打击和环境应激等使他们很有可能出现创伤后应激障碍。应评估如下方面：

（1）经历或目睹过威胁或灾难性的应激事件或情境。

（2）是否以各种方式不断地回想或重新体验创伤性事件或情境（如幻觉、噩梦等），而且有内容非常清晰、具体的再体验；这种体验给个体带来的痛苦，是否产生焦虑、恐惧、自责、失望、抱怨等创伤后应激障碍相关共病。

（3）个体是否会主动回避一些可能引发创伤体验的事物，是否有反应麻木、消沉、沮丧、无助感、对事物失去兴趣、对人产生疏离感、对未来感到悲观等表现。

（4）是否有对许多小的细节事件都引起警觉过度、睡眠障碍、易怒等比较强烈反应的高警觉情况。

2. 其他心理问题

灾后早期，由于灾难中亲人和财产的丧失、生命的威胁及对灾后结果的不可预测等因素，幸存的老年人会表现出恐惧、无助、后怕、悲伤、自责等心态，出现抑郁、焦虑等情绪反应，甚至会出现一些心理应激，严重者出现暴力冲突行为，伤害自己或者他人。

灾后后期，由于居住环境的改变，家庭、邻里关系的改变，特别是孤寡老人，容易有孤独、抑郁等心理感受。

护理人员对老年心理问题应该主动进行如下评估：

（1）老年人受灾情况，受灾经历、体验。

（2）灾害给老年人自身、家人、家庭财产带来的影响。

（3）灾后老年人的居住及日常生活改变情况，特别是饮水、营养、保暖及睡眠情况。

（4）老年人自理有无缺陷，有无家庭成员或志愿者等提供照顾，老年人是否接受与提供帮助的年轻人一起生活等。

（5）老年人的心理、情绪、行为等变化。

（三）日常生活问题

灾害瞬间夺去了以往日常生活中的一切，老年人必须应对灾后突发的环境和生活变化，可是老年人凭借自己的力量往往很难应对一切，所以需要寻求他人的帮助。灾害发生时，由于身体受伤、心理应激反应的影响，很多老年人可能会忽略最基本的生活功能。灾害远期阶段，虽然各种恢复重建基本结束，灾区居民的生活也基本上恢复到正常状态，但是对于灾区的老年人来讲，灾害的远期影响依然存在，老年人的日常生活功能依然不可避免地因身心阻碍而发生不同程度的减退或者处于失能状态。地震、水灾等灾害种类不同，产生的问题也有所不同。作为老年人特有的问题，日常生活问题主要包括饮食、排泄、清洁、活动能力减退等方面。

1. 饮　食

饮食是维持生命的基本需要，是维持、恢复、促进健康的基本手段。在灾害发生的急性期，由于老年人压力过大或者无法配戴义齿（假牙）等因素影响，使得不少老年人容易出现饮食问题。

老年人的饮食应从以下几点进行评估：

（1）饮食摄取状况：食物的摄取量、食物的营养（糖类、蛋白质、脂肪、维生素等营养素的均衡性）和食疗的必要性。除此之外，还要留意他们是否由于吃腻配发的食物而使摄取量有所减少。在需要食疗时，我们要观察配发的食物是否会引发不良的健康问题。

（2）营养状态：与灾害前相比，观察老年人体重有无增减、皮肤的弹性和光泽度、整体的精神活力、下肢有无水肿及程度等。

（3）其他：配戴义齿后的饮食状况、吞咽能力、排泄状况等。

2. 排　泄

灾害发生后往往会在避难所设置临时厕所。很多老年人患有腰部或腿部的慢性疾病，如果厕所离他们休息的地方很远，那么排泄对他们来说是非常不方便的。另外，老年人下蹲比较困难，如果厕所本身又窄又暗，再加上避难所内摆放的很多东西，这样会使老年人发生跌倒的危险率明显增高。

老年人的排泄应从以下几点进行评估：

（1）观察饮水量，食物摄取量和排泄的量、次数、性状：观察有无脱水症状，如体温、脉搏、尿量的变化，皮肤和口腔黏膜症状。因为老年人一般不会意识到口渴，所以要观察口腔黏膜是否干燥。

（2）观察排泄行为和避难所所需的排泄环境：例如，从生活场所走到厕所所需的身体状态、厕所的类型（坐式还是蹲式）和使用情况（是否适应蹲式厕所）、能否用水冲厕所（有时需要用桶里的水冲厕所）、厕所与生活场所的距离等。

3. 清　洁

灾害造成停水，使刷牙、洗脸和洗澡都变得困难，身体就容易处于不卫生状态。特别是对于身体残疾的老年人，因为避难所没有专用的洗澡设备或是缺少陪护人员，以致长时间不能清洗，很难保证身体的清洁。

老年人的清洁应从以下几点进行评估：

（1）口腔状态、牙齿情况、漱口和刷牙情况以及义齿清洗情况等。

（2）皮肤状态，观察有无污染、是否处于干燥状态等。

（3）其他方面，如老年人的自理情况、洗脸和洗澡的环境等。

4. 活动能力减退

老年人日常生活中最应该引起重视的就是活动能力减退问题。活动能力是老年人日常生活的基础，直接影响其生活空间和心理空间的扩展，影响到老年人的生活质量。我们经常看到有些老年人在灾害前完全可以料理自己的生活，但是到了避难时就几乎每天卧床不起，最后只能进入护理服务设施接受护理。造成老年人活动能力减退的原因有很多，如避难所的环境和灾后的精神打击等。对老年人来说，客观环境的变化以及精神创伤的应激会造成老年人一时的不适应并引发活动受限。

灾后造成老年人活动能力减退的主要原因有：

（1）除了吃饭、上厕所之外，没有其他事情可做，活动身体的机会少。

（2）避难时弄丢拐杖等助行器，活动困难。

（3）在意周围人的眼光，害怕成为别人的麻烦而努力克制自己，安安静静地待着。

（4）没有适合的衣服和鞋子，没有心情活动。

（5）避难所的生活没有规律，造成失眠，导致白天活动能力减退的恶性循环状态。

（6）灾害所导致的精神打击和自己不能为灾后修复重建工作作出贡献的无力感。

防止老年人活动能力减退，尽量恢复和维持灾前的自理能力，对老年人日后重建新的生活有着至关重要的作用。希望护理人员能够牢记这一点，用长远的眼光帮助老年人预防活动能力减退。

老年人的活动能力减退应从以下方面进行评估：

（1）评估自理能力，一天的活动情况，活动有无困难以及困难的程度。

（2）评估有无灾害造成的骨折和撞伤（因为有些人会强忍着，所以要特别留意该内容）。

（3）评估有无骨骼、肌肉和关节的疾病等影响了活动情况。

（4）评估避难所的环境，是否因东西太多、活动区域太狭小而使老年人不愿活动等。

二、护理干预

对于灾后老年人健康问题的护理干预，其核心在于维持目前的健康状态，防止目前健康状态的恶化。

（一）身体健康问题的干预

（1）护理人员应该通过积极的问候、细心的观察，及时发现老年人身体健康问题的征兆，先行预测，及时处理老年人存在的健康问题。

（2）制定和实施各种灾害相关疾病的预防和处理对策。

（3）对有慢性疾病的老年人，进行相关疾病的健康教育：

1）指导老年人和其家人进行健康和疾病的管理，以达到健康促进的目的。

2）指导老年人养成良好的生活习惯，规律运动，规律作息，规律饮食，并注意饮食的卫生。

3）指导老年人如果感觉身体有异常，则尽快前往驻扎医院或正规医院接受检查。

（4）根据老年人不同的心理反应，制订和实施康复计划。康复训练的原则主要包括：主动训练为主，被动训练为辅；循序渐进，以老年人不感到疲劳和疼痛为度。

（5）鼓励家属配合医务人员做好对老年人患病后服药情况的监督，学会发现老年人的异常情况并及时和医务人员保持联系，最大限度地维持老年人的健康问题不发生恶化和促进老年人健康状态的改善。

（6）与当地保健机构医务人员建立好联系，做到及时沟通和分享共同信息，携手解决老年人的问题，使老年人感到安全。

（二）心理健康问题的干预

（1）根据老年人的文化水平和接受能力，采用通俗易懂、简短、温暖的语言或者拥抱、握手行为辅助疏导。

（2）理解老年人痛苦的情绪，鼓励他们将悲观、焦虑等负性情绪倾诉出来，就如同让他们倒掉积存在心中的垃圾一样，使老年人实现精神解脱、增强战胜创伤的信心，使老年人感到安全。

（3）压抑灾害不愉快记忆的强烈想法是导致创伤后应激障碍、其他焦虑障碍、抑郁、药物依赖（药物成瘾）最重要的原因。诱导其认识存在的心理问题，鼓励其积极投入到工作、学习中，参加各种健康的社会活动，调整生活方式，从而消除抑郁和自卑情绪，使其能够正视自己的疾病和地震带来的灾害，坚定战胜疾病和灾害的信心。

（4）集中或个别介绍关于灾害的科学知识和应对方法。

（5）教育老年人学会缓解压力：

1）避免、减少或调整压力源，从正规渠道了解天气、灾害的动态消息，避免小道消息带来心理上的悸动。

2）学会放松，和有耐性、安全的亲友谈话或找心理专业人员协助，以降低紧张感。过度紧张、担心或失眠时，遵医嘱服用抗焦虑药或助眠药。

3）近期少安排一些事务，一次处理一件事情。

4）不孤立自己，多和朋友、亲戚、邻居、同事或救助人员保持联系，和他们谈谈内心感受。

（6）加强对创伤后应激障碍的相应防范，对于有创伤后应激障碍的老年人，应该多交谈、多开导，必要时请相关的心理干预专家介入干预，给予心理治疗或者药物治疗。

（7）老年人比其他群体更需要得到家庭带来的温暖，尤其对于在灾害中丧偶或丧子的老年人，丧亲之痛会给他们带来极为严重的打击。指导家属尽量多陪伴老年人，照顾好老年人的生活，给予老年人精神上和情感上的支持，以安抚老年人的紧张心理。每个人都会变老，都会发生这样那样的疾病，不能嫌弃老年人体弱多病，对老年人应抱有尊重的态度。

（8）灾后日常生活活动能力下降、社会参与受限、缺乏家属支持的老年人，更可能产生不良心理，他们需要持续强化的支持来维持和促进身心健康。护理人员应该积极调动来自其家庭、朋友、志愿者和政府等的社会支持，给予其精神或物质上的支援。

（三）日常生活护理

1. 饮　食

（1）给那些没有能力去领取配发食物的老年人送食物。

（2）对于行动不便的老年人，监督他们饭前洗手，让他们使用快速手消毒液或含乙醇（酒精）成分的湿巾清洁双手。

（3）避难所里的食物很多都不适合老年人吃，所以要观察他们的摄取量和剩饭量，问其原因，尽可能想办法让他们多吃。摄取量少的时候，可以在饭里加一点汤，让食物变软，或是采用把饭菜热一下等方法让食物更容易下咽。如果条件允许，可以跟食物供应者（自卫队等）合作，传达老年人的饮食要求，如"饭软一点"、"味道清淡一点"、"分量稍稍少一点"，以及"少脂肪和肉类，经常变换花样，提供一些面食"等。同时，还可以向政府机构和志愿者传达食物的需求信息，多配发一些适合老年人吃的食物，比如高蛋白质食品（如鱼罐头、豆类罐头等）、高热量食品及饮料类（保证水分摄取量）等。

（4）针对需要食疗的老年人，要确定调节饮食的自理能力，如有必要，要帮助他们合理饮食。没有义齿或是牙齿脱落造成咀嚼困难时，尽可能请口腔科医务人员提供服务。很多老年人喜欢过多地收纳食品，因此为了防止食物中毒和传染病的发生，只提供适当的分量，配送食物时拿回上次剩下的，并扔掉过期的食物。同时留意暴食倾向以及因饮食油腻引发的高血压，做到定期测量体重和血压。

2. 排　泄

（1）整顿厕所环境：确认是否存在距离生活场所较近，而且没有台阶的坐式厕所。如果是蹲式厕所，要是有坐便器的话，也可以作为简易的蹲式厕所。请行政负责人配置便携式厕所。确保路面平坦，保证老年人能够安全到达厕所。保证厕所光线明亮，保持厕所环境清洁，尽可能减少老年人对厕所的排斥感。

（2）留意老年人的自理能力：当需要用桶里的水冲洗厕所，或是排泄处理方法比较复杂时，救援人员要给予一定的帮助。让有尿失禁现象或行动不便的老年人使用纸尿片。通过口头、传单、展板等形式告知老年人摄取水分的重要性，如果老年人没有自行摄取水分的能力，护理人员要帮助他们定时摄入一定量的水分。

3. 清　洁

（1）确保并提供保持清洁的物品（牙膏、牙刷、洗发水等）及配发一些适合老年人的内衣（大号内裤、贴身内衣、保暖内裤）和其他衣物等。

（2）观察老年人的自理情况，能否自己洗脸、刷牙、洗澡、换衣服等，并根据老年人的自理情况，提供不同程度的支持和帮助。

（3）尽量提供洗澡设施。如果临时设置的浴室设备不太好用，如"地方太滑"、"浴池太深"等，则尽量让很多人一起去洗。对于行动不方便的老年人，则要帮助他们清洗。可能的话，还要准备防滑垫，以防止老年人跌倒。

4. 活 动

（1）提供适当的活动环境。尽量让需要陪护或是不适应集体生活的老年人拥有隔开的空间或是小房间；让不方便坐在地上的老年人使用椅子；提供可以让老年人聚在一起休息、聊天的角落并放置椅子等。

（2）注意活动安全。预防跌倒的发生，确保必要通道（如厕所）的通畅等。

（3）预防活动能力减退：如果灾后把老年人只作为被支援对象的话，会使他们将自己定为被动接受支援的角色。因此，护理人员应该创造机会让老年人活动身体，尽量让他们做一些力所能及的事情，比如摆放食物等。当然，对老年人的日常生活护理应该遵循奥瑞姆（Orem）的自护理论，首先要对被护理老年人的生活能力进行综合评估，根据老年人自身的特点制订出能发挥其主观能动性的计划，努力发挥老年人的残存功能。

（4）其他：对于活动能力明显减退者，护理人员要及时与医疗机构联络协调，讨论是否需要住院或接受短期护理。

（四）其他护理

1. 灾后避难所老年人生活环境的护理

在避难所，地面不平、有水、有障碍物、停水停电等都会使老年人的活动受到影响，容易发生跌倒、饮水不足、营养不良等灾后新的健康问题。

（1）尽量确保老年人的生活场所温度和湿度适宜，通风良好，合理安排老年人的生活空间，配置能让老年人聚集在一起休息或是谈话的空间，并放置椅子。对需要照顾的老年人、不适应集体生活的老年人，可利用挡板临时隔成单间。

（2）老年人容易发生跌倒，因此应该保持地面无障碍物，避免老年人被椅子、电线等物品绊倒；清理过道、地面上的不平之处；固定好地板上的东西；厕所等处设有明显的标示。

2. 灾害早期安全教育

为了维持和促进老年人的健康，灾害早期护理人员应采取多种方式的安全健康教育，主要内容如下：

（1）次生灾害的预防：不要接近快倒塌的楼房，松垮的山体、桥梁，不饮用未经过卫生处理的生水，不接触或食用病死的牲畜等。

（2）防灾准备：做紧急处理的预备，准备好电池、饮用水、食物、逃生路线等，多一点准备可让自己多一份安心。

3. 灾害后期备灾教育

在灾害后期对老年人进行备灾教育：

（1）对本地常见灾害做紧急处理的预备；

（2）训练老年人的紧急情况呼救、自我急救及逃生技能；

（3）常见灾害损伤的防范等知识。

4. 灾后永久性住宅老年人的家庭护理

经历地震等灾害之后，对于那些邻居和聊天对象很少的独居者来说，与公共的交流活动相比，他们更需要进行个别的关照。个别、持续的家庭护理可以使灾区老年人有安全感，家庭护理的对象就是个人、家庭，护理活动的特点永远是以"帮助服务对象解决自己的问题"为根本。促进自我管理，提高自我管理能力，促进家庭内自行解决问题，创造支援自身及其家庭的条件。

灾害远期阶段，各种恢复重建工作已进入尾声。老年人可以住到固定的住所里，此时护理人员要不定期深入到老年人家中，通过提供相应的专业检查和客观的量表监测，发现老年人现存或者潜在的健康问题，严密观察病情发展变化情况，及时给予指导干预，完成对老年人的健康知识宣教，使得老年人及其家人可以达到某种程度的健康促进，以便在病情变化的时候及时就医。对于由灾害引起的身体残疾，如截瘫等，目前尚无有效的医疗手段可以根治，尤其是老年人，其思想观念比较传统，可能要一直忍受躯体残疾带来的痛苦。因此，指导他们面对现实，积极接受康复指导是护理人员和老年人家属的重要任务。

5. 早期进行老年综合评估

在灾后，时间允许的情况下，应尽早进行全面的老年综合评估。通过综合判断，全面了解老年人目前的身心、社会健康状态，发现老年人的健康问题，予以积极应对。

（龙 纳 陈 茜）

第四节 灾后慢性疾病患者的健康问题及其护理

地震前期，由于忙于抢救伤员与控制疫情，慢性疾病患者容易被忽视。例如，糖尿病、心脑血管疾病、慢性肾功能不全等慢性疾病患者，在平常能够规律地服用药物，进行自我护理，对症治疗以控制病情。但是，一旦灾害发生，日常生活尚不能维持，对自身的慢性疾病则更加不能顾及。而且突然发生的灾害给他们带来的各种精神伤害和心理压力，极有可能使病情复发甚至加重。调查结果显示，阪神·淡路大地震后 15 天以内应激性消化道疾病、心律不齐及高血压等循环系统疾病、脑血管疾病等增加明显；对灾后两年板房住民的调查结果显示，其中有 40％出现新的疾病或症状。

一、灾后慢性疾病患者的常见健康问题

（1）身体健康问题：治疗中断、病情反复、疾病恶化。
（2）心理健康问题：灾害直接造成的心理压力，担心药物不足，疾病得不到继续治疗。

二、护理干预

(一)评估收集的信息

首先,对灾害的种类、受灾地区的特点、生命线工程(指对社会生活、生产有重大影响的交通、通信、供水、排水、供电、供气、输油等工程系统——《破坏性地震应急条例》)的恢复情况、季节、受灾者情况等信息进行评估,收集相关信息。①灾害的种类:自然灾害(地震、海啸、雪灾、洪涝、泥石流、台风、火山爆发等)或是人为灾害(交通事故、核污染等);②受灾地区的特点:地理特点(城市、农村、沿海等)、人口构成、有无医疗机构等;③生命线工程如水、电、气、交通、通信的恢复情况;④季节;⑤受灾者情况:包括暂居地点是在避难所、板房或是在自己家里,受灾者疾病的诊断、治疗、用药以及自我护理等情况。生活场所不同对慢性疾病的影响也不同。例如,在避难所中呼吸功能不全患者易感上呼吸道感染,关节炎及帕金森患者有行动障碍;在板房中的受灾者面临离开习惯场所,医疗机构改变及交通不便导致治疗中断,人际关系不合,生活上的缺陷等问题;在自己家里居住的受灾者则可能出现生命线工程中断、信息不足、没有食物及日常用品的补给缺失等状况。

另外,还需要评估受灾者的饮食、排泄、睡眠、卫生等生活条件状况,以及对受灾者的基础疾病、治疗方案、药物及治疗相关物品有无带出和剩余量、现有的生活条件是否允许继续治疗等方面进行评估并整理。

根据对慢性疾病患者的评估,及时联系相关医疗及福利机构,使慢性疾病患者的药物及治疗得到继续。

慢性疾病患者灾后护理干预要点是:防止疾病恶化,保证继续治疗,鼓励自我护理。

(二)慢性肺部疾病患者灾后的护理

1. 日常生活的护理

(1)防止疾病恶化:对于慢性肺部疾病患者来说,灾后生活环境恶劣而诱发的呼吸道感染等引起疾病的恶化,会对生活质量造成很大的影响。因此,在日常生活中预防感染的护理非常重要。

(2)环境及个人卫生:通风换气,及时打扫,保持床单被套的清洁干燥,防止真菌及灰尘等原因引起呼吸道疾病恶化,并注意通风换气的时候不能将冷气或风直接对着患者。干燥的空气以及温度的急剧变化会引起咳嗽、痰液黏稠导致排痰困难等,如果空气特别干燥,可以在室内放置加湿器或是湿毛巾等,条件允许者可安置空气净化器等装置。

在集体生活中,随意咳嗽及吐痰容易造成飞沫传播。如果条件允许,可安排一个专门的房间用于咳嗽、咳痰。

灾后避难场所人群集中,房屋的损坏倒塌等使尘土、粉尘在空气中飘浮,应佩戴口罩，勤洗手，保持口腔清洁。由于灾害发生时水资源有限，可合理使用漱口水、湿巾及快速手消毒液等保持个人的清洁卫生。

（3）饮食及睡眠：慢性阻塞性肺疾病（chronic obstructive pulmonary disease，COPD）等慢性肺部疾病患者由于日常的活动不足以及食欲减退，进食时因咳嗽而引起窒息，餐后腹胀而引起呼吸困难等，不能摄取足够的能量，在平常就处于低营养状态。由于营养状态低下，呼吸肌及其他肌肉收缩能力下降，免疫力也下降。

因此，要注意摄取含有必需氨基酸的优质蛋白质（蛋、牛奶、肉、鱼、大豆制品等），其有助于摄取足够的能量。然而灾害时大多数救援食品都是糖类（碳水化合物）及方便食品等，因此要合理食用。对于餐后腹胀引起呼吸困难的患者，要注意少食多餐。慢性肺部疾病合并高血压患者要注意限制盐的摄入量。另外，还要注意因水分摄入减少，痰液黏稠度增加，排痰困难等导致通气功能障碍，指导患者正确的排痰方法。

集体生活、夜间照明情况、压力、过度疲劳等使患者不能得到充足的休息。在寒冷时应注意保暖；条件艰苦时可用硬纸板等隔开个人空间，确保隐私；督促患者白天适度运动。由于夜间及清晨咳嗽加剧，呼吸困难发作的可能性增高，要注意观察并及时采取护理措施。

（4）排泄及保暖：运动不足，食物摄取量（尤其是纤维素摄取量）、水分摄取量减少，厕所环境恶劣等综合因素可造成便秘。应评估排便状况，改善饮食及水分的摄入，督促适量运动，有便意时及时如厕，保持厕所干净。如果这些效果不明显，则使用缓泻剂。为了避免病情恶化引起心功能不全，要注意观察尿量及是否有下肢水肿等。

及时调整衣物，分发毛毯、保暖贴等。灾害发生短时间内物资不能及时补给，可以利用报纸、硬纸板等保暖。

（5）预防接种：做好流感疫苗及肺炎链球菌疫苗的预防接种。

（6）早期发现恶化指征：观察患者生命体征的变化、呼吸音、血氧饱和度以及痰量性质、有无心力衰竭的征兆等，并及早处理。

2. 保证继续治疗

对于慢性肺部疾病患者，在疾病及症状的控制上，药物是很重要的。因此，要检查患者是否有带出药物（包括口服药及吸入剂等）以及剩余药物量，及时与驻扎医院联系，取得药物。另外，对于家庭氧疗患者，需要及时联系有氧供设置的场所，注意吸氧管的清洗和更换。

3. 鼓励自我护理

鼓励患者进行自我护理，包括加强营养的摄取，适量运动防止体力下降，自觉症状的自我检查等。灾害时由于人力、物力的缺乏，患者进行自我护理是非常重要的。

4. 家庭氧疗患者的护理

灾害原因造成断电时，制氧机不能工作，难以维持患者的生命。若条件许可，准备便携式制氧机以及液态氧等。对于呼吸困难的患者，指导其放松，进行腹式呼吸或缩唇呼吸等。教会患者基本的自我护理技巧。

慢性肺部疾病患者避难准备：除了一般的生活用品之外，还要携带药物、病历、预备的便携式氧气筒、氧疗机的备用电池、漱口水、口罩、体温计、氧饱和仪、保暖贴等。

5. 医疗机构、福利机构的准备

医疗机构及福利机构等平时备有氧气装置。在灾害发生时，联系相关机构，让需要氧疗的患者及时得到救援。

（三）糖尿病患者灾后的护理

糖尿病患者在灾后血糖控制不好，易发生感染、并发症恶化等。生活场所改变、压力增加、治疗中断、运动不足以及饮食疗法不能继续等因素都有可能使血糖浓度（以及糖化血红蛋白）升高。

另外，有相关报道指出，急性恶化的病例中，肾脏损害最多，其次是神经障碍以及心绞痛。灾后新发生的并发症有 36％是肺炎、支气管炎，10.2％是心绞痛、心肌梗死。

造成血糖浓度升高的最主要原因就是在避难所运动量减少。但是，若整理收拾住宅太劳累也会有影响，而且由于生命线工程的中断造成卫生条件恶劣等也可能引起感染。

1. 日常生活的护理

（1）环境及个人卫生：糖尿病患者很容易发生感染，一旦感染很难治愈。因此，应保持空气流通，常打扫，保持被褥清洁等，去除上呼吸道感染的诱因。

对于糖尿病患者，足部护理非常重要。要注意观察足部情况，特别是在发生水灾时，长时间泡水使皮肤损伤，继之污染后容易化脓。因此，让患者穿合适的鞋子，注意受伤处的消毒、清洁和保护。灾害发生时水资源匮乏，勤洗手可能不方便，因此要合理使用漱口水、湿巾、快速手消毒液等保持清洁。

（2）饮食及睡眠：对于糖尿病患者来说，饮食疗法是最基本的。但是在灾后，由于生命线工程的中断，不能自主选择饮食。救灾物品中食物以饼干、面包等糖类食物为主，方便食品等含盐分及脂肪较多。另外，由于担心生存问题，可能只要有食物就会暴饮暴食，造成饮食过量；反之也可能会出现食物摄取量过少，发生低血糖的危险。所以糖尿病患者的饮食护理要注意控制防止糖类摄入过量，对于合并高血压的患者要注意控制食盐的摄入量，平衡摄入食物。

集体生活、压力大、过度疲劳等使患者不能得到充足的睡眠。睡眠不足等因素造成血压上升以及应激反应造成儿茶酚胺、胰岛素拮抗激素的分泌，血糖上升。因此，要注意患者隐私，调节夜间睡眠环境，鼓励患者白天适度地运动，以保证夜间充足的睡眠休息。

（3）排泄及保暖：运动不足、自主神经障碍、厕所环境恶劣等容易造成便秘。应评估排便情况，改善饮食，增加水分摄入，鼓励适量运动，有便意时就要如厕。保持厕所的清洁也是很重要的。当这些措施都没有效果时可适当使用缓泻剂。及时调整衣物，分发毛毯、保暖贴等，糖尿病合并神经障碍者更要注意保暖贴及保暖器具的使用。

（4）预防接种：糖尿病患者的免疫力较差，应接种流感疫苗及肺炎链球菌疫苗。

（5）早期发现恶化指征：使用简易血糖测定仪定期监测血糖。高血糖时会有剧烈口渴及全身倦怠乏力感，有腹泻、恶心等消化道症状时也要怀疑发生了高血糖；显著的饥饿感以及手足冰冷、出汗、心悸等也要注意是受血糖浓度的影响。观察患者的各种症状，及时处理，必要时入院治疗。

2. 保证继续治疗

对于糖尿病患者药物疗法也很重要。评估患者携带胰岛素及口服药的量，及时与地方医疗机构等取得联系，特别是需要注射胰岛素的患者，应保证药物充足。

3. 鼓励自我护理

教会患者掌握低血糖的症状及自我救治方法，随身携带含糖食品，适量运动等。

4. 糖尿病患者的备灾

由于地震时，药物带出不足；水灾时，药物被冲走，或是浸水后不能使用等，所以平时要注意药物的保存方法，指导患者正确保存药物（包括口服药及胰岛素等）。

备灾用品除了一般避难物品外，还要携带以下物品：糖尿病手册、一周用药物、药物名及用法用量等的记录，以及简易血糖检测仪及低血糖时的食品及水果糖等。另外，考虑到外出避难的可能，要携带2~3天的胰岛素量。

（四）慢性肾功能不全患者灾后的护理

对于慢性肾功能不全的患者，维持其肾功能很重要。因此，护理上要注意避免感染及脱水、过度疲劳，确保饮食疗法、药物疗法的继续。

慢性肾功能不全的恶化因素有高血压、心功能不全、感染（上呼吸道感染、泌尿道感染等）、外伤、脱水、饮食（蛋白质过量、盐过量、能量摄入不足）、过度疲劳、睡眠不足以及药物（感冒药、抗生素、造影剂）等。

1. 日常生活的护理

（1）环境及个人卫生：慢性肾功能不全的患者，感染后很容易使病情加重。因此，应保持空气流通，常打扫，保持被褥清洁等，去除感染的诱因。对避难所的温度和湿度进行适当的管理。戴口罩，勤洗手，使用漱口水等可预防感染。灾害发生时水资源匮乏，因此要合理使用漱口水、湿巾、快速手消毒液等保持清洁。

（2）饮食及睡眠：对于肾功能不全患者来说，饮食疗法也比较重要。但是在灾后，救灾物品中的食物以饼干、方便面等为主。慢性肾功能不全患者要维持肾脏功能，需要限制蛋白质及盐分摄入，摄取高能量的物质（限制蛋白质时注意脂类及糖类的补给）是基本的。水分摄入不足造成的脱水会使肾功能恶化，但水分、盐分摄入过量又会引起心功能不全。因此应注意平衡摄取食物。集体生活、压力大、过度疲劳等使患者不能得到充足的睡眠。睡眠不足可能造成肾功能急剧恶化，也会使血压上升导致病情恶化。应保证个人隐私，调整夜间睡眠环境，鼓励患者白天适度地运动，保证患者充足的休息睡眠。

（3）排泄及保暖：对于小便，评估水分的摄入量及出汗量，注意观察是否有水肿等体征。尿量的变化是病情变化的指征，教会患者自身要注意观察。对于大便，水分及纤维素的限制容易发生便秘，需要确认能否使用常用的缓泻剂，使用什么药物。特别是对于透析的患者，选择合适的缓泻剂是很重要的。评估患者的排便模式，顺应他们的排便习惯。对于透析的患者，观察体重的变化。体重的急剧增加容易引起肺水肿、心功能不全等，还会使下一次透析时的超滤量增加。每天一次（起床或是排泄后根据条件）测量患者的体重并做好记录。身体寒冷可能会使肾血流量减少，在冬天要注意保暖。及时调整衣物，分发毛毯、保暖贴等。

（4）预防接种：慢性肾功能不全患者的免疫力较差，应接种流感疫苗及肺炎链球菌疫苗。

（5）早期发现恶化指征：定期测定体重及生命体征等，评估有无体重的急剧增加、尿量减少、下肢水肿、气促、食欲不振及倦怠感等尿毒症的相关表现，必要时早期入院治疗。

2. 保证继续治疗

抗高血压药、利尿剂、吸附剂等药物的继续治疗对于慢性肾功能不全的患者来说，是很重要的。另外，对于行血液透析及腹膜透析（peritoneal dialysis，PD），如连续携带式腹膜透析（continuous ambulatory peritoneal dialysis，CAPD）的患者，透析的中断会对生命造成威胁，而且患者自身对不能接受透析就会有死亡的威胁而不安。需要做血液透析的患者，要和可以进行透析的医疗机构取得联系，在往可以透析的机构转移时必须要注意盐分、钾、水分的摄入。

3. 鼓励自我护理

鼓励患者增强自我保健意识，预防或尽量避免引起感染的各种应激因素，如劳累、受凉、受湿和感冒等；加强体质锻炼，提高机体免疫力，增强抗病能力；应及时治疗上呼吸道感染，清除感染灶，治疗原发病如糖尿病、系统性红斑狼疮、高血压等；注意观察自身身体的某些变化，如水肿、高血压、发热、乏力、食欲不振、贫血等，并观察尿液的变化如尿量、性状等。如有异常状况应及时联系相关机构进行检查及治疗。

4. 医疗机构、福利机构的准备

与相关医院及福利机构等联系，确定是否有可以实施 CAPD 的工作人员；与透析器材的提供公司等联络，确认能否供给器材及腹膜透析液等。

总之，灾区居民居住环境、生活方式等发生巨大变化，如果没有及时正确的护理措施，会导致一些慢性疾病的复发及加重。故应为慢性疾病伤残者提供药物及治疗场所，树立患者的信心，鼓励患者进行自我护理，加强灾后慢性疾病患者的管理。

（淳雪丽　吴琳娜　廖再波）

第五节　灾害伤残者的健康问题及其护理

灾害发生后，会造成诸多后天致残人口。这一群体在生理、心理、社会关系上都会出现与灾前不同的健康特点，表现出许多健康问题，是灾后脆弱人群之一。在灾害发生后，对这些后天伤残者的关注，是人道主义的基本要求。对他们给予精心的护理，是帮助他们身体康复和社会适应的一剂良方。

灾后可发生多种外科创伤，以脑外科、骨科为主，其次为胸外科、普外科、颌面外科、眼科等。严重者可导致受灾者残疾，而原有伤残者的疾病或残障程度会进一步加重。灾害伤残者以肢体残疾为主。根据伤残者在无辅助器具帮助下的日常生活活动能力进行评定，可将肢体残疾划分为三个等级。①重度（一级）：完全不能或基本上不能完成日常生活活动；②中度（二级）：能够部分完成日常生活活动；③轻度（三级）：基本上能够完成日常生活活动。同时，由于突发性灾害的特殊性和复杂性，容易导致灾害伤残者产生急性应激障碍（acute stress disorder，ASD）。在后期阶段（恢复期），如果缺乏有效的心理干预可能使其产生过度悲伤、失望、恐惧、愤怒等严重的精神障碍，甚至成为严重的社会问题。

一、灾后伤残者的常见健康问题

（一）身体健康问题

1. 疼 痛

疼痛被视为继体温、脉搏、呼吸和血压之后的人体第五大生命体征。外伤常伴有程度不同的疼痛。剧烈疼痛是外伤性截肢者最大的痛苦之一。时间过长者易出现复合性局部疼痛综合征。

2. 营养不良

灾害伤残者因地震等灾害受惊吓、恐慌、失去亲人朋友等因素造成食欲下降，进而食量减少，体重减轻，加上严重创伤、严重挤压伤、多处复合伤等而引起营养不良。帮助伤残者改善营养状况，是促进地震伤残者早期康复的重要因素。合理的营养护理方法和技巧则为其提供了保障。

3. 自理能力下降或缺失

伤残者行动不便、反应不及时等导致自救和逃生能力降低，在日常生活中表现出更多的脆弱性，经历灾害往往导致疾病或残疾程度加重，活动和自理能力进一步丧失。比如，灾后居住在避难所或临时安置点时，卫生间、就餐区域等相对较远，伤残者会为了少上厕所减少饮水量，导致脱水或便秘，或为了不麻烦家人而减少活动量，引起深静脉血栓等相关并发症。因此，他们需要更多的生活照护。

（二）心理健康问题

1. 安全感缺失

马斯洛认为，整个有机体是一个追求安全的机制，人的感受器官、效应器官、智能和其他能量主要是寻求安全的工具。虽然灾害已经过去，但地震的阴影依然挥之不去，加上突然致残的打击，使伤残者极度缺乏安全感。个人健康、家庭安全、资源所有性、财产所有性、工作职位保障等，都是导致他们缺乏安全感的因素。

2. 自卑心理

由于伤残的现实，使伤残者变得比较敏感而内向，对于包括他人语言之外的如眼神、肢体动作等，都有了较之先前（截肢前）更多的思考，并不自觉地将自己作为伤残者与在他人眼中的"废人"联系起来。伤残者也常常会因为一些事情而动怒、伤心、沉默，这在一定程度上影响了他们更加积极面对生活的能力和勇气。

3. 依赖心理

致残后伤残者的自理能力受到不同程度的限制，需要依赖别人的帮助和支持，产生依赖心理。同时，由于受伤后，伤残者的家人，特别是父母、子女等至亲之人处于巨大的悲痛和失落中，对于伤残者的补偿心理更加凸显。可能表现为更多的关心和照顾，甚至一手包办生活所需，使得伤残者产生依赖心理，对一些能自己处理的事情也变得不再积极。

4. 不同人格的心理

面对灾害的毁灭性打击，具备良好的心理素质，正确的世界观、价值观、人生观者，可以从身边人那里获得有力的支持与正确的引导，从而逐渐从沮丧、悲观、痛苦中走出来，脱胎换骨，犹如一粒被埋在巨石下的种子终于破土而出，重获新生。但是，如果伤残者本身的人格、性格方面存在一定的缺陷，有偏执、冲动、夸张、过度依赖、焦虑、强迫等倾向，同时也无法及时地从周围获得理解、支持，那么他就可能陷入极度痛苦中不能自拔。长期、过重的精神压力无法得到缓解，则可能走入精神崩溃的境地。

5. 负性情绪反应

灾害伤残者出现的情绪反应很多，包括恐惧、无助、绝望、焦虑、抑郁、紧张、愤怒、罪恶感、内疚、自责、怀疑、绝望、易怒等。

6. 社交方面的健康问题

（1）休闲娱乐方面：对于高位截肢的伤残者来说，他们的活动范围明显变窄，最主要的娱乐方式就是看书、看报、看电视和聊天。对于高位截瘫者，长期卧床，主要靠听觉来娱乐。相对来说，实现了假肢、拐杖康复和使用轮椅的伤残者就比较幸福了，能经常出去晒晒太阳、参与更多的休闲娱乐活动。总的来说，灾后伤残者在休闲娱乐方面会受到诸多限制。

（2）与他人交往方面：由于活动范围变窄，以及行动上的不方便，伤残者与他人交往减少，同辈群体之间的联系日渐稀少。这样使他们更容易产生孤单和失落的心理。

（3）信息需求方面：伤残者因为生理或心理缺陷会对媒介的使用有更强的依赖性，尤其是灾害发生的时候。为了让伤残者充分获取各种信息，国家很多部门已经开始推行"中国信息无障碍事业"活动并取得了显著成效。媒体基于其特殊的优势，在为伤残者提供生存与发展方面扮演着重要的角色。

二、护理干预

（一）日常生活护理

1. 护理人员的自身准备

护理人员是伤残者的主要照顾者，对一个护理人员而言，需要具备奉献精神，要认为护理伤残者是理所当然的事，要"忘记"自己的需求以确保伤残者的需求没有被忽视。在照顾伤残者的同时，护理人员自身的休息也非常重要，因为这样他们才能继续更好地为伤残者服务，防止他们脾气变坏或情绪失控。休息不一定要花很多时间，但是一定要列入项目计划中。休息活动包括看书、锻炼身体、听音乐、学习等。

有时候护理人员需要操作一项技巧性很强的护理项目，这就需要培训。比如，对于帮助伤残者进行被动活动，如果护理人员采取不当的方法，可能会伤了自己的腰，以后就不能帮助伤残者，直接导致护理任务的失败。因此，护理专业技术方面的培训很重要。护理人员还需要一些更具体的培训，比如关于如何照顾伤残者的日常起居生活（上厕所、洗澡等），还有情感、精神方面如何支持伤残者等。

护理人员在护理伤残者的同时也需要家庭、朋友和社会的关爱和支持。护理人员不应该单独承担护理的重担，而需要更多的人共同分担。

2. 护理评估

日常生活中，首先，要评估灾后伤残者的进食、排泄、洗浴、活动等方面的问题，重点评估其自理能力。比如他们的生活哪些是需要完全帮助的，哪些是需要部分协助的，以此作为提供日常生活护理的依据。其次，要评估灾后伤残者是否有由于活动减少和卧床导致的消化系统问题和皮肤问题。同时，要关注截肢者的局部清洁卫生和护理问题；以及评估他们是由身体伤残所致的生活障碍，还是由心理上的惰性导致的依赖。另外，还要评估他们的自我康复能力，以实现最大限度的生活自理。

3. 护理计划

护理人员通过住院档案、询问病史，了解伤残者相关信息资料。根据自己的护理知识和通过上网查询一些相关的医学网站论坛（如脊髓损伤协会或多发性硬化协会），以及医生的陈述等，来获得如何护理自己所负责的伤残者的知识，为护理活动的实施提供依据。日常生活护理有大量的工作，包括饮食与营养、休息与活动、皮肤清洁与衣着卫生、排泄、性需求知识等，护理人员通过综合评估，有针对性地提供日常生活的帮助。大多数灾后伤残者的恢复需要一个长期的过程，因此以医护人员、营养师、康复师等组成的团队形成的家庭访视非常必要，它可及时发现伤残者现存和潜在的健康需求并进行动态评估，指导对家庭环境进行适当改造，为伤残者安装紧急报警的设备以便意外发生时及时施救，方便伤残者的日常生活。

4. 护理措施

对于完全无法自行满足基本要求的伤残者，应帮助他们满足生理和心理的需要，如帮助伤残者翻身、清洁身体、喂食和排泄。对于只能部分自行满足基本需要的伤残者，应鼓励伤残者自己完成力所能及的自理活动，帮助他们发挥最大潜能以满足需要。比如，训练自己坐起、扶助坐起或床头拉绳坐起，然后训练站立、床头站立、原地左右移动重心等。对不能独立完成者，可借助平衡木训练上述动作。教会伤残者如何利用残存的功能及器具学会吃饭、清洁、翻身、起床以及从床移至轮椅，从轮椅至厕所的移动动作，从而提高和改善生活自理能力。

日常生活中要注意截肢部位的卫生，应用湿毛巾擦拭、拍打痒处，避免自行涂擦药膏或用手抓。同时合理营养，保持适当的体重，防止体重的骤升骤降影响假肢的穿戴。因为假肢接受腔的形状、容量十分精确，一般体重增减超过 3 kg 就会引起腔过紧或过松，使接受腔变得不适合。对于偏瘫、高位截瘫等长期卧床的伤残者要教会家属每 2 小时协助伤残者翻身 1 次，尽量缩短仰卧位时间，保持局部皮肤的清洁和干燥，保持床单平整、清洁，坐位时应定时减压。对于日常起居和排泄等方面应给予指导和照顾，从小细节入手，给予关心和体贴，帮助其渡过难关，顺利康复。

灾后伤残者由于活动的减少和缺失，容易发生便秘，在护理中要加强这方面的健康宣教。比如，告诉他们清淡温暖的食物是便秘者的首选，指导其定时排便，尽量选择坐位排便，条件允许的情况下增加进水量，改变饮食结构，尽量多食用粗纤维食物。

可推荐一些预防便秘的食谱供其选择，建议睡前喝一杯蜂蜜水，更多的是依靠蜂蜜的润滑作用，对肠胃进行"疏导"。每天在睡觉前按顺时针方向按摩腹部，每次坚持30~50 次，可以促进肠蠕动，有利于排便。对于已经发生便秘者，可指导伤残者每天坚持自我按摩，以缓解便秘。必要时借助药物治疗。

（二）身体健康问题的干预

1. 护理评估

灾后伤残者在身体上的健康问题很多，护士应通过观察和询问，了解伤残者的具体身体健康问题，以及身体致残的部位和性质，同时做好记录，针对问题进行相应的处理。

2. 护理计划

对于肢体伤残者，为了使其早日康复，护士要对功能障碍者采取代偿措施训练的护理计划。为了让灾害伤残者能最大限度地发挥残存功能，尽快回归社会，护理人员要因人而异地制订护理计划。科学指导功能锻炼计划，是康复的重要环节。早期的功能训练可以预防残疾的发生、发展以及继发性残疾，后期的功能训练可最大限度地保存和恢复机体的功能。护士应了解伤残者残存功能的性质、程度、范围，在总体康复治疗计划下开展功能训练，促进早日康复，并在实施过程中动态调整康复计划。要使伤残者充分认识功能锻炼的重要性，认真制订锻炼计划，为使用辅助用具和安装假肢做准备。

3. 护理措施

（1）疼痛的护理：手术切口疼痛在术后 3 天内较剧烈，以后逐日缓解，可酌情应用哌替啶或曲马朵等止痛药物。也可通过心理护理分散伤残者的注意而减少其对疼痛的感受强度。方法有看电视、听音乐、愉快交谈、想象、松弛法等。帮助伤残者采取正确的姿势，提供舒适整洁的病床，保持室内适宜的温度和湿度，促进伤残者的舒适感也是减轻疼痛的重要护理措施。另外，截肢残端一般采取加压包扎止血，若包扎过紧而引起胀痛，可适当减压。若疼痛发生在术后 3 日后，疼痛进行性加重或呈搏动性疼痛，皮肤有红、肿、热，伤口有脓液渗出或有臭味，则有感染的可能，应及时处理。

（2）营养支持护理：①饮食心理护理。营养支持护理时应根据伤残者的情况进行饮食心理疏导，给予人文关怀；同时注意色、香、味、形，补充含锌食物以提高食欲。②营养支持的时间。创伤后 24～48 小时开始较合适，此时伤残者循环血容量恢复、内环境稳定，也可根据伤残者病情早期行肠内营养。③营养物质供给量。食物供给应当由少到多，由稀到干，注意食品卫生。震伤 48 小时内的伤残者控制摄入量，不能多食多饮，特别不宜补充大量含糖食物，此时给予高糖、高脂、高蛋白质饮食容易造成呼吸衰竭、肝功能损坏、肾功能障碍。④营养液的管理。伤残者在进行肠内营养时，应注意营养液的温度、浓度、速度，以防止胃肠并发症的发生。

（3）康复训练护理：消极不愉快的情绪可使伤残者对康复训练的积极性降低，导致训练的质量和效果降低。相反，积极愉快的情绪对人体生命活动起着良好的作用，从而充分发挥潜在的力量，提高训练的积极性，使康复获得满意的效果。因此，伤残者的康复训练应该在良好的心理调试基础上进行。

锻炼一般于截肢手术后 2 周、伤口完全愈合后开始。锻炼的目的是使残端能负重，关节伸展灵活；方法是用弹性绷带每天包扎数次，对残端给予经常和均匀的压迫，促进残端软组织收缩。此外，还可对残端进行按摩、拍打，用残端蹬、踩在物体上，逐渐由软到硬，不可过急。截肢术后常有患肢痛，应耐心向其解释，疼痛 1～3 个月后可消失，同时告知家属注意安全。

长期卧床的截瘫者，随着年龄的增长，各方面的代谢和功能减退，为预防各种并发症的发生，应指导家属为截瘫者做床上被动肢体运动，掌握早期预防并发症的护理技术，如翻身、呼吸功能训练，排尿及排便能力的训练，以预防肌萎缩、压疮、呼吸道和泌尿道感染等。能下床者指导其尽量下床活动，在床边慢走或在室内散步，帮助和训练其独立完成日常生活动作，指导体位及体位转移技术，如不同体位的处理、轮椅移动、床上移动等。告诫伤残者康复训练应循序渐进，持之以恒，以预防继发性残疾，达到最大限度的康复。

护理人员要动态评估伤残者的康复训练恢复的效果，同时针对伤残者康复的护理需求，给予相应的康复指导，以充分体现整体护理的价值，达到预期效果。

（4）辅助用具及假肢的护理：

1）辅助用具护理指导：伤残者往往需要借助一些辅助用具来完成日常生活活动，家庭护士要正确指导伤残者使用辅助用具，尽早开始承重训练，但伤残者的承重训练不能超过骨、关节囊和韧带的耐受能力。肢体伤残者对拐杖的使用应先让其在平行杠内进行平衡训练，再利用拐杖前后、左右移动训练，然后利用一只拐杖进行平衡训练，大弯腰训练，方向转换训练，各种步态、姿态的训练，从椅子上站起身训练，跌倒训练，升降台阶训练等，在使用辅助用具时伤残者要注意安全，正确地使用辅助用具是功能康复不可忽视的重要方面。伤情需要使用轮椅的，要正确有效地从床与轮椅之间转移，避免引起皮肤擦伤或者坐起、伏起过快引发直立性低血压。为避免局部长期受压，要注意定时变换体位。固定轮椅时要仔细检查，避免疏漏。

2）假肢安装后的功能锻炼：安装假肢后，要及时进行各种路面的行走训练，并通过对镜行走纠正自己的步态。如有条件还可通过步态分析来纠正、改善步态，以达到满意的行走姿势。小腿截肢者，在穿戴假肢后可取得满意的行走步态。大腿截肢者，由于假肢带有膝关节，行走时易摔倒。为避免摔倒时损伤头部，应指导穿戴大腿假肢者学会保护性的摔跤。但应注意的是，伤残者应在医务人员严密保护并确保安全的情况下进行训练，切忌给伤残者带来意外伤害。穿戴假肢后，应指导伤残者每日清洗残端及假肢接受腔，避免继发感染。

（5）并发症的预防措施：

1）泌尿道（尿路）感染的预防：对于脊髓损伤致排便功能异常者，护士应教会并指导伤残者或其家属行间歇清洁导尿，减少泌尿道感染的概率，养成定时、定量饮水的习惯，监测摄入、排出量，在康复师的指导下行膀胱控制训练。

2）肺部感染的预防：保持室内空气新鲜，做好口腔清洁护理，在康复师或护士指导下行体位排痰、呼吸功能训练、肌力训练。

3）深静脉血栓的预防：向伤残者及其家属讲解深静脉血栓的危害及预防的重要性，避免在瘫痪的肢体进行静脉穿刺输液，并抬高患肢高于心脏平面 20～30 cm，使用梯度压力弹力袜，每日进行肢体主、被动运动，站立训练等。

（三）心理健康问题的干预

1. 一般护理

灾害伤残者由于突如其来的打击，造成了终身的残疾并产生不同于常人的心理特点。护士要经常关心并帮助他们，了解并掌握伤残者的心理活动，做好心理护理，使伤残者保持心理平衡，从而变悲观失望为主观努力，勇敢地面对现实，树立新的生活目标和自我价值实现的愿望。

对有心理障碍的伤残者应针对其心理状态及心理问题产生的原因，进行有针对性的疏导。如对疾病丧失治疗信心的伤残者，应告知疾病的相关知识，使其正确认识自己的病情，树立战胜疾病的信心。积极开导伤残者，引导伤残者关注周围及外界的活动，主动参与社会活动，在实施心理护理的过程中，应将家庭和亲朋好友纳入健康宣教的对象，为伤残者提供持续性情感支持和照顾。

平时保持家庭居住环境的清洁、优美、舒适，保持适当的空气温度和湿度。床铺要保持清洁、干燥，适当配合一些有意义的娱乐活动，如下棋、看电视等，分散他们的注意，使他们保持心情愉快。心理护理是心理康复的重要内容，做好心理护理才能实现心理康复，在心理康复的基础上，才能产生理想的康复效果。

2. 安全感缺失的护理

为了增强灾后伤残者的安全感，心理支持非常重要。亲人的陪伴是恐惧者最重要的药方，是对伤残者最大的安抚。因此，护理人员要调动一切亲人的支持。在伤残者情绪激动甚至落泪的时候，一杯温水、一张面纸、耐心的倾听会让其感觉舒服，他会感觉被你接纳，心中的刺痛便得到疏解，从而增加了安全感。

3. 自卑心理的护理

评估中有自卑心理的伤残者，护士要给予同情、关心和爱抚，积极引导和鼓励伤残者正视现实并接受现实，以积极的心态面对伤残，辩证地看待别人和自己。跟周围正常人相比，他们确实有很多功能缺失，但是，最重要的比较是自己跟自己比。鼓励他们通过看到自己的进步来重新树立自信和对生活的热情，使之相信自己的努力能创造积极的、有意义的人生。

4. 依赖心理的护理

对于有依赖心理的灾后伤残者，护士首先应持接受的态度，并将信息传达给伤残者，表示对其关心。但是，也要让伤残者明白，能最大限度地实现自我独立才是心理健康的表现。在护理中，护士要设法让伤残者逐步通过心理上进行自我调理和躯体的功能锻炼来自我平衡，学会自立，为家庭减轻负担，最终实现躯体和心理的康复。

5. 不同人格的护理

在护理中，护士要充分了解伤残者的个性特征，针对不同的人格提供心理支持。敏感、自卑、胆小的人更容易受到生活事件的打击，故要给予其更多的关注。攻击型人格的伤残者情绪急躁易怒、言行鲁莽、易冲动，护士应以真诚和蔼的态度赢得伤残者的尊重和信任，让其配合治疗和康复。回避型人格的伤残者要留意并维护其自尊心，当伤残者不愿提供真实信息时，不必追问，更不能歧视伤残者，主动讲解伤残者日常生活和康复方面的知识并提供帮助即可。强迫型人格的伤残者要努力向其提供积极正面的信息，帮助其建立良好的习惯和康复行为。

6. 不同情绪反应的护理

护士要帮助伤残者正确认识自己的情绪问题，难过与哭泣是自然反应，流泪和倾诉有助于内心压力的释放；不要刻意地压制或回避自己的情绪感受，这样有可能适得其反，导致内心那些冰冻黑色的情绪阻塞自身心理能量的自然流动。要让他们给自己足够的时间和耐心来解决这些问题。同时，护士应因情绪而异、因人而异地提供心理护理，给予正确的引导，并充分调动社会家庭支持系统，使其尽快走出心理阴影。

7. 社交方面健康问题的护理

（1）休闲娱乐方面：灾后伤残者在休闲娱乐方面会受到诸多限制，他们应该是最大的弱势群体之一。护士一方面要更多地关注不能很好进行休闲娱乐活动的伤残者，指导其家属多陪伴他们，并进行正确的心理调适；另一方面在积极地帮助他们康复的同时，引导其调整行为模式，尽量选择力所能及的方式，比如曾经酷爱篮球运动的截肢者应适当培养一些不需要下肢肌力的活动，如看书、看电影、棋牌活动、手工活动等。

（2）与他人交往方面：护士要通过各种技巧来调动社会关系，宣传对伤残者的人格的尊重，文明用语。虽在生理上有这样那样的缺陷，但在人格上应该与正常人是平等的，不应有任何的歧视。让伤残者感觉到人际交往的温暖，提高他们的自信心和自立能力。同时正常人应尽力为伤残者提供种种帮助和方便来提高他们的生活质量，为伤残者献爱心。

（3）信息需求及护理：在灾难中以及灾害后，媒体可通过声音、文字、画面传播信息，其覆盖面广、传播迅速，可让社会了解和帮助伤残者。护士应根据他们的信息需求提供正确的信息获取渠道，并帮助其识别信息的真伪，避免小道消息。在相关政策的支持下，可开设专门为伤残者服务的网络，并引导社会关注伤残者灾后的生存状况以便提供帮助。

8. 社区家庭护理支持

（1）建立良好的长期关系：灾害伤残者的家庭护理需要一个漫长的过程。护理人员进行家庭护理的第一步就是和伤残者及其家庭成员建立良好的合作关系。护理人员良好的态度、沟通技巧和精湛的技术可以使他们产生安全感。一脸自信的微笑，一声亲切的问候，一点善意的关心，向伤残者传递的是关爱的信息，这能给伤残者及其家庭成员留下良好的印象，使他们产生最大的心理舒适感，也可取得伤残者及其家庭成员的信任，从而与其建立相互信任、相互合作的良好关系。同时，建立良好的长期关系离不开高度的责任心、敬业精神和牺牲精神。

（2）鼓励参与社会活动：志愿者、社会工作者或居委会可以帮助伤残者组成一些团体，营造他们与整个社会联结的"亚文化圈"，彼此交流内心的情感与需要，建立生活目标和理想信念，让他们体会到归属的快乐。

（3）建立专门的伤残者关爱机构：建立专门的伤残者关爱机构处理相关事宜，使伤残者能够向一个特定的部门寻求帮助。该机构的主要工作内容包括：

1）把握社区因灾致残及原有伤残者的准确数据；

2）了解伤残者的生活状况，面临的困难及需要的帮助；

3）接待灾后前来咨询的伤残者，告知其相关政策和提供救助等；

4）设立志愿工作者中心，帮助伤残者或其家庭。

（4）健康宣教：发放康复的宣传资料，播放康复相关视频，随时接受咨询。同时在社区中针对伤残者的特点进行防灾备灾的相关探索，如灾害预警信息如何在第一时间内让聋哑人知晓，行动不便的人如何在灾害来临时迅速逃生或避难等。

（5）充分发挥相关组织在社区护理中的作用：社区康复的实施需要伤残者及其家属共同参与，充分发挥灾区社区以及卫生、教育、劳动就业、社会保障、残疾人联合会、民间组织等相关部门在社区康复中的协调作用，以便为伤残者创造较好的生活和就业环境。

（6）加快建立和完善灾区城乡社会保障制度：对于伤残者，要制定专门的社会保障政策或措施，通过基本生活、养老、医疗、康复、教育、就业等方面的保障，减少他们被边缘化的可能性。

（刘祚燕）

第六节　灾后丧亲家庭的健康问题及其护理

灾害会导致无数人丧失生命，亦导致无数的家庭丧失亲人。例如，1976 年唐山大地震中丧妻家庭 235 户，丧夫家庭 245 户，丧子家庭 858 户，孤儿 270 人，破损家庭总数 2004 户；"5·12"汶川大地震亦造成了 88 万左右的丧亲者。幸存的家庭其结构和功能遭受破坏，家庭成员在大地震和丧失亲人的双重创伤下，不仅要承受身体、心理上的伤痛，而且在心理创伤复原的过程中会因缺乏亲人的情感支持而处境不利。因此，对灾后丧亲家庭的护理干预是至关重要的。

一、灾后丧亲家庭的常见健康问题

（一）身体健康问题

灾害对家庭最严重的直接冲击就是造成家庭成员失踪或死亡，破坏家庭结构。无论一个家庭的结构因灾害发生什么样的变化都会对家庭的经济、情感、教育等功能产生不同程度的影响，从而影响家庭成员的身体健康。比如有固定工资收入并担任供养角色的家庭成员因灾害死亡，那么这个家庭就会因此减少工资收入或断绝供养来源，其家庭的生存就会出现危机，幸存家庭成员的身体健康也将受到影响。

1. 营养不良

丧亲儿童容易发生营养不良。灾害发生时，水、电、气等生命线工程经常会中断，丧亲儿童失去父母的照顾，生活不能自理，若未能及时获得食物或避难期间所分配的食物不适合，导致其摄入不足或吸收不良，便会出现营养不良。

2. 失眠、头痛

自然灾害会在短短的几分钟之内造成巨大的人员伤亡和建筑物毁坏，对于大多数人来说都是无法立刻接受的。在灾害中的丧亲者通常亲历了被疏散的混乱，目睹了亲人受伤和死亡的惨景，他们在灾难过后往往会出现饮食或生活作息习惯改变、做噩梦、头痛等身体症状。

3. 发生疾病或疾病复发

儿童及老年人较易发生疾病或疾病复发。儿童及老年人免疫功能较普通人低下，灾后在避难所人口密度大，室内温度无法调节；同时，饮食或生活作息习惯改变，容易引起儿童呼吸道感染、皮肤病和泌尿系统感染，老年人的原有疾病如慢性阻塞性肺气肿、心脑血管疾病等可能会加重，甚至发生死亡。

4. 性功能丧失

如果一个家庭在灾害中失去夫妇中的一方，那么该家庭的情爱功能就会消失，幸存的妻子（丈夫）将无法正常进行性生活，影响性健康。

（二）心理健康问题

根据林德曼（Lindemann）于 1944 年提出的危机理论，失去亲人的当事人出现哀伤反应是正常的、短暂的，也是必然的，强调宣泄，反对压抑，认为要允许经历丧失的人度过一段时间的哀悼期和悲伤的作业（grief work），这样他们最后才能够接受亲人的死亡，从而重新面对生活。一般来讲，正常的哀伤期有四个阶段：第一阶段，震惊、休克期。此期丧亲者无法相信亲人死亡的事实，有不真实的感觉，甚至麻木，这可能会影响其正常的生活。第二阶段，追溯期。丧亲者会经常回忆死者，依恋死者的遗物，甚至会把陌生人错认为死者，沉浸在个体与死者之间的情感回顾上。第三阶段，情绪反应期。此期丧亲者容易产生愤怒或抑郁，开始抱怨上天的不公，抱怨救援不及时，否则自己的亲人不会死去；易流泪、悲哀，常会食欲不振，难以入眠，对学习、工作、生活失去兴趣。他们还会感觉很内疚，责怪自己在死者生前忽视了他、没有照顾好他。第四阶段，恢复期。经过大约 6 个月的时间，大多数丧亲者都能接受亲人去世的事实，生活逐渐复归平静。但是悲伤的情绪还是会似有似无地围绕着他们，偶尔浮现出来，特别是在死者的周年忌日时。如果失去亲人后不能顺利度过哀伤期，便会出现一系列的健康问题。

1. 居丧障碍

居丧障碍者表现为异常的或病理性的悲恸以及抑郁症状。异常的或病理性的悲恸包括：悲恸过分强烈，持续时间延长（悲恸反应时间超过 6 个月），有延迟（亲人去世 2 周后悲恸反应还没出现），或者是抑制、扭曲。抑郁症状包括：心境低落或悲哀、睡眠障碍、日常行为或社会交往的退缩。

2. 自卑感

丧亲儿童易产生自卑感。灾后，丧亲家庭尤其是丧亲儿童会受到特别的照顾，但生活上的过分照顾，让他们感觉心理上的成人感及独立意识受到挫折，心灵深处的真情实感不被人理解，从而产生了自卑、焦虑甚至敌对情绪。对他们过度保护、帮助，在某种程度上会被他们理解为是对自己的一种怜悯，觉得自己做得不够好，过度的自我否定，降低了他们内在的自我价值感，很容易让他们产生自卑感。

3. 负罪感

丧亲的中青年易产生负罪感。中青年处于家庭和社会责任的核心，在地震之后，比较容易出现负罪感。他们会因为家人的死亡而自责，恨自己没有能力救出他们，会后悔曾经的矛盾给亲人带来的烦恼。亲人死亡对他们而言是一种严重的损失，在负罪感、无力感、无助感的困惑下，他们对他人的关爱又会产生逆反和厌烦的情绪。这些负性情绪如果不能得到适度处理，很有可能转化为潜意识的压抑情绪，加剧他们对自己的责备与不安，引起他们对自我观念与人生观的重新思考。

4. 情感迟钝

灾后有些丧亲者会出现情感休克，表现为反应迟钝、精神麻木、记忆丧失等。心理麻木、冷漠是丧亲者的两极性情绪特征的表现，在应对外界压力时，他们时而惊恐不安，时而镇定自若，这两种情绪表现都属于一种心理防御机制。亲人的突然离去，往往导致他们的内心出现无助感和失控感。但自我意识与社会角色的矛盾又使他们认为自己已经成熟，必须显得坚强。这时，他们往往会表现得若无其事，甚至用麻木、冷漠来掩饰内心的恐慌。内外强烈的对立使他们的心灵备受煎熬，矛盾重重，也在无形中淡化了他们对生命的敬畏和对亲人的感恩之心，情感显得迟钝。

5. 行为偏差

丧亲儿童及青少年易产生行为偏差。儿童及青少年在自我认识的过程中，有时会刻意否定自己过去的部分生活经验。但灾害在他们自我不能控制的状况下，全然瓦解了他们过去的世界。内心的恐惧、不安全感、失控感紧紧地困扰着他们，让他们深陷其中不能自拔。为了摆脱这种困扰，他们急需在外部找到一种平衡来证实自己存在的价值。这时，他们要么会有各种以前不敢做也不屑做的特立独行的行为，要么就会躲进一种低沉情绪中不愿出来，幻想通过这些偏差行为，暂时寻回内心的平衡感。

二、护理干预

（一）日常生活护理

1. 饮食与营养

对生活不能自理或部分自理的丧亲儿童及老年人，应保证饮食与营养的充足。应根据儿童及老年人对营养物质的特殊需要，注意饮食结构的合理性及计划性。

2. 清 洁

灾后的停水停电常使受灾人群的清洁卫生得不到满足，尤其是丧亲儿童及老年人，由于缺乏亲人的照顾，身体更容易处于不卫生状态。长期的不卫生状态易导致疾病的产生。因此，要注意丧亲儿童及老年人清洁卫生的护理，尤其是口腔、皮肤、头发的清洁卫生。

3. 睡 眠

丧亲者睡眠形态紊乱由两方面原因引起，一是环境的变化和噪声导致丧亲者不易入睡；二是失去亲人的恐惧和悲伤使他们的睡眠质量下降，丧亲者常由于梦见死去的亲人回到身边或梦见亲人遇难的情景而惊醒。因此，一方面应尽量为丧亲者创造安静舒适的睡眠环境，并提供帮助睡眠的技巧，如热水泡脚、听轻音乐等；另一方面应帮助其面对失去亲人的现实，从悲伤中走出。

（二）身体健康问题的干预

1. 营养不良的干预

应充分评估营养不良的风险、原因及严重程度。对存在营养不良风险的丧亲者，如食欲下降、摄入减少、体重下降（低于15％），应警惕发生营养不良，鼓励其进食，提供良好的就餐环境。对于已经出现的Ⅰ度（体重下降大于15％）至Ⅲ度（体重下降大于40％）营养不良，应帮助其咨询营养师并制订详细的营养计划。若营养不良是由于腹泻或感染等因素引起，则应积极治疗原发病。

2. 失眠、头痛的干预

应充分评估丧亲者引起失眠、头痛的原因，如是环境因素引起则应改善环境，如是由丧失亲人而诱发的心理因素引起则应对其进行生命教育。通过生命教育，引导他们思索死亡及死亡对人们的影响，可以帮助丧亲者减轻因亲人死亡而带来的痛苦，让他们意识到：自己的亲人不会因为早逝而使生命变得没有价值，在某种意义上讲，生命已不再是他们的私有品，它是对社会、对关心他们的人、还有自己的一种责任，他们只有好好地活着，健康地活着，才是对亲人最大的安慰。通过生命教育，使他们更加珍惜生命、欣赏生命，懂得生命的价值在于不屈服命运的安排，进而帮助他们重新找回继续生活下去的勇气和力量。

3. 发生疾病或疾病复发的干预

灾后丧亲者一旦发生疾病或疾病复发，应协助其到医院进行专业治疗，切忌因恐惧或因丧失亲人而对生活失去信心而耽误治疗。

4. 性功能丧失的干预

一般情况下，家庭结构不完整在一定程度上是可以恢复的。比如夫妇一方因灾遇难，灾后可以通过幸存者再婚而重组家庭，从而形成完整的家庭结构，恢复其性功能。

（三）心理健康问题的干预

1. 丧亲者心理干预的目的

（1）帮助丧亲者度过正常的悲伤期：痛失亲人是人生的重大事件，它可能引起认知、情绪、思维、行为等各方面的改变，也包括人际关系和社会功能方面的改变，有时可能还会迁延成慢性状态，给个体及其家庭带来不可估量的损失。因此，丧亲者心理干预的首要目的就是帮助他们度过正常的悲伤期。

（2）帮助丧亲者正视痛苦：任何人都拥有生命，也会不可避免地面临死亡，面对自己或他人生命的消逝。对于丧失亲人的个体来说，从这种创伤性事件中恢复过来可能需要很长一段时间，如果处理不好，甚至可能会在其漫长的余生中产生深刻而持续的负面影响。因此，帮助他们正视死亡非常重要，应帮助他们避免借酒浇愁、暴力发泄和自杀等不健康的行为，学会以健康的方法排解悲哀与痛楚。

（3）表达对死者的情感和怀念：心理干预应鼓励因灾丧亲者充分表达自己内心的感受以及对死者的回忆。如果他们对死去的亲人有一些没说的话、没做完的事，可以鼓励他们在咨询期间用角色扮演等方法充分表达哀伤，为这些事件画上心理的句号。

（4）帮助丧亲者寻找到新的生活目标：心理干预应积极帮助因灾丧亲者重构生活的意义，寻找到新的生活、学习以及人生的目标。例如，"5·12"汶川大地震使许多人的家园被毁、亲人死亡，但在世的人还需要继续人生的旅程。对丧亲者实施有效心理干预的目的是帮助当事人恢复心理平衡与动力，促进心理健康；帮助他们尽快找到新的生活目标，并随时让其看到生活的希望。

2. 丧亲者心理干预的原则

（1）个性化原则：针对"此时此地此人"，从丧亲者的独特立场认识问题。

（2）接受现实的态度：治疗者无回天之力，但心理干预的目的是让丧亲者面对现实。

（3）避免自我伤害：有的丧亲者为了减轻失去亲人的痛苦，通过酗酒等方式麻醉自己，心理干预的原则是帮助丧亲者找到积极的应对方式。

（4）重建希望：通过心理干预，要让丧亲者适应现在的生活状况，对新的生活充满信心。

3. 丧亲者心理干预的策略

（1）陪伴和支持：居丧之初丧亲者多处于情感休克期，情感爆发或情感麻木，此时亲友等的陪伴显得非常重要。

（2）宣泄：鼓励丧亲者进行情感宣泄。

（3）倾听：耐心倾听丧亲者的倾诉，不要随意打断、否定丧亲者的观点。

（4）情感支持：心理干预者通过鼓励、拥抱、握手等方式给予情感支持。

（5）通过仪式化活动寄托哀思：通过团体心理辅导，借助于放飞气球、埋葬信件等仪式化活动寄托哀思，表达对死去亲人的思念。

4. 对地震中丧亲者进行心理干预的具体技术

（1）心理疏导技术。心理疏导技术主要针对生命安全和基本生活已有保障的因灾丧亲者，其目的是通过建立心理干预工作者与因灾丧亲者之间温暖、关怀和信任的关系，并在此基础上鼓励他们做情绪的表达，评估丧亲者的心理应激反应严重程度并给予倾听、支持、鼓励，帮助他们尽快度过地震后的应激心理阶段。

心理疏导过程大致有以下几个步骤：

1）接触：主动与丧亲者进行接触，通过各种方式与他们建立温暖、关怀、信任的关系。一些丧亲者可能需要一段时间才能感觉到某种程度的安全和信赖，如果丧亲者婉拒提供的帮助，请一定尊重他们的决定，绝对不能强迫其接受心理干预的言语和行为。

2）介绍自己：介绍自己的名字和专业，并说明自己是心理干预专业工作者。例如，"你好，我叫×××。我是心理干预专业工作者。我可以和你谈几分钟吗？请问你的名字是×××吗？在谈话之前，你是否需要什么东西，如水或其他食物？"

3）宣布保密：找到一个可以坐下的较为安静便于谈话的地方，丧亲者和心理干预工作者一起坐下，向丧亲者确保谈话有某种程度的保密性；全情投入，不管身边发生什么，将全部的注意放在丧亲者身上，注意和蔼地说话，语速适中，语调平和安静。

4）评估丧亲者躯体健康状况：在开始心理干预之前，首先要对丧亲者进行躯体健康状况的评估。如果发现丧亲者有任何躯体上的问题，不管大小轻重，首先进行处理，问题严重者要立刻转介给专业的医疗人员。

5）评估丧亲者的心理问题：心理干预前，可以使用 IES 和自杀危险性评估工具评估灾害中丧亲者的现实状况和心理反应的严重程度。可以询问：损失有多严重（躯体、财产、家庭等），有哪些可以支持的社会资源，愿意流露情绪还是压抑情绪，心理应激反应如何，自杀危险性如何等。如果丧亲者损失严重、缺乏社会支持资源、有压抑情绪、存在自杀危险性，要列为重点干预对象，在第一时间进行干预。

6）评估可用资源：包括社会资源和自我应对资源。每个人都有一些自己独有的可以利用的资源，应询问、关注有关他的家庭、亲戚、朋友等各方面的情况，探究所有可能解决问题的资源。

7）正常化：告知丧亲者在地震之后出现一系列的身心应激反应是非常正常的，说明可能会有哪些正常的生理和心理的反应出现。了解丧亲者现有的一些身心反应，多次强调这些都是正常人在遭遇突如其来的灾难之后会出现的正常反应，是身体和心理应对灾难的一种应激方式。

8）鼓励认知和情绪表达：鼓励丧亲者讲述经历灾难的过程及感受，可以采用一些绘画和音乐的方式进行引导。鼓励他们和身边的人进行交往，多参加现在所处的社区组织的各种活动，告诉他们健康的应对方式是积极面对、表达、发泄，而不是压抑和回避。

9）及时反馈认知和情感：了解丧亲者的各种想法和情感，并告知他们哪些想法和情感更加积极，有利于他们的恢复；哪些想法和情感较为消极，会延缓他们恢复的进度。帮助他们从灾害导致的心理孤立、无助和失控的情绪中逐步解脱出来，同时反复重申他们反应的"正常性"，尽可能地减轻他们的内疚、自责和担忧。

10）制订并运用计划解决问题：和丧亲者共同制订一个计划，内容是帮助他们尽快恢复到震前的生活和学习状态。在制订这个计划的时候需要注意的是：不要承诺有可能无法提供的服务、材料和解决方法，也不要制订脱离他们生活实际的很难实现的计划，要尽量从他们的实际生活中取材，和他们认真商量讨论，最后形成的计划应该是符合他们生活实际、便于实现的计划。

（2）悲伤处理技术。因灾丧亲者的急性悲伤反应通常会很强烈，他们会对死亡感到沮丧和愤怒，会对无法阻止死亡的到来而充满负罪感。他们会想念逝去的亲人，幻想可以与死去的亲人重逢（包括在梦里再次见到死去的亲人）。悲伤处理技术能帮助因灾丧亲者哀悼悲伤，帮助他们学会顺利度过正常的悲伤期。经过针对悲伤的干预后，良好的预后是丧亲者对亲人的回忆开始包括更多愉快的想法。例如，讲述亲人遇难之前和自己愉快相处的故事。

悲伤处理的操作步骤如下：

1）接触，介绍自己，宣布谈话保密，步骤同前。

2）介绍有关悲伤的心理知识。讲解悲伤期的四个过程和每个过程的表现，让丧亲者了解自己悲伤情绪的由来、发展，以及回归到正常生活状态的过程。

3）告诉因灾丧亲者，悲伤期是正常的，是每一个遭遇亲人丧失的正常人都会经历的阶段。只有不能顺利度过悲伤期的人才可能出现病理心理反应。

4) 帮助表达悲伤。帮助丧亲者充分表达自己的悲伤情绪，鼓励其表达对死者的回忆，鼓励哭泣。同时，心理干预工作者要支持他们的表达，可以视情况递送纸巾、握手、拍肩膀、拥抱等。

5) 哀悼仪式。和因灾丧亲者共同协商符合他们文化背景的哀悼方式，并且帮助他们实施哀悼。建议使用一些不占用太多资源的哀悼方式，比如写哀悼词点燃并将灰烬深埋，折叠纸船放逐溪流，将对亲人的哀悼词写在气球上放飞等。

6) 结束会谈。总结，约定下次是否见面。

5. 丧亲者心理干预的注意事项

(1) 尊重生命第一的原则。

(2) 要善于倾听丧亲者的倾诉，不要随意打断丧亲者的倾诉。

(3) 要与丧亲者产生共鸣，设身处地地理解丧亲者的情绪反应。

(4) 注意谈话的语气语调，使用和丧亲者相匹配的声调。例如，如果丧亲者的声音听起来平缓而悲伤，心理干预者的声音则不能太快，音量不宜太高。

(5) 不要轻易提建议。给丧亲者提建议是件非常危险的事，这也是心理干预不主张的。因为心理干预者提的建议对每个个体不一定有效，而且每个丧亲者有自己的性格特征、具体的实际困难，因此，和丧亲者讨论适合自己的方法才是对丧亲者真正的帮助。

(6) 避免在心理干预中评判丧亲者，比如"你不应该那样想"、"你不应该伤害自己"、"你怎么能那样做呢?"等。

(陈华英)

参考文献

[1] 贺茜，徐明娟，惠宁. 地震灾害孕妇紧急救治组织实施 [J]. 解放军医院管理杂志，2009，16 (4)：346.

[2] 张庆江. 地震灾害紧急医疗救援的难点及对策探讨 [J]. 武警医学，2006，17 (10)：788－789.

[3] 薛峰铭，刘雪玲. 妊娠期创伤 89 例临床分析 [J]. 长治医学院学报，1998，12 (4)：261－262.

[4] 傅璟，赵铀，宋豪，等. 汶川大地震妇女创伤后应激障碍的抽样调查研究 [J]. 实用妇产科杂志，2008，24 (12)：744－746.

[5] 刘怀霞，焦卫红，王晓茹，等. 地震灾区孕妇心理状况调查 [J]. 军医进修学院学报，2008，29 (5)：390－391.

[6] Pfeiffer J, Avery M D, Benbenek M, et al. Maternal and Newborn Care during Disasters：Thinking Outside the Hospital Paradigm [J]. Nursing Clinics of North

America，2008，43（3）：449-467.

[7] Glynn L M，Wadhwa P D，Dunkel-SchetterC，et al．When Stress Happens Matters：Effects of Earthquake Timing on Stress Responsivity in Pregnancy［J］. Am J Obstet Gynecol，2001，184（4）：637-642.

[8] Xiong X，Harville E W，Mattison D R，et al．Exposure to Hurricane Katrina，Post-traumatic Stress Disorder and Birth Outcomes［J］．Am JMed Sc，i 2008，336（2）：111-115.

[9] King S，Barr R G，Brunet A，etal．The Ice Storm：an Opportunity to Study the Effects of Prenatal Stress on the Baby and the Mother［J］．SanteMentQue，2000，25（1）：163-185.

[10] Salinas C，Kurata J．The Effects of the North Ridge Earthquake on the Pattern of Emergency Department Care［J］．The American Journal of Emergency Medicine，1998，16（3）：254-256.

[11] 冯燕豫．大地震对妊娠结局的影响及早期预防康复方法［J］．安徽医学，2008，29（5）：507.

[12] 拉见措，孙文萍，余晓燕．地震灾区孕妇伤员 31 例妊娠结局分析［J］．高原医学杂志，2010，20（2）：38-39.

[13] 孙红兵，雷华江，廖治．地震对孕妇心理状态及妊娠结局的影响［J］．职业卫生与病伤，2009，24（4）：226.

[14] 时勘．灾后心理自助手册［M］．合肥：安徽人民出版社，2008.

[15] 何路明．社区护理［M］．郑州：河南科学技术出版社，2005.

[16] 曹勇．地震伤救治学［M］．北京：人民军医出版社，2010.

[17] 青木康子，加藤尚美，平泽美惠子．助产学系列·12·助产管理学［M］．第 3 版．日本护理协会出版社，2003.

[18] 日本护理协会（监）．新版助产士业务要览［M］．日本护理协会出版社，2005.

[19] 社团法人日本助产士协会（监）．助产士灾害救援手册［M］．2007.

[20] 酒井明子，菊池志津子．灾害护理［M］．南江堂，2008.

[21] 郭洪菊．汶川地震灾害的医疗卫生救援不可忽视慢性病［J］．现代预防医学，2007（37）：930-931.

[22] 刘思，陈涛，吴晓东．地震灾害对于糖尿病患者的可能影响和应对策略探讨［J］．现代预防医学，2009（36）：2140-2141.

[23] 杨晓媛．灾害护理学［M］．北京：军事医学科学出版社．2009.

[24] 东京都总务局综合防灾部防灾管理课．东京防灾对策手册［M］．第 3 版．2010.

[25] 周韦华，胡健波，胡少华，等．三维筛选评估模型在汶川地震外转伤员及家属心理健康状况评估中的应用［J］．中华预防医学杂志，2008，42（11）：798-801.

[26] 灾后儿童心理三阶段［N］．人民日报海外版，2008-6-6.

[27] 胡秀英. 老年护理手册 [M]. 北京：科学出版社，2011.

[28] 刘祚燕，胡秀英，龙纳. 汶川地震灾害远期康复现状引发的思考 [J]. 护理学杂志，2011，26（6）：85-87.

[29] 张宏晨，王培席，王伟，等. 结合汶川地震浅谈护理人员应具备的灾害护理能力 [J]. 中国实用神经疾病杂志，2009，12（8）：37-39.

[30] 涂羽. 专区收治地震后老年创伤病人的护理 [J]. 局解手术学杂志，2010，19（1）：69.

[31] 支撑特集生活的防灾计划——阪神·淡路大震灾的教训：现代的防灾计划——从公共卫生的角度 [J]. 日本公共卫生，1996，60（4）：238-244.

[32] 南裕子，山本爱子. 灾害护理学习教材实践篇 [M]. 日本护理协会出版会，2007.

[33] 伊久美子. 避难所里的护理-先驱保健活动交流推进事业报告"灾害护理的实质和实践"[M]. 日本护理协会出版会，1998.

[34] 松井丰他. 那时的避难所 [M]. 日本 buren 出版社，1998.

[35] 平山朝子他. 公共卫生护理学总论 [M]，日本护理协会出版会，1995.

[36] 长江弘子·柳泽尚代. 这样写就懂的保健师记录 [M]. 医学书院，2004.

[37] 郭强. 灾害中的家庭——家庭与灾害相互关系的社会学考察 [J]. 灾害学，2002，17（3）：76-81.

[38] 张学伟. 地震对丧亲青少年的心理影响及其心理援助 [J]. 西南交通大学学报（社会科学版），2009，10（2）：20-24.

[39] 汪小容，高飞. 对地震中丧亲大学生的心理干预探析 [J]. 西南交通大学学报（社会科学版），2008，9（4）：15-18.

[40] 郭强. 家庭减灾的社会支持系统 [J]. 中国减灾杂志，2002，11（20）：23-25.

[41] 熊瑞锦，陶四海，岳媛萍. 重大地震灾害幸存人群的远期生命质量调查 [J]. 中国全科医学，2009，12（2A）：225-226.

[42] 胡茂荣，陈晋东. 灾后受伤丧亲者的心理危机干预治疗报告 [J]. Chinese General Practice，2010，13（5S）：47-48.

[43] 齐华栋，沈文伟. 5·12地震后伤残学生的需求分析 [J]. 学理论，2009，23：43-46.

[44] Anne Adams MCSP. 残疾人的家庭护理员 [J]. 中国残疾人，2008，12：48-49.

[45] 赵克聪，孙海燕. 地震伤截肢患者的护理与康复指导 [J]. 中国康复理论与实践，2008，14（7）：640-641.

第八章　灾害心理危机及其护理干预

世界卫生组织专家指出，从现在到 21 世纪中叶，没有什么能像心理危机那样给人们带来持续而剧烈的痛苦，而灾害事件以其突发、不可预测、冲击力强、破坏性大、难以避免等特点往往给受灾人群心理造成极大的创伤。从医学模式的转变过程来看，人类已经从生物医学模式转变成生物－心理－社会医学模式，人们对心理健康更为关注。换句话说，人类已经进入"心理疾病"时代，而灾害就是导致心理疾病、诱发心理危机的重要原因之一。因此，灾难过后，心理危机干预不可或缺，应当成为灾害救援系统重要的组成部分。心理危机干预可以帮助人们加固和重塑心理结构，顺利度过危机，回归正常的生活。提高心理健康水平，这对人的一生具有深远影响。心理危机干预逐渐成为人们关注的焦点，成为整个社会救援系统的重要组成部分。

第一节　灾害心理危机概述

面对突发灾难性事件，人们常常缺乏心理准备，只能用既往的经验、思维模式和行为方式匆忙应对，于是就会出现精神濒临崩溃的状态，表现出极度紧张、苦恼、焦虑、忧郁，甚至产生轻生的念头，即产生了心理危机。

一、心理危机的概念

危机（crisis）有两个含义，一是指突发事件，出乎人们意料发生的，如地震、水灾、空难、疾病暴发、恐怖袭击、战争等；二是指人所处的紧急状态，一般是指个体因强烈刺激导致的崩溃状态，可进一步划分为生理危机和心理危机两类。

心理危机（mental crisis）是指个体面临重大生活事件如亲人死亡、婚姻破裂或天灾人祸等时，既不能回避，又无法用通常解决问题的方法来应对时所出现的一种心理失衡状态。危机意味着平衡与稳定的破坏，会引起混乱、不安。危机出现是因为个体意识到某一事件和情景超过了自己的应付能力，而不仅仅是个体经历的事件本身。

二、心理危机的特点

1. 心理危机的二重性

一方面，危机可能造成危险，如果危机过分严重，威胁到一个人的生活或家庭，心理危机可能导致个体严重的病态或过激行为，比如自杀、攻击他人等适应不良行为，这就是危险；同时，心理危机中潜伏着机遇，它带来的痛苦和焦虑迫使个体积极寻求帮助，这就有可能打破原有的定势或习惯，学会新的应对技能，提高适应环境的能力，促进心理的进一步成熟和发展，带来成长的机遇。

2. 心理危机的复杂性

心理危机是复杂的，它就像一张网，个体微观环境与大环境相互交织。一旦危机出现，会有很多复杂的问题显现出来。个体在心理危机状态下可出现精神紧张、警觉性增高、恐惧、害怕、痛苦、焦虑、抑郁等情绪表现，还可出现心悸、气促、血压升高、食欲下降以及失眠、睡眠浅、多梦等躯体症状。因此，个体在心理危机状态下的表现是复杂的。

3. 心理危机解决的困难性

个体面临危机时，可供利用的心理能量降到最低点，有些深陷心理危机的个体会拒绝成长，要帮助其顺利度过这样的心理危机是非常困难的。危机干预者就是要帮助他们建立新的平衡。

4. 心理危机的普遍性与特殊性

心理危机的普遍性是指在特定情况下，无人能够幸免。心理危机的特殊性是指面对同样的情况，有些人能够战胜心理危机，而有些人则不能。

5. 心理危机的个体性

同样的危机事件可能对不同的个体造成不同的影响，主要取决于个体对事件的认知、个体的应对能力、既往经历、支持系统以及个体的性格等。

三、影响心理危机的因素

影响心理危机的严重程度、反应过程和预后的因素包括：

（1）灾难性事件的性质和强度。

（2）个体的易感性和心理承受能力，包括个体的特性、应对方式、教育水平、观念、生活信仰、健康状况等。

（3）社会支持系统和可利用资源的能力。

四、灾害心理危机的一般性反应

灾害心理危机反应发生急骤，通常在遭受超强刺激后立即产生，每个个体对相同刺激的反应是不同的，但也有一些共同的表现。

1. 惊 慌

面对突如其来的灾难，大多数人的第一反应是惊慌失措，不知如何面对所发生的一切。如地震发生时，人们往往不知道正确的自救方法。有研究报道，22.7%的人会立即躲到床下或桌子下；47%的人跑出房外；2.3%的人跳到楼下；而28%的人坐着不动，听天由命。

2. 茫 然

面对巨大的灾难，个体常出现茫然状态，表现为一定程度的定向障碍和注意狭窄，否认当前发生的一切，麻木、淡漠、意识清晰度下降，对外界刺激无反应，僵在那里，呼之不应，一般持续数分钟到数小时。

3. 哭 叫

在灾难发生的那一刻，很多人不自主地大声哭喊或抱头痛哭，面对亲友的死亡则表现为无助地哭喊大叫，悲痛欲绝。

4. 恐 惧

灾难事件使人们往往有一种身处绝境的感觉，担心自己的生命和财产受到威胁，并因不确定将要发生的事情而产生极大的恐惧。

5. 痛 苦

灾难带来巨大的伤害，使人们感到痛心苦闷，有的不敢回想灾难发生的一切，表现出回避；有的则对失去亲人感到悲痛。

6. 悲 伤

灾后人们常表现出极度的悲伤，如不由自主地哭泣、唉声叹气，并伴有注意不集中、神情恍惚、心不在焉、愤怒、自责和罪恶感。

7. 焦 虑

灾难发生后，人们往往呈现一种混乱状态，心烦意乱，紧张焦虑，容易发火，担心自己会崩溃或无法控制自己。

8. 抑 郁

灾后有的人会表现出持续的心情低落，有的极力回避灾难发生时的情景和感受，情感表达淡漠，与家人和朋友疏远；有的反复想到逝去的亲人，内心空虚；有的不知道自己将来该怎么办，感到前途渺茫；有的认为生活中某些重要的目标再不能实现，活着没意思，甚至出现自杀念头。

9. 强 迫

灾后有的人会出现一些强迫观念或行为，表现为脑海里重复出现灾难发生时的画面、声音、气味，无法控制且反复不断地预感到灾难将要重现。

10. 心理生理反应

心理生理反应如恶心、呕吐、肠胃不适、腹泻、食欲下降、心跳加快、血压增高、头痛、失眠、做噩梦、易惊吓、感觉呼吸困难或窒息、肌肉紧张等。

11. 其他表现

其他表现如缺乏自信，对周围事物不能清晰感知，过度担心，无法作出决定；健忘，生活效能降低；陷于灾难记忆不能自拔；不信任他人，不敢出门，容易自责或怪罪他人；社会退缩，逃避与疏离，有被遗弃感，敏感多疑，易激惹，过度控制等。

上述反应属于灾害心理危机的一般性反应，多数为面对异常情况的正常反应。但是，正常反应与异常反应之间没有截然的界限，如果这种心理反应表达过强或持续时间过长，就有可能发展成异常反应。

五、灾害心理危机综合征

并非所有的灾难事件都会引起精神障碍，也并不是所有灾害事件引起的反应都是异常的。对于突如其来的灾害，比如水灾、火灾、地震，很多人最初感到震惊、茫然不知所措，但不久他们就能适应，面对现实，重新调整自己的生活，恢复到常态。但也有部分人，他们的反应更为严重，症状持续时间更长，这就要考虑是否有精神异常。最常见的灾害心理危机综合征包括急性应激障碍、创伤后应激障碍、适应障碍和分离障碍。这里简单介绍前三种。

1. 急性应激障碍

急性应激障碍（acute stress disorder，ASD）又称急性应激反应（acute psychogenic reaction），是以急剧、严重的创伤性生活事件为直接原因的一过性精神障碍，是处于心理危机当中的个体在短时间内表现出的精神障碍，一般在受刺激后几分钟至几小时发病，症状表现为一系列生理心理反应，主要包括强烈的恐惧、警觉性增高、回避和易激惹、行为有一定的盲目性、精神运动抑制甚至木僵等。这些症状大多历时短暂，一般持续数小时至 1 周，通常在 4 周内缓解，若超过 4 周考虑诊断为创伤后应激障碍。急性应激障碍的具体表现为焦虑、恐惧、忧郁、悲痛、愤怒等情绪反应；心慌、气喘、肌肉抽搐、疲乏、头晕、头痛、失眠等生理反应；感知觉异常、记忆力下降、注意不集中、思考与理解困难、对工作和生活失去兴趣等认知障碍；并出现下意识动作、坐立不安、举止僵硬、拒食或暴饮暴食、酗酒、攻击、强迫等行为异常，严重的甚至出现精神崩溃、自伤或自杀等。

若没有得到及时的干预治疗，20%～50%的人会由急性应激障碍转为创伤后应激障碍，其将长期处在痛苦之中而难以矫治。所以在心理干预工作中，时间很宝贵。

2. 创伤后应激障碍

创伤后应激障碍（posttraumatic stress disorder，PTSD）又称延迟性心因性反应（delayed psychogenic reaction），是指在遭受强烈的或灾难性精神创伤事件后，数日至半年内出现的精神障碍。患者在经历创伤事件后，对该事件反复体验，并处于高度的警觉状态和为了避免引起相关刺激产生回避行为，引起主观上的痛苦和社会功能障碍。PTSD 临床主要表现为三大核心症状：

（1）再体验症状：患者以各种形式重新体验创伤性事件，有挥之不去的闯入性回忆，频频出现痛苦梦境。有的患者仿佛又完全身临创伤性事件发生时的情境，重新表现出事件发生时所伴发的各种情感，持续时间从数秒钟到几天不等，称为闪回。

（2）回避症状：患者对创伤相关的刺激存在持续的回避。回避对象包括具体的场景和情境，有关的想法、感受及话题等。另外，对创伤性事件的某些重要方面失去记忆也是回避的表现之一。

（3）高警觉性症状：表现为持续的焦虑和警觉性水平增高，如难以入睡或不能安眠，容易受惊吓，做事无法专心等。

PTSD 是创伤性事件所导致的最严重的、致残性较高的、目前没有很好治疗办法的一个远期精神障碍，较早的心理干预能降低患 PTSD 的可能性。有心理研究发现，心理疾病的发病率与支持率成反比，即得到的帮助、支持越多，发病率越低。

3. 适应障碍

适应障碍（adjustment disorder）是指具有易感性的个体，遇到了应激性生活事件后出现的反应性情绪障碍、适应性不良行为障碍，引起个体社会功能受损，通常在遭遇生活事件后 1 个月内起病，病程一般不超过 6 个月。适应障碍主要表现为情绪障碍，同时可出现一些适应不良行为和生理功能障碍，成年患者多以抑郁心境为主，表现为情绪低落、沮丧、哭泣、丧失生活兴趣、自责、无助无望感，可伴有睡眠障碍和食欲减退；也有的以焦虑为主要表现，出现紧张不安、心烦、害怕、担心；也有的表现为抑郁和焦虑混合状态。青少年可表现为品行障碍和社会适应不良行为，主要表现为对他人权利和社会准则的侵犯及暴力行为，如破坏公物、逃学、打架、偷盗、说谎、离家出走、不履行法律责任等。

第二节　灾害心理危机的护理干预

有研究结果表明，约 70％的当事人可以在没有专业人员帮助的情况下自行愈合其心理创伤；另外 30％的当事人或多或少会由此产生一定程度的心理问题，在日后表现出如焦虑、抑郁、躯体形式障碍、进食障碍、睡眠障碍、酒精依赖和药物依赖等，这种状态一般会持续数年，甚至影响终身。所以，在出现心理危机状态后进行早期心理干预是非常必要的。

一、心理危机干预的概念及目的

（一）心理危机干预的概念

心理危机干预简称危机干预，又称为心理求助或心理援助。狭义上讲，是指及时为处于心理危机状态的个人或群体提供适当的心理干预，通过调动个体自身潜能来重新建立或恢复危机爆发前的心理平衡状态。简单地说，就是对处在心理危机状态下的个体采取心理学干预措施，及时给予有效的心理援助，使之尽快摆脱困境，最终战胜危机，重新适应生活。从广义上讲，任何干预措施都可以对受灾人群产生影响，如国家领导人的关心、及时有效的救援、全国人民的支持鼓舞等。

（二）心理危机干预的目的

心理危机干预的主要目的有以下几个方面。

（1）避免因情感波动造成自伤或伤及他人；

（2）恢复心理平衡与回归现实；

（3）学习对未来可能遇到的突发灾难更有利的应付策略与手段。

研究结果证明，突发灾难时，心理干预可起到缓解痛苦、调节情绪、塑造社会认知、调整社会关系、整合人际系统、鼓舞士气、引导正确态度和矫正社会行为等作用。

二、心理危机干预的基本观点及基本原则

（一）危机干预的基本观点

灾害心理危机干预与非灾害时期有着巨大的差异，在进行干预前，护理人员要熟悉这些差别和特点，形成正确的观念，对指导心理护理实践非常重要。

（1）每个灾害经历者（包括直接和间接经历者）都会受到灾害的影响，大多数人的压力反应是对异常情况的正常反应。

（2）灾害后的急性和慢性心理障碍发生率较高，心理护理可以加速心理重建和避免长期问题的发生。

（3）很多心理问题源于灾害造成的生活问题和实际困难，心理护理经常在本质上侧重于实际层面而非心理层面。

（4）大部分受灾者并不知道他们需要心理卫生服务，心理护理应采取积极主动接触的方式。

（5）建立社会支持系统对心理恢复十分重要。

（二）心理危机干预的基本原则

根据灾难发生之后的时间推移，心理危机干预分为不同的阶段，各个阶段有不同的工作和辅导内容。心理治愈往往不是在短期内可以达成的，需要在日常生活中给予受灾者较长期的关心和帮助，激励他们面对生活的勇气和活力，接纳并妥善处理他们所表现的一些烦躁甚至是某种程度的反社会行为。在进行心理干预过程中应该遵循以下原则：

1. 生命第一原则

不要把心理危机干预作为孤立的干预措施，心理危机干预是医疗救援工作的一个组成部分，应该将心理危机干预与整体救灾工作有机地结合起来，以促进社会稳定为前提，要根据整体救灾工作的部署，及时调整心理危机干预工作重点。在进行心理危机干

预时，若发现受灾人群有影响自身安全的因素，如由于丧失亲友的痛苦而致消极观念，这时要把这些重点高危人群作为重点关注对象，加入精神科医生的参与，必要时进行药物治疗。

2. 合理化原则

该原则强调在应激干预活动中，建立一个心理创伤后调整的一般模式，涵盖在这种模式下的任何想法和情感都是正常的、合理的，避免受灾人员由于对心理危机干预的误解而认为自己患了严重的疾病。

3. 适时性原则

心理干预一定要适时，以期达到事半功倍的效果。在灾害事件发生初期（1 周至 2 个月）、中期（2 个月至 6 个月）、后期（6 个月以上）都有不同的心理危机干预内容，否则难以达到预期的效果。

4. 协作性原则

以科学的态度对待心理危机干预，明确心理危机干预是医疗救援工作中的一部分，而不是"万能钥匙"。心理危机干预要充分地调动受灾人群个体的内在动力，因为心理危机干预是通过咨询师和受灾人群一起去分析心理应激感受及应对措施，需要咨询师和个体协作，共同努力才能解决心理应激产生的各种心理障碍。

5. 个性化原则

个体在遭受急性应激后恢复的过程具有独特性，Weybrew 等早在 1967 年就指出人类应激反应非常复杂，个体的反应就如其手印一样与众不同。该原则的启示是危机干预者应考虑到每个个体的独特性。对有不同需要的受灾人群应在综合应用干预技术的基础上，实施分类干预，针对受灾者当前的问题提供个体化帮助，严格保护受助者的个人隐私，不随便向第三者透露其个人信息。

6. 人本化原则

以人为本的心理治疗思想是著名心理学家马斯洛首先创立的，他要求发挥人的主观积极作用。

三、心理危机干预的时间及对象

（一）心理危机干预的时间

心理危机干预的时间一般在危机发生后的数小时、数天或是数周。

（二）心理危机干预的对象

突发灾难事件中心理受灾人群大致分为五级，干预重点应从第一级人群开始，逐步扩展，一般性干预宣传教育要广泛覆盖五级人群。

第一级人群：灾难幸存者。

第二级人群：与第一级人群有密切联系的人群，可能有严重的悲哀和内疚反应，需要缓解继发的应激反应；现场救援人员（武警消防官兵、120 救护人员、其他救护人员）。

第三级人群：从事救援或搜寻的非现场工作人员（后援）、帮助进行灾后重建或康复工作的人员或志愿者。

第四级人群：受灾地区以外的社区成员，向受灾者提供物资与援助，对灾难可能负有一定责任的组织。

第五级人群：在临近灾难场景时心理失控的个体，易感性高，可能表现出心理病态的征象。

四、心理危机干预的模式

目前，国外常用的心理危机干预模式主要有以下几种类型，这些模式为不同的心理危机干预策略和方法提供了基础。

1. 平衡模式

平衡模式认为危机中的人通常处于一种心理或情绪失衡的状态，自身原有的应付机制和解决问题的方法不能满足需求。目的在于帮助个体重新获得以前的平衡状态，主要适用于早期干预。

2. 认知模式

认知模式认为心理危机主要来源于对灾难和创伤的错误思维和信念，通过校正错误的思维方式，尤其是改变非理性的认知和自我否定，个体能够获得对生活中危机的控制。认知模式适合于危机稳定后的干预。

3. 心理转变模式

心理转变模式认为人是遗传和环境相互作用的产物，危机是由心理、社会、环境等因素引起的。此模式的主要目的是评估与危机有关的内外部因素，帮助个体利用环境资源，寻求社会支持并调整自己的应付方式从而获得对自己生活的自主控制。

有研究者认为将这三种模式整合在一起，形成一种统一的、综合的模式对进行有效的心理危机干预是很有意义的。

五、心理危机干预的注意事项

（一）资质认可

进行心理干预的人员包括精神科医生、精神科护士以及获得心理咨询师资格的人员，避免由于缺乏专业水平而给受灾人员造成二次伤害。有的志愿者有非常热情的心理，怀着好奇、同情的心理去给受灾人员做心理咨询，而自己却没有系统的心理学知识，也没有心理干预技巧，而只是凭兴趣挖掘受灾人员的内心痛苦，这样将会给受灾人员带来二次伤害。

（二）灾难发生后的工作策略

心理危机干预应该以团队开展工作，要与当地政府部门联系，争取当地政府部门的配合，了解灾区的基本情况，包括灾难类型、伤亡人数、躯体损伤情况、政府部门的救援计划和实施情况，并以此制定心理干预计划、详细的操作流程等，避免单独盲目地开展工作。

六、心理危机的护理干预

（一）建立良好的咨询关系

Granbeg 认为，做好细致的解释，与受灾者保持密切接触，建立良好的咨询关系，是最有效的治疗和预防创伤后应激障碍的措施。

1. 做好第一次接触

第一次接触是护士给受灾者留下首次印象的重要时机，良好的印象可以让受灾者愿意敞开心扉，说出自己的想法。

（1）以尊重、同情和乐于助人的态度主动接触受灾者。

（2）恰当的称呼能够拉近彼此的距离和增加亲近感，同时，恰当的称呼应符合对方的身份和心理需要，并体现足够的尊重。

（3）主动自我介绍，说明目的，询问受灾者是否愿意交谈，并诚恳地解释你希望了解是否有任何事情是你能做的。

2. 带有同理心的沟通

护士在沟通过程中应进行换位思考，设身处地、将心比心地站在对方立场上体会和考虑问题，这对建立良好关系十分必要。如与儿童沟通时，弯下腰，使用孩子能听得懂的语言，可借助玩具、图画等方式吸引其注意和兴趣；与老年人沟通时，俯下身，注意语速慢一点，语调高一点，语音柔一点，时间不宜过长。护士要尽量使自己的非言语行为与受灾者保持一致，如摆出与其相似的身体姿势，包括头颈部的角度，肩膀、手臂和手的位置，身体的高度等，使对方感受到被尊重和接纳。在适宜的情况下，身体接触的方式，如拥抱、抚摸等动作，能更准确、真实地传递出关爱的信息。

3. 掌握受灾者的心理变化过程

受灾者可能会出现焦虑、抑郁、恐惧、依赖、烦躁、愤怒、敌意等情绪反应，或挑剔、攻击等行为。护士应给予更多的理解和宽容，帮助其认识和接纳痛苦的情感，鼓励充分表达。

（二）灾害心理危机护理评估

危机评估在整个心理危机干预过程中起十分重要的作用。护士必须在短时间内通过评估迅速准确地了解个体的危机情境及其反应，这是进行整个危机护理干预的前提。

1. 主要评估内容

视情况运用行为观察、开放式会谈或简单心理测验，对个体的情绪、认知、行为和躯体症状等方面进行评估。因为是快速筛查和评定的程序，所以应力求简洁，主要抓住以下几项核心内容。

（1）情绪评估：情绪异常是患者心理失衡、导致危机状态的主要问题。确认个体在危机状态中表现出的情绪类型（是否有紧张、焦虑、抑郁、悲伤、恐惧、愤怒、失望、敌对、过度兴奋等），比如可以提问："您的感受如何？您是如何表达这种感受的？"

（2）认知评估：确认个体是否因注意过分集中于悲伤事件，而导致记忆和识别能力下降，是否有非理性和自我否定的信念（如自责、无用感、夸大、以偏概全、非黑即白思维等），了解个体对危机真实性的认识，评估解释是否合理。

（3）行为评估：主要评估应激水平和应对能力。确认个体是否有退缩、依赖等表现，是否对前途悲观失望、漠视他人的关心和帮助甚至发生严重的破坏行为（如酗酒、自杀等）。心理应激水平的评估是对个体心理应激严重程度，以及对自己或他人危害程度的评估，主要包括：①评估个体是否丧失了原有的社会功能，是否与周围的环境隔绝或者离开原先所处的自然、社会环境。主要观察个体是否能够正常生活，是否具备基本生存能力，以及是否自我封闭或逃避。②评估个体是否存在生命危险，即是否出现自我伤害、冲动攻击以及伤害他人的倾向。主要观察个体言语交谈中是否流露出轻生的念头，是否容易与人发生争执，以及是否对他人进行过言语或者身体攻击等。

以下问题可以帮助采取建设性的行动："如果过去发生类似的事情，你会采取哪些有利行动？""为摆脱最困难的处境，你现在能做什么？""如果现在可以联系的话，你觉得哪些人能给你提供帮助和支持？"

（4）躯体症状评估：确认个体是否有躯体不适，如心悸、头痛、食欲不振、呼吸困难、失眠、胸部梗塞感等。

护士在展开评估时，应当坚持如下原则：①在建立了双方良好关系的基础上尽快完成；②评估应贯穿心理干预的始终；③应考虑评估对象的社会文化差异。

2. 主要评估工具

灾害事件后心理危机评估中使用的评定量表主要有以下三类：①创伤性症状评估量表：用于评估与灾害事件直接相关的症状，如40项创伤症状清单（TSC-40）、创伤后应激障碍（PTSD）症状清单；②一般心理健康状况评估量表，如90项症状自评量表（SCL-90）、焦虑自评量表（SAS）、抑郁自评量表（SDS）；③个体易感性和社会资源评估量表，如明尼苏达多相人格调查表、简易应对方式问卷、社会支持评定量表。这里只简要介绍PTSD症状清单，其余请参考相关书籍。

创伤后应激障碍症状清单（PTSD checklist-civilian version，PCL-C）：采用17项版本，由美国精神障碍诊断和统计手册第4版（DSM-Ⅳ）中有关PTSD的诊断标准构成，是国际公认的具有良好信度和效度的PTSD筛查问卷。每一条目均按1~5分5级评分，将各条目评分汇总后得到总分。总分为17~85分，分数越高，PTSD发生的可能性越大。若受试者总分大于或等于50分，则诊断为PTSD的可能性大，为筛查阳性。该量表包括三组症状群：B组（再体验症状）共5个条目，1条或1条以上阳性者（每条症状评分大于或等于3分者为阳性）判为阳性；C组（回避麻木症状）共7个条目，有3条或3条以上阳性者判为阳性；D组（高警觉症状）共5个条目，有2条或2条以上阳性者判为阳性（表8-1）。

表8-1 PTSD症状清单

条 目	没有	轻度	中度	较大	严重
1. 反复闯入的痛苦回忆	1	2	3	4	5
2. 反复痛苦地梦到事件	1	2	3	4	5
3. 似乎正在重现创伤事件的动作或感受	1	2	3	4	5
4. 强烈的心理痛苦和烦恼	1	2	3	4	5
5. 强烈的生理反应	1	2	3	4	5
6. 努力回避事件的思想、情感	1	2	3	4	5
7. 回避引起回忆的活动、地点、人物	1	2	3	4	5
8. 忘记创伤的重要部分	1	2	3	4	5
9. 明显的兴趣减退	1	2	3	4	5
10. 感觉和周围的人隔离	1	2	3	4	5
11. 情感变得麻木	1	2	3	4	5
12. 对未来无远大设想	1	2	3	4	5
13. 入睡困难或睡眠很浅	1	2	3	4	5
14. 易激惹或易发怒	1	2	3	4	5
15. 注意难以集中	1	2	3	4	5
16. 过分警觉，没有安全感	1	2	3	4	5
17. 过分的惊吓反应	1	2	3	4	5

（三）制订灾害心理危机护理计划

根据评估结果，拟定相应的护理问题，如恐惧、精神困扰、有自伤或自杀的危险、感知障碍、无助感、绝望、个人应对无效、焦虑、抑郁等。按照问题的轻重缓急，排列出首优、中优及次优的心理问题，制定符合个体实际情况的灾害心理危机护理措施。

1. 首优心理问题及护理措施

直接威胁他人或自己生命，需要立即采取行动去解决的心理问题属于首优心理问题，如经不住强烈的刺激而出现攻击他人、自伤、自残、自杀行为。对此需要作出快速果断的决策，制定紧急心理干预等相应心理护理措施。

2. 中优心理问题及护理措施

虽不直接威胁生命，但也能导致情绪变化的心理问题属于中优心理问题，如长期伴有怀疑、反应迟钝等认知狭窄的表现，以及非合理化、回避等防卫反应。需制定"提供心理支持干预"等心理护理措施，以预防未能度过危机而出现心理障碍。

3. 次优心理问题及护理措施

与此次受伤关系不大，不属于灾难所反应的心理问题属于次优心理问题。需制定"提供心理健康教育和咨询"等心理护理措施。

（四）实施灾害心理危机护理干预

这是执行和完成灾难心理护理计划的过程，是为解决个体心理问题，恢复心理平衡，提高心理健康水平所进行心理护理的具体行动过程。

1. 紧急心理危机护理干预——心理急救

心理急救（psychological first aid）是由经验引导的帮助儿童、青少年、成人和家庭克服灾难造成直接后果的标准方法。心理急救的设计旨在减轻灾难事件所带来的初期痛苦，而增强短期和长期的适应和应对能力。

心理急救涉及寻求支持、提供支持、安定人心、确保安全、安慰和沟通。在此阶段不适合探索心理反应，应该寻求并提供所需必要信息以便采取适当的行动。

（1）提供人性化的安慰和支持是心理急救最重要的组成部分。与受灾者相处，保护他们远离进一步的伤害，确保满足其基本需求，对其经历表达同情与认可。

（2）尽可能保护受灾者远离进一步的威胁或痛苦，提供一个安全的环境至关重要。

（3）把满足基本生命需求放在优先位置，立即进行，如提供水和食物、温饱及住所。一旦需要应当给予医疗救助。

（4）为实际工作提供目标导向和支持。急性创伤期的活动应使受灾者在活动中扮演有助于恢复自身功能的积极角色，应尽可能地鼓励其参与简单但有用的活动。

（5）帮助与亲人分离的受灾者家庭团聚。

（6）组织受灾者交流经验。

（7）建立受灾者与支持系统的联系。急性期过后这些系统将接管对受灾者的服务并提供随访和后续援助。

（8）帮助受灾者建立控制意识。受灾者会经常感到无助和无力，为他们提供重新获得自尊感和对生活的控制感的机会至关重要。

（9）确认进一步咨询和干预的需求。

2. 常用心理危机干预技术

（1）对普通人群：普通人群指受灾人群中经过评估没有严重应激症状的人群。对他们应采用心理危机管理技术开展心理危机管理。主要包括：

1）妥善安置，避免过于集中。在集中安置的情况下实施分组管理，最好由相互熟悉的受灾者组成小组，并在每个小组中选派小组长，作为与心理救援协调组的联络人。对各小组长进行必要的危机管理培训，负责本小组的心理危机管理，以建立起新的社区心理互助网络，及时发现可能出现严重应激症状的人员。

2）调动各方力量参与。与当地民政部门、学校、社区工作者或志愿者组织等负责受灾者安置与服务的部门或组织建立联系，并对他们开展必要的培训，让他们协助参与、支持心理危机管理工作。

3）媒体宣传。利用大众媒体向受灾者宣传心理应激和心理健康知识，宣传应对灾难的有效方法。

4）保持信息通畅，及时反馈。心理救援协调组应该积极与救灾指挥部保持密切联系与沟通，协调好与各个救灾部门的关系，保证心理危机管理工作顺利进行。对在心理危机管理中发现的问题，应及时向救灾指挥部汇报并提出对策，以使问题得到及时化解。

（2）对重点人群：重点人群指受灾人群中经过评估有严重应激症状的人群。对他们应采用陪伴与支持、情绪管理、团体心理咨询、认知－行为疗法等开展心理危机救助。

1）陪伴与支持的技术要点。

①倾听与理解：以理解的心态接触重点人群，认真倾听，并做适度回应，不要将自身的想法强加给对方。倾听是建立良好关系的基本要求，它既可以表达对当事人的尊重，同时也能使对方在比较宽松和信任的氛围下诉说自己的烦恼。倾听不仅要用耳，更要用心，不但要听懂当事人通过语言、表情、动作所表达出来的东西，还要听出其在交谈中所省略的和没有表达出来的内容或隐含的意思，甚至是当事人自己都不知道的潜意识。在倾听的过程中还要注意不要急于下结论，作出道德上或正确性的判断，也不要轻视当事人的问题，随便干扰或者转移当事人的话题。正确的倾听要求护士以机警和共情的态度深入到当事人的感受中去，细心地密切注意当事人的言行，注意对方如何表达问题，如何谈论自己及与他人的关系，以及如何对所遇问题作出反应等。

②增强安全感：通过积极关注、支持等方式使个体建立安全感，减少重点人群对当前和今后的不确定感，使其情绪稳定。

③释疑解惑：对个体提出的问题给予关注，积极通过各种途径让个体了解最新动态；对个体提出的问题积极解释和确认，减轻疑惑。

④实际协助：给重点人群提供实际的帮助，协助重点人群调整和接受因灾难改变了的生活环境及状态，尽可能地协助重点人群解决面临的困难。

⑤重建支持系统：帮助重点人群与主要的支持者或其他的支持来源（包括家庭成员、朋友、社区的帮助资源等）建立联系，获得帮助。

⑥联系其他服务部门：帮助重点人群联系可能得到服务的其他部门。

2）情绪管理的技术要点。

①放松训练（relax training，RT）：个体在干预者的指导下进入放松状态后，会出现全身骨骼肌张力下降、呼吸频率和心率减慢、血压下降、大脑皮质唤醒水平下降、皮肤温度升高、胃肠运动和分泌功能增强等生理变化。通过调整大脑皮质和内脏器官功能，达到修复自主神经系统功能和克服焦虑等情绪障碍的效果，包括呼吸放松、肌肉放松、想象放松。分离反应明显者不适合学习放松技术（分离反应表现为：对过去的记忆、对身份的觉察、即刻的感觉乃至身体运动控制之间的正常的整合出现部分或完全丧失）。

呼吸放松又称为腹式呼吸放松技术，简便易行，可自己操作。选择坐、卧、站等各种姿势均可加以练习。操作要领如下：闭眼想象自己身处佳境，缓慢地通过鼻孔呼吸，将注意集中在肚脐下方三横指处，右手轻放于上。呼吸的同时想象着空气进入肺部的情况，通过右手感受腹部的涨落起伏运动。缓慢吸气，不要强迫，从一默数到五直到气体充满肺部。屏气5～10秒，感觉新鲜氧气逐渐向全身充分扩散。缓慢呼气，同样不要强迫，从五默数到一，将胸腹内的浊气一吐而尽，停15秒。如此反复进行多次，直到消除紧张，达到放松的状态。

想象放松和肌肉放松技术较复杂，程序上也有更多注意要点，需要在干预者的指导下进行（见附录一）。

②适度的情绪释放：运用语言及行为上的支持，帮助重点人群适当释放情绪，恢复心理平静。在沉痛的打击下，能落泪甚至大哭是件好事，试着表达、发泄出自己的感受，就有机会从伤痛中恢复过来。如果强迫自己压抑各种负性情感体验，反而会造成紧张、压抑以及身体的不适。因此，大声地哭出来、喊出来是重要的宣泄方式。幸存者对死难者的祭奠或者举行具有祭奠意义的活动，比如把想对死去亲人说的话写在风筝上放飞，或者埋葬小纸条，或者在石头上刻字，或者画画等，通过这些活动表达幸存者的各种情感，这也是宣泄情感的一种很好的方式。对愿意作为志愿者的成人幸存者，给他们安排一些任务，比如分发食物、帮助更需要帮助的人，使他们在助人的过程中发泄缓解自己的内疚、自责等负性心理，这无疑对受灾人员宣泄具有良好的效果。

3）团体心理咨询的要点。

团体心理咨询是指在团体情境下通过提供心理援助与指导来减轻灾难对重点人群造成的精神伤害的咨询形式，对象自愿参加。开展团体心理咨询时，应按不同的人群分组进行，如住院轻伤员、医护人员、救援人员等。

①目标：在灾难及紧急事件发生后，为重点人群提供心理社会支持。同时，鉴别重点人群中因灾难受到严重心理创伤的人员，并提供到精神卫生专业机构进行治疗的建议和信息。

②过程：

首先，了解灾难后的心理反应。了解灾难给人带来的应激反应表现和灾难事件对人的影响程度，也可以通过问卷的形式进行评估。引导重点人群说出在灾难中的感受、恐惧或经验，帮助重点人群明白这些感受都是正常的。

其次，寻求社会支持网络。让重点人群确认自己的社会支持网络，明确自己能够从哪里得到相应的帮助，包括家人、朋友及社区内的相关资源等。画出能为自己提供支持和帮助的网络图，尽量具体化，可以写出名字，并注明每个人能给自己提供哪些具体的帮助，如情感支持、建议或信息、物质方面等。让重点人群确信自己可以从外界得到帮助，有人关心自己，可以提高重点人群的安全感。给儿童做心理辅导时，目的和活动内容相同，但形式可以更灵活，让儿童画画、捏橡皮泥、讲故事或写字。要注意儿童的年龄特点，小学三年级以下的儿童可以只画出自己的需求网络，不用具体化。

最后，提供心理健康教育。提供灾难后常见心理问题的识别与应对知识，帮助重点人群选择积极的应对方式；强化个人的应对能力；思考采用消极的应对方式会带来的不良后果；鼓励重点人群有目的地选择有效的应对策略；提高个人的控制感和适应能力，从而恢复正常生活。讨论在灾难发生后，都采取了哪些方法来应对灾难带来的反应。应多跟亲友或熟悉的人在一起，积极参加各种活动，尽量保持以往的作息时间，做一些可行且对改善现状有帮助的事等，避免不良的应对方式（如冲动、酗酒、自伤、自杀）。注意儿童的年龄特点，形式可以更灵活，让儿童以说、画、捏橡皮泥等多种方式展示自己的应对方式。鼓励儿童有规律地生活，多跟同伴、家人等在一起，要善于用儿童使用的语言来传递有效的信息。

4）认知－行为疗法的要点。

认知－行为疗法是一组通过改变思维和行为来改变不良认知，达到消除不良情绪和行为的短程心理治疗方法。其中有代表的是唐纳德·梅肯鲍姆（Donald Meichenbaum）的认知－行为疗法（CBT）。认知－行为疗法具有以下特点：

①求助者和咨询师是合作的关系；

②假设心理痛苦在很大程度上是认知过程发生功能障碍的结果；

③强调改变认知，从而产生情感和行为方面的改变；

④通常是一种针对具体的和结构性的目标问题的短期和教育性的治疗。

认知－行为疗法具体包括：

一是建立咨询关系。良好的咨询关系是心理干预的重要前提，心理干预者与被干预者双方要建立融洽的、平等的、相互信任的治疗关系，这对心理干预效果起着举足轻重的作用。

二是确定咨询目标。认知－行为疗法认为错误的认知和观念是导致情绪和行为的根源，因此，咨询的根本目标就是要发现并纠正错误观念及其赖以形成的认知过程，使之改变到正确的认知方式上来。

三是确定问题。确定问题的过程多采用提问和自我审查的技术。所谓提问，就是由咨询师提出某些特定的问题，把个体的注意导向与他的情绪和行为密切相关的方面。这些提问引发出个体忽略了的问题。所谓自我审查，就是鼓励个体说出对自己的看法，并对这些看法进行细致的体验和反省。咨询师通过特定的问题，指导谈话方向，使个体注意到被他忽略了的经验，由于这些经验就是求助者当前不适应情绪和行为的认知基础，因此这些经验重新加以体验和评价就能使个体很快发现自己的认知过程是不符合逻辑的。而一旦他能认识到这一点，他也就有可能从这种不合理的认知框架中摆脱出来。

四是检验表层错误观念。所谓表层错误观念又称边缘性错误观念，就是指求助者对自己的不适应行为的一种直接、具体的解释。例如，受灾者把亲人的死归咎为自己的原因，认为"如果不是我叫他去，他就不会死"，这种解释所包含的就是表层错误观念。

五是纠正核心错误观念。核心错误观念往往表现为一些抽象的与自我概念有关的命题，比如"我毫无价值"等，它们并不对应具体的事件和行为，也难以通过具体的情景加以检验。这就需要使用一些逻辑水平较高的、更抽象的技术进行纠正。例如，可以运用"灾变祛除"的方法，通过严密的逻辑分析使求助者认识到他对事件不良后果的可能性估计过高，过分夸大灾难性后果，从而祛除这种夸张性的认知。也可以通过"重新归因"，对个体非现实的假设作严格的逻辑判断，使他看到自己思维的不现实性，从而作出对挫折和失败更为客观现实的归因。而通过"认知重建"，则可以使个体学会如何正确使用思维工具来代替非逻辑的认知。

六是进一步改变认知。认知理论认为：认知过程决定着行为的产生，同时，行为的改变也可以引起认知的改变。错误的认知观念导致不适应的情绪和行为，而这些情绪和行为反过来影响认知过程，给原有的认知观念提供证据，使之更为巩固和隐蔽，使个体的问题越来越严重。因此，在认知－行为疗法中，往往通过行为矫正来改变不合理的认知观念。

七是巩固新观念。通过布置作业的方式，让个体不停地复习，巩固新观念，摒弃旧的不合理的观念。

（五）评价灾害心理危机护理效果

护士通过观察、交谈以及使用量表等方法对个体进行心理危机评估，以了解干预效果，并根据评估结果及时调整干预方案。

第三节　灾害救援人员心理危机及其干预

灾害救援人员通常是指抢险队员、救援队员，包括军队官兵、消防战士、警察、医务人员、地质专业人员、媒体工作者、志愿者。他们承担灾后救援、重建、清场等工作，同时要在艰苦条件下持续不断地长时间工作，暴露于大规模死亡和可怕的场景中，忍受惊吓或其他各种令人难受的环境。作为亲临前线的各个行业的救助者，目睹受灾者痛苦的情绪、肢体支离破碎的死亡现场，他们会感到震撼、错愕、内心疲惫，甚至爆发愤怒。如果得不到适当的帮助，救援人员可能会出现各种各样的心理问题，因此，对他们进行适时的心理危机干预是非常必要的。

一、救援人员的心理压力源

（一）灾难本身

（1）个人的伤害：处于恶劣的环境中，面临伤害或死亡威胁。

（2）创伤性刺激：接触过多死难者尸体和濒死者。研究证实，看到尸体，特别是反复看到死难儿童的尸体是最主要的应激源，救援人员从感官上受到与死亡有关的刺激，以及对死者身份的确认都是一些重要的应激源。

（3）救援失败或未达到预期效果：未能很好地完成救灾任务的挫败感。

（二）职业方面

（1）职业压力：包括任务要求、时间压力或工作负荷过重。

（2）职业倦怠：情绪长时间混乱的情况和生死攸关的决策所造成的生理或情绪衰竭。

（3）工作环境恶劣：如工作风险、有限的人力资源、恶劣的气候等。

（三）组织方面

（1）角色冲突：救援人员不能确定他们在灾害中所负的责任，彼此角色模糊，当面对来自媒体或大众等其他人员的要求时，会产生角色冲突。

（2）连锁命令：多个救援机构都和危机事件有关系，难以确定谁该负责。

（3）组织冲突：包括组织内或组织间的资源、责任或任务分配方面的冲突。

除以上与救援工作直接相关的压力外，救援人员同时还承受着来自自身及家庭的压力，如无法照顾家人、不能承担家庭责任等。

二、救援人员的心身反应

灾害救援人员也是普通人，在灾害或创伤性情境中，遇到严重或长时间的负性刺激，也会出现各种心身反应，这可能是对异常情况的正常反应，多数人会随着压力源的解除和时过境迁恢复稳定。救援人员可能产生的反应有：

（一）生理反应

常见的生理反应有：头痛、头晕、失眠、入睡困难、睡后噩梦、体能下降、容易疲乏、脱水、体重减轻等，有时伴有心悸、呼吸急促、窒息感、手脚发凉或麻木、发抖、肌肉抽搐、食欲下降、消化不良、腹痛、腹泻等。

（二）心理反应

1. 情绪反应

在灾害的刺激下，个体总是会伴有明显的情绪变化，如恐惧、焦虑、抑郁、罪恶感、茫然、难过、挫败感、悲痛、愤怒、紧张、麻木、害怕、失落、沮丧、无助感等。

2. 认知反应

可能出现的认知反应有：感觉迟钝或过敏、注意不集中、大脑反应迟钝、思考与理解困难、记忆力变差、操作和判断失误增多、对工作和生活失去兴趣、否认、自责、不幸感、无能为力感、不信任他人等。

3. 行为反应

可能出现遇事退缩、逃避、骂人、喜欢独处、常想起受灾情形、过度依赖他人、出现下意识动作、坐立不安、强迫、举止僵硬、拒食或暴饮暴食、酗酒等异常行为；严重的甚至导致精神崩溃，出现自伤、自杀等异常行为。

如果一系列的心理反应过于强烈或持续存在，在原有的生物学因素基础上，就可能导致精神障碍，如急性应激障碍（ASD）、创伤后应激障碍（PTSD）、适应障碍、焦虑症、抑郁症等。

另外，心理卫生专家指出，救援人员极可能因为长期参与救灾、持续接触尸体、过分与罹难者共情，而出现替代性创伤（vicarious trauma）。替代性创伤是救援人员与创伤事件的生还者长期一起工作、对创伤经历感同身受所造成的。

三、救援人员的心理干预护理对策

救援人员的心身反应多是对异常情况的正常反应，但如果救援人员不了解甚至否认自己的压力源和各种反应，不能得到适时处理，当积累到一定程度时极有可能出现与受灾者相同的应激症状，甚至会出现心理异常或心理障碍，严重影响身心健康与生活适应。

（一）组织管理体系方面

1. 合适的培训

出发前进行心理保健知识讲授，让救援人员知晓灾害中可能遇到的情况以及如何应对，掌握心理卫生的基本技巧，提高心理素质。

2. 重视个人的生活安排

适当轮班，尽可能保证救援人员正常饮食、睡眠和休息，保持和家人联系等。避免不必要的伤害，如果可能，尽量不去其他灾难现场。

3. 团队工作

与经验更丰富的同事结成安全互助小组一起工作，加强同事间的交流，提高组织内部的协作互助精神。

4. 合理分工，适度激励

救灾机构安排符合个人专业能力的工作任务，提升救援工作的神圣感、成就感、价值感。工作结束后，给予总结、表彰和奖励活动有利于提高救援人员的心理健康水平。

5. 给予有效的心理支持

现场配备心理卫生专业人员，在团队中开展心理咨询服务。救援工作结束后进行正规的心理辅导。

（二）有效的心理干预护理

1. 心理危机干预的一般策略

（1）提供社会情感支持。救援人员的社会支持系统一般由亲属、战友、同事、同学、朋友构成，可以为他们提供亲情、物质和信息上的支持，分担困苦和共渡难关。但是，当突发灾难出现后，人们依赖的社会支持系统已经不足以抵御灾害。因此，获得来自组织和外界的支持非常重要。情感支持的实施，要首先认同救援人员在救援过程中累积的消极情感变化，即在心理上变得茫然失措，出现各种非理性情绪和非理智思维。护士应视此种心理反应是正常的，及时给予安慰、同情、支持和开导，可极大缓解其心理压力，使其产生被理解感和被支持感。

（2）提供准确信息。在突发灾难来临之际，救援人员虽然身在现场，但也会由于不了解全局的信息而产生消极情绪。对某种信息或某种事物的不确定状态正是焦虑和恐惧的唤醒因素，信息的透明则可减低焦虑或恐慌程度。救援人员随时能够接收到有关救灾的正面信息，有助于改善与消除其不良的情绪问题。

（3）作出适当保证。救援人员在突发灾难面前往往会产生明显的紧张、焦虑、恐惧、抑郁等负性情绪，为消除疑虑和错误认知，给其予心理上的支持和适当的保证是非常有益的。但这种保证必须建立在全面了解突发灾难的基础上，提出的保证要有足够的依据，使其深信不疑，这种信任感是心理干预取得成功的前提。

（4）提供有益的应对方法。救援人员往往在救援过程中由于高度的责任感而拒绝休息，高强度、高频度地进行救援活动，这样往往会加重其在救援活动中累积的情绪问题。强制休息、强制娱乐，可强行打断情感与事件的联系；鼓励其积极参与各种体育活动、读书学习等，可以转移注意；男儿有泪也轻弹，不要隐藏自我感觉，试着把自己的情感表达出来，与家人、朋友、同事一同分担痛苦、悲伤等情绪；不要勉强自己遗忘痛苦，伤痛停留一段时间是正常的现象，接受现实能减缓痛感；有困难时，不要犹豫，要向同伴和同事们提出，特别是向自己的组织提出，允许自己寻求支持，并接受他人提供的帮助；同时，还可以学习一些自我放松的心理学方法。

2. 紧急事件应激晤谈

紧急事件应激晤谈（critical incident stress debriefing，CISD）又称集体晤谈，是一种系统的、通过交谈来减轻压力的心理干预方法。紧急事件应激晤谈是通过减弱应激的急性症状来减轻创伤事件对人造成的不良影响，从而减少出现继发性精神疾病的风险。研究结果表明，对灾难救援人员应用紧急事件应激晤谈技术进行心理干预确实有所帮助（见附录二）。

附录一 放松训练

一、想象放松

想象放松又称注意集中放松技术，这一技术旨在将注意集中并聚焦于一个积极的意象上，有助于当事人摆脱对身心障碍症状的过度关注。

（一）指导语

现在请你闭上眼，想象自己此时正安静地坐在或躺在山坡的一片绿草地上。温暖的阳光照在你的肌肤上，你感到一阵阵温馨的爱抚，一条小溪从身边缓缓流过，青山滴翠，溪水清澈照人，和着山间花香的新鲜空气扑面而来。请在脑海里继续保持这幅心旷神怡的画面，并深深地吸一口气，又慢慢地呼出……专注于你在想象中的景象。

（二）操作要领

（1）保持不抵抗的心态，保持平静和深呼吸。

（2）仔细观察面前各式各样的树木花草，向干预者报告所看到的花的颜色、树的样子，并说出它们的名字。

（3）尝试嗅闻和聆听，向干预者报告空气中的花草香味和泉水叮咚的响声。

（4）想象自己的各个感觉通道都在感受这幅美景，浑身放松、心情舒畅，向干预者报告自己的身心体验。

（三）注意事项

（1）干预者的指导语可以随情境变化而适当调整，还可使用一些简单的道具配合训练，如芳香剂、熏香等。

（2）放松训练实施的环境尽量选在舒适、安静的场所。

（3）对于高度过敏或应激反应严重的救援人员要慎用此类方法，以免诱发更为严重的不安。

二、肌肉放松

肌肉放松是指在干预者的指导下，让个体有意识地去感觉主要肌肉群的紧张和放松，从而达到放松的目的。

（一）指导语

下面我们依序开始练习肌肉的紧张与放松。请注意：我说到哪个部位，你就把意念指向那里。当我说"用力"和"紧张"时，你就有意识地紧张那里的肌肉；我说"放松"，你就立即放松刚刚紧张收缩的肌肉。请跟随我的口令，一下一下地做。好，现在我们开始。

（二）操作要领

（1）手臂：将你的右手握成拳，攥紧些，再紧一些，然后感觉一下手和前臂的紧张状态，让这种感觉进到手指、手掌和前臂（暂停）。现在放松你的手，注意紧张和放松之间的感觉差异。你可以闭上眼睛再做一次，意识到那种紧张，再放松，让紧张感流走。

（2）肩：耸起你的肩部向耳部靠拢（左右分开做，每次只耸一个）。感觉和保持肩部的紧张（暂停）。现在让肩部放松。

（3）颈部：将头紧靠在椅背上。感觉颈部和后背的紧张（暂停）。现在放松，头向前、向下伸，感觉颈前部肌肉的紧张，然后放松。

（4）胸部：深吸气，充满你的胸腔，憋一会儿。感觉整个胸部和腹部的紧张状态（暂停）。现在放松。

（5）背部：将背往后弯曲，感觉紧张（暂停）。现在放松。

（6）腿部：伸直双腿，感觉腿部肌肉的紧张（暂停）。现在放松。

（7）脚部：现在注意小腿和脚，将脚尖尽量朝上指，使你的小腿肌肉绷紧，感觉脚部肌肉的紧张（暂停）。现在放松。

（三）注意事项

（1）肌肉放松的长远目标是使身体能够及时监督大量的控制信号，从而自动缓解不需要的紧张。

（2）在放松训练之前，先拿掉一些束缚的东西如手表之类。

（3）训练中要逐次将注意集中在每个肌群，包括手臂，脸和颈部，胸、肩、背、腹部，腿和脚。一个循环完成之后，再试着察觉哪些部位还比较紧张，然后对这个部位的肌肉继续进行放松训练。

（4）放松好了以后，留一点时间感受放松状态，这个时候可以给自己一些暗示。比如说，我现在从五数到一，数到一的时候我睁开眼睛，很清醒，很宁静。

附录二　紧急事件应激晤谈

一、紧急事件应激晤谈的操作步骤

紧急事件应激晤谈（CISD）是一种结构式的正式访谈，必须经过严格规范的操作过程，才能保证疗效。

第1期（介绍期）：主持者先做一个坦诚、开放的自我介绍，让被干预者了解和信任主持人，减少 CISD 过程中的阻抗而取得合作，同时要告知 CISD 的目标和规则。

第2期（事实期）：请被干预者轮流说出自己在灾区的所见、所闻、所嗅、所为。

第3期（感受期）：引导被干预者澄清他们在救援过程中的情感体验。大多数回答是"我感觉很不好受，但又说不清楚"，或"我很无能，眼看着那些孩子压在水泥板下面，可是救不出来"，或"我拼命挖，可挖出来的都是遇难者，真没劲"，多显示内心痛苦、无奈、自责、内疚等负性情感。

第4期（症状期）：请每一位被干预者描述自己的应激反应症状表现，如睡眠不好、食欲不振、情绪不稳、脑子里反复浮现遇难者受挤压变形的面容等。早期因过度劳累，被干预者入睡并不困难，但许多人会做噩梦，内容多是些毒蛇缠身、狼狗追赶、掉进黑色深渊或钻进黑色的棺材中等与死亡相关的梦境，常醒后一身冷汗。

第5期（辅导期）：告诉他们应激反应有哪些表现，强调所有这些感受和症状都是对灾难事件的正常反应。在解释噩梦时，使对象了解到每当人们遇到创伤事件时，常会在梦中重新经历与灾难和死亡相关的情境，这本身就是一种发泄，发泄是对死亡威胁的一种正常反应，是努力获取和重新掌握健康的一种信号。然后教他们学会以积极的方式去应对，应用深呼吸做放松训练，使用"安全岛"等心理学技术将内心深处的负性情感宣泄出来。

第6期（恢复期）：澄清、回答、解释一些可能被忽略或不太清楚的问题，对整个干预过程做总结。

二、紧急事件应激晤谈的注意事项

（1）明确CISD的目标：CISD的目标是公开讨论内心的真实感受，彼此给予支持和安慰，调动团体内部的积极资源，帮助消化创伤体验。

（2）规范CISD从业人员：CISD最好由精神、神经专业人员主持，主持者应具备应激反应的识别和处理能力，同时还要对人群有基本的了解。

（3）选择适当时机：危机干预的时机可在灾难发生后24～48小时，也可根据条件在数周内进行，一般不超过6周。

（4）整合晤谈方式：在晤谈过程中主持人既要参与其中，平等互动，更要保持悬浮的视角去观察每位发言者的情绪、感受、需求和动机，适当给予支持、鼓励和引导，并注意充分利用小组内部的积极效能因子去推动晤谈的进行。

（黄雪花　吴学华　申文武　李小麟）

参考文献

［1］时勘. 灾难心理学［M］. 北京：科学出版社，2010.

［2］Richard K. James，Burl E. Gilliland. 危机干预策略［M］. 高申春，等，译. 北京：高等教育出版社，2009.

［3］杨艳杰. 危机事件心理干预策略［M］. 北京：人民卫生出版社，2012.

［4］Blanchard E B，Jones-alexander J，Buckley T C，et al. Psychometric Properties of the PTSD Checklist（PCL）［J］. Behav ResTher，1996，34（8）：669-673.

［5］Nash W P，Watson P J. Review of VA/DOD Clinical Practice Guideline on Management of Acute Stress and Interventions to Prevent Posttraumatic Stress Disorder. J Rehabil Res Dev. 2012，49（5）：637-648.

［6］Wang R，Wang L，Zhang J，et al. The Structure of Acute Stress Disorder Among Chinese Adults Exposed to an Earthquake：is Dysphoric Arousal a Unique Construct of Acute Posttraumatic Responses? Scand J Psychol. 2012，53（5）：430-436.

［7］Kassam-Adams N，Palmieri P A，Rork K，et al. Acute Stress Symptoms in Children：Results from an International Data Archive. J Am Acad Child Adolesc

Psychiatry. 2012，51（8）：812—820.

[8] Kowalski J T，Kobs S，Zimmermann P，et al. Influence of Acute Psychological Trauma on Time Estimation Behaviour：a Prospective Pilot Study. J Neural Transm. 2012，119（10）：1205—1211.

[9] 安芹. 灾难救援人员心理干预中的经验分享技术［J］. 中国心理卫生杂志，2009，23（7）：461—465.

[10] 李功迎，张作记，戚厚兴，等. 紧急事件应激晤谈与危机干预［J］. 中华行为医学与脑科学杂志，2009，18（3）：220—221.

[11] Gros D F，Magruder K M，Ruggiero K J，et al. Comparing the Symptoms of Posttraumatic Stress Disorder with the Distress and Fear Disorders. J Nerv Ment Dis. 2012 Nov；200（11）：967—972.

[12] Barrera T L，Mott J M，Hofstein R F，et al. Ameta—Analytic Review of Exposure in Group Cognitive Behavioral Therapy for Posttraumatic Stress Disorder. Clin Psychol Rev. 2012，6；33（1）：24—32.

[13] Babić D. Posttraumatic Stress Disorder：Paradigm for New Psychiatry. Psychiatr Danub. 2012，24 Suppl 3：373—376.

[14] Fielden J S. Review：Management of Adjustment Disorder in the Deployed Setting. Mil Med. 2012，177（9）：1022—1027.

[15] Casey P，Doherty A. Adjustment Disorder：Implications for ICD—11 and DSM—5. Br J Psychiatry. 2012，201：90—92.

[16] Jäger M，Burger D，Becker T，et al. Diagnosis of Adjustment Disorder：Reliability of Its Clinical Use and Long-Term Stability. Psychopathology. 2012，45（5）：305—309.

[17] Fox J H，Burkle F M Jr，Bass J，et al. The Effectiveness of Psychological First Aid as a Disaster Intervention Tool：Research Analysis of Peer-Reviewed Literature From 1990—2010. Disaster Med Public Health Prep. 2012，6（3）：247—252.

[18] Kavan M G，Elsasser G N，Barone E J. The Physician's Role in Managing Acute Stress Disorder. Am Fam Physician. 2012，86（7）：643—649.

第九章　灾害护理的教育、研究及专业发展

第一节　灾害护理教育

随着灾害的频繁发生，人们的身心健康受到严重威胁，同时也对我国的灾害救援和护理提出了挑战。为应对随时可能再发生的灾害，保障人民的生命安全与健康，为我国灾害救援及国际援助提供人才储备，灾害护理教育已成为当前的重要课题。灾害护理教育是在护理人员具有基本的护理专业知识上进行的进一步提高有关灾害的救援知识水平的课程。

一、灾害护理教育的必要性

（一）灾后的护理需求不同

灾害频繁发生，其护理需求不同于常规情况下的护理。最近数十年自然灾害如地震、洪水、暴风雨等发生频繁，世界范围内自然灾害几乎每天都在发生。除了自然灾害，还有战争、恐怖活动等人为灾害。这些灾害威胁人类的生命，对人们的生活和精神造成重大影响。由于灾害的特点各异，使得灾害护理与以往开展的护理有很大差异。

1. 护理对象

护理对象不仅限于因为灾害受损、致残的个体，有严重心理问题的个体，而是面向所有的受灾人群。

2. 护理环境

（1）现场护理艰险：灾后需要现场急救，灾害常使灾区的生态环境遭到严重破坏，公共设施无法运行，交通、通讯中断，饮水、食物、药品缺乏，再加上次生灾害，工作环境艰险。重大灾害后，灾区医疗的基础设施大多会遭到破坏，平时医院常用的一些设施、设备可能都不能获得，比如印度洋海啸后，大型综合医院均处于瘫痪状态，管道氧、中心负压吸引等均无法使用，重症患者需转移到外地医院救治。

（2）护理环境广：包括灾害现场、医院、社区、转移交通工具上甚至国外等。

（3）护理环境变更：护理人员通常是在灾难发生时或灾难发生后才从各种不同的单位聚集奔赴灾区，在现场或灾区医院开展救治工作。

3. 护理时间

在灾害的四个时期中，都需要进行不同内容的灾害护理。特别是早期灾害护理必须争分夺秒，配合医生在灾后 24 小时内展开较为有效的救援，提高灾害伤员抢救的成功率。

4. 工作内容

灾难的种类和受灾情况不同，受灾者的伤害、病情也不一样，照护需求复杂。灾害早期，护理人员要进行伤病员的护理、转运、卫生宣教、灾区疫情防控以及恢复医疗秩序等工作；灾害中、晚期，除了对受灾者的疾病和伤残进行康复护理外，还需要护理人员对受灾者进行长期的心理疏导，以减轻其紧张和恐惧的程度，帮助他们心理康复，需要社区护理人员掌握灾害心理护理的知识与技巧；灾害静止期，要使居民具有灾害意识，适时进行防灾及避难的训练。

5. 需求量大

灾害严重威胁人类生命健康，受灾者短时间内出现大量的护理需要，并且可以维持较长时间。这些新增加的护理需要，不能通过提高护士内、外科护理和护理管理等护理知识和能力来满足，而是通过灾害护理教育来满足。

6. 效 果

灾害不仅影响人们的正常生活，而且威胁受灾者的生命安全和身心健康。及时有效的灾害护理可以达到较好的效果。

（1）在灾难发生后，医疗救护团队以最快的速度、最高的工作效率降低死亡率和伤残率，最大限度地挽救生命，保障人民的生命安全与健康。

（2）灾难是在瞬间发生的，可以导致多人伤亡并引起人们的恐慌。医疗救护及时和处理得当，对维护社会的稳定有着重要作用。

（二）护理人员是灾害医疗救援的主力军

护理人员是灾害医疗救援的重要力量，任何院内外的医学救援均伴随着护理活动的进行。灾害发生后，护理人员总是奋战在救灾的第一线。在"5·12"汶川大地震医疗救援行动中，全国有数千名护理人员奔赴灾区，自愿加入灾害的救援及护理。各种灾害如战争、大型传染病流行期间，护理人员进行着大量的救护工作。

（三）护理人员有灾害护理知识学习的需求

没有经过灾害护理学习和培训的护理人员在灾害外伤处理、大量伤病员的急救管理、疏散及临时庇护所内护理等方面明显不足，影响了对受灾者的救护。灾害护理学除了涉及医学外，还涉及灾难、管理、心理、气象、地质、建筑等多门学科。灾害具有突发性、群体性、复杂性和破坏性，使得接受传统急救护理教育和培训的护理人员很难在灾害护理中发挥更大的作用。"5·12"汶川大地震后对护理人员的调查发现，84.1%～91.8%参加过救援的护理人员认为自己缺乏灾害救援相关的理论、技巧等，需要进一步接受教育。Weiner 等对美国 348 所护士学校进行调查，发现其中 75%的受试者认为护理人员在灾难护理中准备不足。日本牧野典子的调查结果显示，静岗县内希望参加灾害培训的护理人员占 74％。

（四）增强护理人员灾害救援时自我防护能力和防灾意识的需要

护理人员作为投入到灾害现场的救助人员，暴露在有害环境中，造成人身伤害和心理压力的机会增加。护理人员必须经过学习，才能具有应对灾害危险因素的基本能力。例如，在严重急性呼吸综合征（SARS）发生时面对微生物感染的自我防护，地震建筑倒塌时如何逃生等知识技能。灾害护理教育在提高护理人员相关知识与技能的同时，还可以增强其防灾意识，这样才能对居民进行教育，也有助于护理人员有效地实施灾害护理。

总之，进行灾害护理教育不仅是现代护理学发展及培养合格护理人才的需要，也是提高灾害救援能力的有效手段之一，对我国社会及经济的可持续发展有着重要的意义。

二、灾害护理教育的目的与目标

（一）灾害护理教育的目的

1. 灾害护理教育的基本目的

（1）使护理人员掌握灾害的知识和信息，灾害护理基本的知识和技术；

（2）让护理人员认识到灾害是人与环境相互作用所产生的危机状况，养成灾害护理行为习惯；

（3）使护理人员明确发生灾害时自己的职责，能在发生灾害时开展有效的救护工作。

2. 不同教学内容及阶段的具体目的

（1）灾害护理基础教育的目的：

1）具备自我和周围人群备灾、减灾措施的知识；

2）发生重大灾害时能够在医疗机构中与其他医护人员一起参加灾害护理；

3）为进一步的灾害护理学习打下基础。

（2）灾害护理提高阶段教育的目的：

1）能够设立灾害现场救护站；

2）在医疗救援小组中与成员分工合作，实施救援。

（3）灾害护理实习的目的：

1）在实践中学习灾害时社区和医疗机构的急救医疗体制和护理管理；

2）在模拟灾害中学习危机管理方法。

（二）灾害护理教育的目标

1. 灾害护理教育的基本目标

灾害护理教育的培养目标是其价值和思想观念的选择与体现，规定其教育方向性的总体要求。我国多位专家学者对灾害护理的基本目标提出了各自的观点，总结如下：

（1）学习灾害护理基本的知识、技术与态度，主要包括：对灾害护理的基本认识、灾害护理的系统评估和护理服务、脆弱人群及其家庭的护理、灾害心理危机与护理干预、灾害情境中的护理管理及灾害伦理学。

（2）在强化灾害紧急救援能力的同时，还要注重培养灾害预防及基层护理人员在灾害中远期进行护理的能力。

（3）维护受灾者的生命与健康。

（4）促进专业发展。

灾害护理学教学的最终目标是培养出一批能应对突发灾难事件、满足医疗救援需要的高水平护理人才。

2. 灾害护理教育的具体教学目标

由于使用教程、注重方向等的差异，不同护理学院灾害护理的具体教学目标也有所不同。

（1）灾害护理基础教育的目标：了解灾害的概念；了解国内外灾害发生情况；熟悉灾害救援中的灾害护理；熟悉灾害带来的常见身体损伤、心理问题等；了解灾害护理的特殊性，自我防灾，社区共同备灾和减灾等。

（2）灾害护理提高教育的目标：训练提高灾害急性期护理的评估能力、基本急救技能，了解灾害救护小组的派遣机制等。

1997年日本神户市设置了短期灾害护理课程，其教学目标是：①理解灾害的概念；②理解灾害导致的系列变化、受灾者的生活及健康问题；③通过阪神·淡路大地震，理解保健、医疗和福利等网络及其相应的活动意义；④学习灾害必要的护理技术；⑤明确灾害时护理人员的职责与作用，并了解今后灾害护理相关的研究课题。

长崎县立シーボルト大学提出的灾害护理具体的实习目标是：①使学生理解急救复苏的理论，掌握基础生命支持期和进一步生命支持期的处理；②理解灾害时的管理体制和护理管理；③能进行受灾者的身心护理；④理解灾害日常护理中的危机管理。

美国在完成灾害护理课程的培训后，要求护理学生达到的目标是：①能够评估灾害后个体和人群的健康需要；②了解在大量伤亡灾害护理中护理人员的角色；③对受灾害影响的个人、家庭、群体和社区实施护理；④分析当代文化并且研究其与灾害事件的相关性；⑤分析灾害冲击的社区和国家灾害的特征（即生态学、社会、政治、恐怖主义）；⑥具备备灾、灾害紧急应对和救援的组织和管理有关的基本护理能力。

三、灾害护理教育的内容探讨

（一）灾害护理教育的内容与其他学科的交叉

灾害护理与灾害医学、医学其他分支学科有着密切的联系。首先，灾害对个体的伤害可能涉及多个系统与器官，因此灾害护理与临床医学各科几乎都有关系。其次，灾害护理侧重院外的救护与管理，大部分工作在灾害现场进行，不具备院内急诊部门的大型设备和高级救护条件，其在现场救护方面与急救护理和军事医学有相似之处，但其工作策略、方式和方法与急救护理和军事医学均有所不同。再次，灾害护理与预防医学和公共卫生学密切相关，无论是原发疫病还是灾后继发传染病的预防控制，都离不开预防医学和公共卫生学的支持。最后，灾害对受灾者及救援者的心理带来影响，需要心理学的知识。灾害护理教育的内容与其他学科有交叉，同时也存在较大差异。

（二）灾害护理教育相关课程内容

灾害护理是医学的分支学科，具有医学的共性，又有其明显的特殊性。由于灾害对人类的影响具有突发性、破坏性和受害者呈群体性的特征，灾害护理教育应包括以下主要内容。

1. 灾害护理基础

灾害护理基础是灾害护理的其他护理知识的基础，主要包括灾害及灾害护理的基本概念、灾害分期、不同灾害发生情况及其带来的影响、灾害护理的特殊性、常见灾害救护时的护理、灾害常见疾病护理、灾害常见并发症护理、脆弱人群的护理及受灾者的营养护理等知识。其内容涉及灾害医学、公共卫生学和保健等。

2. 灾害急救护理

灾害急救护理是完成灾害救援与护理必须掌握的知识，包括灾害现场常用个体及社区评估知识与技能、急救技术（包括心肺脑复苏、止血、包扎、骨折固定、抗休克、气管切开、插管及解毒等）、伤员检伤分类、现场急救、自我防护设备的准备与使用、灾害常见损伤的护理等知识。其内容涉及急救护理、危重监护和健康评估等。

3. 灾害护理管理

灾害管理包括灾害的科学预测及预防、灾害管理预案的制定与执行、各种灾害（尤其是核辐射、化学、生物灾害）的处理原则、重大突发灾害事件应急管理（原则、途径和方法）、自然灾害预警与应急管理、城市突发事件与城市安全、处理灾害事件中各层次（中央、地方及基层）急救系统的协调与分工。灾害护理管理指从灾害预防到灾害救助的动员、财物及行政管理，一直伸延到实体与心理的重建，包括灾害救援医疗队的组建、灾区医疗站（临时医院）的编组与展开、后勤保障（如急救药品、器械管理，食品、物资管理）、人员管理（包括医疗队中护理人员的组织、协调、工作职责等）、手术室的展开、伤病员分类（现场分类、收容分类、后送转院分类的原则、方法及重点）和合理后送（包括伤员运送的时机和条件、要求、组织、体制、方式，以及转运过程中的救护和转院到达后的交接等）、救治机构的部署和接收医院的救治病区的紧急组建等。其内容涉及人际沟通学、现代管理学、军事理论等。

4. 灾害传染病护理

灾害传染病护理的主要内容是常见流行传染病的护理知识，涉及各种灾难性传染病的种类、传染病流行的特点、预防和控制传染病的方法和措施、护理及自我防护等知识。其内容涉及传染病、寄生虫、微生物等。

5. 灾害流行病学

灾害流行病学是运用流行病学和其他预防医学手段,对灾害及其诱发疫病规律进行研究。对防止灾后大疫发生,促进灾后防护工作及灾后重建工作的顺利进行有重要意义。其内容涉及临床流行病学、预防医学、卫生学和统计学等。

6. 灾害心理护理

灾害事件对公众造成不同程度的心理影响,严重者可能引发混乱,威胁社会的安全稳定。灾害心理护理主要包括对受灾者及救援者的心理评估,对灾害引起心理障碍的危机干预,心理康复。其内容涉及医学心理学、精神病学及健康评估等。

7. 灾害健康教育

在灾害的防备期及恢复期,健康教育是灾害护理工作的重点。内容主要包括灾害健康教育基础知识(不同灾害的预防、自救与互助的基本知识和技能)、健康教育方式与场所及效果评定。其内容涉及灾害医学及健康教育等。

8. 灾害人文学

灾难以其自身的特殊性对参与灾害医学救治的护理人员提出了特殊的人文要求。掌握灾害人文知识有利于灾后重建的顺利进行,有利于受灾人群从灾难的阴影中走出并回归到正常生活中,以达到生理、心理、社会的全面健康状态。其内容涉及社会医学、行为社会学、灾害伦理学(如在伤员量大,人力、物力有限时,重伤员不再无条件地比轻伤员优先处理,应尽可能抢救多数伤员的生命)、法学、外语、国际救护活动及跨文化护理等。

9. 灾害的自我防护

由于灾害现场的危险因素及严重灾害使交通、通讯、食物、饮水等中断,参与现场救援的护理人员也会面临生命危险及精神压力,需要进行自我身体及精神安全防护。内容包括不同灾害的自救、防护知识和技术、野外生存技术(攀登、游泳、悬浮等技术)及自我心理健康防护。

10. 灾害现场救护设施准备与使用

灾害的类型不同,其造成的伤害不同,需要的救护设施也不同。所以,必须根据灾害的类型提供相应的主要设施准备和保障。内容包括不同类型灾害救护设施的特点、准备、保障、管理(如地震灾害以机械伤为主,主要以外科救援设施为主;洪水灾害及传染病大流行以疫病为主,主要以内科和传染科救治设施为主)和使用。

(三)灾害护理教育课程设置

灾害护理课程是护理学校为了实现灾害护理培养目标而规定的教育内容及其进程,不同学校的课程设置也有所不同。

1. 日本大学灾害护理教育课程

日本有 14 所护理大学独立设置了灾害护理学课程,其中课程命名为灾害护理学的有 5 所学校,其他 9 所学校的课程名称分别为灾害救援护理、红十字护理学、广域治疗学、灾害急性期护理论、成人护理学 Ia、灾害支援护理论和灾害护理系统论。学分数:

11 所学校为 1 学分，3 所学校为 2 学分。学时数：7 所学校为 15 学时，4 所学校为 30 学时，1 所学校为 45 学时，2 所学校分别为 13 和 14 学时。另外，日本还有 14 所学校设置了灾害护理的相关讲座或在社区护理学、成人护理学等课程中设置了灾害护理的相关内容，其学时数不等。个别学校的具体课程设置如下：

藏野短期大学设置的灾害护理学课程有：红十字概论（1 学分）、国际关系论（1 学分）、异文化交流（1 学分）、英语口语（1 学分）、灾害救护论（内容包含国际合作论、红十字会灾害护理论和急救法，2 学分）。

秋田短期大学设置了红十字概论、红十字活动论，均为 1 学分，介护福利学科设置了急救活动论（1 学分），护理学科在成人护理学中设置了部分急救和复苏的内容，还设置了人类文化学、世界历史、国际政治、国际关系论等以增进护理人员对不同文化、不同国籍的人的了解。

秋田短期大学从 1999 年开始，对入学的 4 年制护理本科生设置灾害护理论（选修，1 学分）作为专业基础课。千叶大学对 4 年制本科生开设了灾害和社区护理（选修，1 学分）。学生的学习内容为：灾害时社区居民的健康需求、护理人员的作用及护理活动相关的内容。

2. 我国灾害护理教育课程

我国少数医科学校和综合大学护理专业开始设置灾害护理的课程，除了临床医学知识（急救护理学、危重监护学）、卫生防御知识（预防医学、流行病学、传染病学、公共卫生学），以及医学基础课程（心理学、伦理学、社会学）等，其他与灾害护理知识密切相关的课程按照各自选择的教材不同而有差异，主要有灾害护理学、灾害医学、灾害学、备灾教育、灾害医学管理等，其中多数学校有关灾害教育的课程均为选修课。

四、灾害护理教育的课题

（一）灾害护理教育现状

1. 各个国家和地区灾害护理教育参差不齐

（1）日本最早开展灾害护理教育，目前教育体系日趋完善。1995 年阪神·淡路大地震，使部分日本大学认识到灾害护理教育的必要性，并于课程设置中加入灾害护理学。同时日本急救医学会护理分会还为培养急救护理专家开设了总计 810 学时的急救教育课程，为日本培养了大批的急救护理专家。2006 年一项对日本所有护理大学灾害护理教育的调查结果表明，近半数学校已开始重视灾害护理教育，并且灾害护理教育发展迅速。从 1999 年日本灾害护理学会的创建及灾害护理学会年会的召开至今，日本有关灾害护理学教育的研究逐年增多，内容涉及灾害护理的基础教育、继续教育、灾害实习及灾害教育管理等内容，教育方式及设施较齐备，其灾害护理教育体系也日趋完善。

（2）欧美部分灾害频发国家，逐步开展灾害护理教育。英、美、法等国家在大学已开设有关灾害医学、灾害护理的课程来培养、训练医疗救灾护理人员。调查结果提示，美国加利福尼亚州 2003 年有护理学部的 15 所大学，没有一所大学开设灾害护理学专业及课程，但是美国的"9·11"恐怖事件促进了美国灾害护理的发展。2005 年美国 53％的护理学院为提高护士应对公共卫生突发事件的能力和素质，开展了灾害护理的项目和课程，但仅有 4～5 学时。其教育方式包括讲解、灾害情景演练、模仿技能、课堂讨论、电器视听辅助、互联网查寻和不同学科专家的特邀报告等。

（3）韩国灾害护理教育逐步开展。在 1990 年韩国红十字看护大学新增急救及灾害护理课程以后，本科教育中增加相应内容的学校在不断增加。2005 年对韩国所有护理大学进行调查的结果显示，混合开设灾害护理和急救护理的占 36.7％，大都在成人护理学、社区护理学等课程中进行讲授。1995 年的三丰百货店倒塌事件，引起了人们对灾害管理的重视，并成为再一次审视灾害管理体系的契机。随着国民对灾害状况中出现的健康需求和护理需求的增强，最近一些大型医院自行开发培训项目，每年实施 1 次或 2 次"应对恐怖灾害训练"或"大批量患者应对训练"。

（4）我国灾害护理教育已经起步。我国自从 SARS 发生后，灾害护理教育逐渐起步，个别大学护理专业开展灾害医学和灾害护理等课程。"5·12"汶川大地震后，开展灾害护理教育的学校逐年增加，灾害护理继续教育培训开展较多，教育方式与国际接轨，护理人员参加踊跃；同时，已经有少量关于灾害医学、灾害护理学培训体系建立及其研究的相关文献报道，表明我国灾害护理教育已经起步。但我国灾害护理教育与培训的专业教材匮乏，2006 年护理学规划教材《社区护理学》章节中才首次出现灾害护理学的相关内容。目前使用的教材不统一，有的学校护理专业选择已经公开出版的《灾害医学》、《灾害护理》、《野战护理学》和《灾害急救与管理》等书籍，但目前大部分学校是教师自选案例及资料。护士继续教育采取的教材多数是针对特定的灾害类型，由培训教师编写的有关急救及灾害应对能力的培训教材。

2. 教学方法多样化

灾害护理学课程的教学方法虽然各学校有所差异，但多数学校根据课程内容，多采用课堂教学、小组教学和实习等多种教学方法相结合的形式。

课堂教学主要提高学生灾害护理的基本知识，方法多以讲授为主，少数为课堂讨论、电器视听辅助、观看相关影片等。

小组教学包括自我学习、小组讨论本地区自然灾害、人为灾害和危机管理、灾害志愿者活动、受灾者的心理护理和灾害的国际合作，以及小组意见汇报和个人报告等。

实习方法包括急救技术演习、野营、模仿技能、学生模拟受灾者、体验受灾者的感受等。红十字会附属秋田大学采用野营、演习等方法，让学生模拟搬运人员和伤病员，使其在真实的体验中学习。另外，还采用家庭护理、急救、水上安全、雪上安全和救护演习等方法。通过野营生活体验，学生的灾害意识发生了变化，这种方法能有效地培养学生日常生活判断力、应用力，以及学习适应最恶劣生活环境条件的能力。模拟练习让学生了解受伤者的心理、搬运的难度及搬运人员所需的态度。群马帕斯大学在社区护理学专业灾害生活体验课程中，让学生进行野营生活体验，体验内容包括：设置宿营地、确认人员数目及健康状况、食物与水的准备和发放（1 日 3 次）、简易厕所的使用、洗脸和简单的身体清洁、睡眠用物的准备、急救模拟等。另外，还有参观老年机构、录像学习、反思讨论会、篝火的准备和帐篷撤收等。

其他方法包括互联网查寻灾害护理相关资料和特邀不同学科的专家进行灾害救援相关报告等。

3. 灾害护理研究生教育

日本兵库县立大学研究生院的护理学研究室已经将灾害护理学设立成独立的研究方向，该校已在高级护理实践专家（高级专科护士）和护理研究的两个研究生课程中都开设了该课程。博士课程主要对熟知护理实践情况的研究者进行培养。研究生课程中灾害护理学方向的科目，以对护理对象的理解和照护方法紧密结合的技术学习为目的；博士课程对灾害护理对象、灾害时期和灾害状况等深入分析，将获得研究能力作为学习目标。近年来，美国的大学护理专业已经陆续开展灾害护理研究生教育，我国内地已经开始与香港等地的大学合作，培养灾害护理研究生。

4. 灾害护理教育的内容与对象

（1）灾害护理教育的内容：由于灾害护理教育的内容是在灾害护理实践、研究的基础上，总结灾害护理经验，开展时间不长，教育的内容不够齐备。正如本文前面所述，灾害护理教育涉及内容较多，但目前多数学校灾害护理教育的内容以其基本知识和理论为主，主要包括灾害护理概论，灾害医学救援的共同特点及周期，灾害不同周期疾病结构、处理原则、治疗方法和护理，脆弱人群的护理，灾害精神创伤评估和干预基本知识，灾害公共卫生干预，特殊灾害应对，灾害评估、紧急救援及生命支持技术等护理知识和技能培训。

（2）灾害护理教育的对象：目前各个国家灾害护理教育的主要对象不同。美国"9·11"恐怖事件前，要求进行灾害护理知识学习的护士主要是社区护士、公共卫生护士；而"9·11"恐怖事件后，美国要求全科护士也必须进行灾害护理知识学习。日本部分护理学校已经将灾害护理作为护理本科生的必修课。我国部分学校护理专业的学生也开始接受灾害护理教育。

除了学生，目前更多地接受灾害护理教育的对象是灾害护理实践的护士，包括正在实施灾害救援的护理人员，可能会有机会进行灾害救援、照护的护理人员，灾害救援预备小组或者其他对灾害护理感兴趣的护理人员等。

5. 灾害护理教育仍存在的问题

包括日本在内的灾害护理教育发展较快的国家，仍存在以下问题：

（1）灾害护理的经验较多，但尚缺乏构筑灾害护理学教学体系的标准；

（2）进行灾害护理研究的资料较少；

（3）灾害护理基础教育存在差别，各学校灾害护理教育选择的课程不同，学时数也不同；

（4）灾害护理教育专职教师缺乏，教育内容不同，教育研究较少。

（二）世界防灾减灾教育现状

1. 防灾减灾教育意识正逐渐提高

灾害给人类带来巨大的生命、财产损失，同时也影响幸存者的身体和心理健康。在灾害发生过程中，自救与互救是减少损失和伤亡的最有效手段。防灾减灾教育是提高个体自救与互救能力的重要方法。例如，1994 年台湾海峡发生 7.3 级地震，广东汕头地区就发生了因临震惊慌、踩踏致死的悲剧。而同一次地震，福建漳州地区某小学由于平时重视防震减灾工作，积极开展灾害的安全教育，当地震发生时迅速组织学生有序撤离而无一人伤亡。随着社会发展和近年来灾害的频繁发生，人们的防灾减灾教育意识正逐渐提高，特别是当地常见灾害的防灾减灾教育。

2. 发达国家重视公众的防灾减灾教育

在公众的防灾减灾教育方面，美国、日本、澳大利亚、意大利等国均建立了适合本国国情的灾害教育体系，德国、意大利、日本等国也在各个阶层普及急救知识。

3. 重视青少年学生的防灾减灾教育

联合国教科文组织与联合国国家减灾政策机构 2006—2007 年提出预防自然灾害的口号——"与自然灾害竞赛：减灾工作始于学校！"由于青少年是灾害中最容易受伤的群体，每个重视公众灾害健康教育的国家，均重视对青少年学生的防灾减灾教育。在日本、美国等发达国家从幼儿园开始就进行灾害教育，日本 1995 年大地震后更加重视学校的防灾教育，文部科学省号召各地中小学都要开展防灾教育，每年根据实际情况，开展各种防灾训练。我国在"5·12"汶川大地震后，国家教育部部长指出："要在各级各类学校全面开展安全检查，对广大学生深入进行防灾知识教育。"例如，在初中阶段引入"对生活有用的地理"等重要理念解释地理与自然灾害的关系；高中地理新课程里，专门设置了"自然灾害与防治"的内容。

4. 不同时间、不同国家和地区居民的灾害健康有差异

由于不同国家和地区居民的健康状况、疾病和灾害发生情况不同，灾害护理教育的内容和形式也不同。如美国注重龙卷风、海啸等灾害护理知识的教育，而"9·11"恐怖事件后，开始重视对恐怖袭击灾害护理知识的教育。中国在"5·12"汶川大地震之前，防灾减灾教育主要是针对火灾和水灾等；之后，地质灾害等防灾减灾教育受到人们的关注。"5·12"汶川大地震后，国家组织编写并且发行大量地质灾害防灾减灾教育宣传手册、图书等科普读物，播放的地质灾害防灾减灾教育电视片，受众达 1 亿多人。

5. 部分发展中国家灾害的公众教育尚有缺陷

部分发展中国家，由于经济条件及教育等限制，灾害的公众教育尚未普及，并且有缺陷，下面以我国为例介绍。

我国是自然灾害严重的国家之一，非常重视灾害教育，但各个地区灾害教育发展不均衡，我国灾害安全和急救教育还处于起步阶段。"5·12"汶川大地震中学校的倒塌、教师学生的伤亡使我们必须对灾难公众教育的问题进行反思。

（1）防灾减灾教育尚未形成正规合理的体系。"5·12"汶川大地震后，虽然各级政府已经将防灾减灾教育提上了日程，但是到目前为止，我国还没有形成一个正规合理的体系。另外，我国的防灾减灾教育尚未能全面涵盖灾前教育、灾中教育和灾后教育三方面的内容，目前主要是灾后教育。灾害发生时的自救、互救、现场评估、心肺复苏等现场急救技能训练尚未在普通民众中普及。

（2）民众对于防灾减灾教育的重视程度不够。民众多数认为灾害离自身很遥远，危及不到自己的生命和财产安全。因此，他们对于防灾减灾教育不重视，对于相关的信息不主动了解甚至回避，对于政府的宣传、教育主体的培训和教育不重视。民众对于防灾减灾教育的重视程度不够会在灾害来临前埋下一系列的隐患。

（3）防灾减灾教育方法较单一和资源欠缺。防灾减灾教育不仅要使民众通过学习具有正确的防灾减灾知识，还要养成积极的防灾减灾态度并形成科学的防灾减灾技能。我国现阶段的防灾减灾教育在方法上存在着忽视技能养成、教学资源欠缺和教学方式呆板等诸多问题。

（4）没有坚持防灾演练。"5·12"汶川大地震后，国家对灾害的重视，加之公民灾害意识有所提高，很多学校开展了防灾演练，但大多数没有常态化坚持。

（三）防灾减灾教育发展趋势

随着灾害的发生和社会进步，防灾减灾教育的对象、方法和实施已经发生变化。

1. 强化救援专业人员的教育

每一次重大灾害的袭击都会造成重大人员伤亡，需要大批的医护人员参与医疗救援。为了为灾害救援提供充足的救援人才，加强救援专业人员的教育势在必行。

（1）注重在校学生的教育。目前许多国家通过对在校医学生、护理学生开设系统、全面的灾害医疗及灾害护理课程，并且合理安排了灾害护理的教学内容、教学时数和教学方法；利用现有的办学条件建立灾害救援护理的培训基地等，来培养、训练救灾人员，增加灾害医学和护理教育在医学专科教育中的比例。

（2）普及灾害医疗及护理继续教育。对在职的医护人员，定期举办各种形式的灾害救援知识培训班，或充分利用现代化科技教学手段，积极开展远程灾害医学教育。通过接受灾害医学及护理学等知识教育，使其尽快掌握各种减灾防灾的知识，当发生灾情时能更好地救死扶伤。

（3）对医学外其他行业救援服务人员的培训。对司机、消防人员、红十字会成员等进行人工呼吸、心肺复苏技术、压迫止血等基本知识培训，以提高对灾害事件的医疗救援意识。定期开展灾害预警训练，加强他们应对灾害状态的心理素质。

2. 强调政府作用，加强民众的教育

防灾减灾教育，能提高全民族防灾抗灾知识和技能，减少人民生命财产的损失。防灾减灾教育是以政府为主导，以宣传媒介和教育主体为抓手的自上而下的体系，应该强调政府作用，通过多种方式，加强民众的教育。德国、意大利、日本等国在各个阶层普及急救知识。政府通过书籍、报刊、电台、电视及网络等媒介工具，大力开展民众的减灾防灾知识教育，特别是把灾害避险知识纳入小学、中学学生的安全教育，让学生和其他社区居民明确防灾减灾教育的重要性，学习在不同灾害发生前如何预防，发生时如何自救和互救。

目前，我国已经有《防灾减灾法》、《突发事件应对法》、《防震减灾法》等三十多部相关法律法规，每年的 5 月 12 日为国务院批准的全国防灾减灾日，这些都有利于民众的灾害防护知识教育的开展。

3. 教学内容和方式本土化

目前，灾害频繁发生的国家或地区都本着结合本国或本地区灾害不同分期、灾害发生具体情况、经济能力、教育开展能力、社会认可度等方面的因素选择适宜的教育方式。如近年来，随着经济建设的不断进行，城市的规模越来越大，其遭受自然灾害后复合型灾害特征日益明显。对此，要完善警报系统、避难路径及方法、避难所等的安排，应该让民众知道城市防灾规划，熟悉防灾避难公园、学校避难防灾据点、社区防灾据点。

4. 定期进行防灾模拟演练

防灾演练是灾害教育的重要一环，是知识向能力转化的重要环节。无论是社区居民还是医护人员，均需要在相关组织的策划领导下进行模拟救援演练，主要是模拟常规的灾害（比如地震、火灾、化学毒气泄漏等）突发情况，使广大医护人员及其他救援人员明确自己在灾害救援中的工作内容，熟悉灾害发生时多部门之间的协作程序，让社区居民提高备灾、减灾及自救、互助的能力。定期组织大型急救演习，包括车辆调动、救护、心肺复苏操练、急救知识测验、自救技术等，以提高应对灾害的救援能力。通过灾害状况的预演，让参加演习的人员发现灾害应对策略中的不完善之处，从而进行进一步的研究改善。

5. 国际教育合作加强

灾害护理发展方向是国际大救援。各国势必要加强双边或多边区域间或国际间的合作，互通信息，让民众健康教育与国际接轨。"5·12"汶川大地震后，美国、日本和中国香港等国家和地区的灾害医疗、护理专家，除了参加我国医护人员的灾害医疗、护理教育培训，还通过电台、网络、书籍、口头等方式，为民众提供灾后健康教育。

6. 注重心理健康教育

在灾害发生后，许多国家已经能够及时解决灾民的日常生活需要和灾后身体疾病及创伤的医疗护理问题。护理人员除了重视以上知识的教育外，也开始重视居民心理健康的评价与教育。

第二节　灾害护理研究

灾害护理研究为灾害护理实践提供指导，充实灾害护理教育内容，是灾害护理的必要组成部分。

一、世界灾害护理研究历史

灾害护理是在灾害护理救援实践的基础上产生的，在灾害护理教育和研究的基础上进一步发展。

（一）起始于南丁格尔对护理减低伤员死亡率的研究

在灾害护理中，最早尝试研究并根据研究让现实发生转变的是佛罗伦斯·南丁格尔。她的研究认为，护理工作改善了疗养环境，降低了伤病员的死亡率。南丁格尔在此基础上开创了护理专业，从此护理人员积极参加各种自然和人为灾害救援的实践活动。对灾害带来的社会影响的研究起始于1920年的日本大地震，1950—1960年进一步发展。1961年，Fritz在文献研究的基础上，提出自然灾害、人为灾害带来的诸多社会问题，其研究结果为政府部门的决策提供参考，进一步促进灾害研究的发展。

（二）较长时间维持于经验总结阶段

从克里米亚战争后，灾害护理较长时间仍然与灾害护理研究起始前相同，以实践为主，偶尔有对部分战争或自然灾害的护理经验总结，护理研究维持于经验总结阶段，没有进行进一步相关的研究。

（三）发展于日本阪神·淡路大地震之后

直至1995年日本阪神·淡路大地震之后，相继发表了许多关于护理救援活动的报告和论文，灾害护理研究促进灾害实践及教学发展，而教学和实践分别为灾害护理研究培养人才和提供研究的素材，其反过来又进一步促进了灾害护理研究的发展。

（四）近年灾害的频繁发生，促进了灾害护理研究发展

由于目前灾害的发生种类、规模等较以前发生变化，受灾者的身体健康情况、价值观、生活状况迥异，要提高灾害护理实践质量，必须要有灾害护理研究的进一步深入提供支持。美国"9·11"恐怖事件发生后，灾害护理教育有了新的发展，诞生了大规模灾害教育的国际护理联盟，并于2003年编辑出版了灾害护理的最新教科书，加快了人才培养。国家和公众认识到社区护士在灾后对社区居民有关灾害惊恐反应应对的健康教育对公众的精神健康非常重要，这也使其灾害护理教育及研究加强。SARS大流行让全世界的民众认识到灾害救治中，灾害护理的重要地位，也促进了各国灾害护理研究的发展。在救援中，护理人员积累了宝贵经验和教训，在论文中提出通过基础教育、继续教育以增强护理人员对突发灾害的防范意识，并定期进行应急知识和技能的培训和演练，促进灾害护理教育的发展。

从世界范围看，灾害护理研究虽然开始在不同地区有了新的开端，但其相对于灾害医学研究及灾害护理发展需要来说，仍然有待加强。

二、我国灾害护理研究历史

我国灾害护理历史悠久，但灾害护理研究的历史较短。

（一）SARS 流行促进我国灾害护理研究萌芽

中国较大规模的灾害照护实践可以追溯到古代寺庙在战争和洪涝灾害等发生时，为受灾者提供的生活照护和精神慰藉。近代抗日战争、解放战争及唐山大地震期间，护理人员参与了大量的伤病员救援、照护和健康教育工作，但是由于历史条件的限制，较少进行相关经验的总结和研究，使我国的灾害护理较长时间处于实践阶段，没有形成系统理论。唐山大地震后，护理相关的经验介绍只有 1 篇文章。随着我国社会的进步，医学和护理学的进一步发展，SARS 流行期间护理人员进行相关研究及经验的总结，发表相关论文，使其部分临床灾害护理经验得到传承，出现我国灾害护理研究的萌芽。随后我国参加印度海啸救援的护理人员继续进行灾害护理国际救援的经验总结。2007 年在北京召开的自然灾害及应急管理国际研讨会上，来自二十多个国家的与会专家、学者和官员对护理工作在自然灾害救援与应急管理中的作用给予了肯定。

（二）"5·12"汶川大地震促进我国灾害护理研究发展

"5·12"汶川大地震后，随着国家和民众对灾害护理的重视，四川大学与国内外多所高校联合举办的数次较大规模灾害护理知识培训，使大量的护理人员接受灾害护理培训，灾害护理研究得到较快发展，发表相关论文数百篇。护理人员在总结"5·12"汶川大地震及其震后泥石流等次生灾害的救援护理，长期灾害板房社区受灾者心理、疾病康复护理，伤残者康复护理和玉树大地震不同信仰受灾者的跨文化护理的经验的基础上，开展大量调查及干预性灾害护理研究，初步构建了灾害护理的知识体系，运用到护理本科生的教育中。

中国作为世界上灾害多发地区之一，近几年虽然也发表了不少关于灾害护理方面的报告和论文，但总体而言起步较晚，灾害护理研究落后于发达国家，需要护理人员进一步努力。

三、灾害护理研究现状

在广大护理人员长期灾害护理实践、经验总结的基础上，目前的灾害护理研究有了一定的进步。

（一）灾害护理研究情况

（1）对象具有多样性，以灾害受伤者和脆弱人群的研究为主。目前灾害护理研究的对象不仅包括受灾人群，而且还涉及救援人员和照护者，包括参加救援的医护人员、消防人员、战士、运输人员及灾害中受灾人群的照护者及其家人。受灾者是主要研究对象，其中以灾害受伤者和脆弱人群的研究为主。

（2）研究地点以医疗救援的现场及医疗机构为主。灾害现场及为受灾者提供医学救援的医疗机构的研究最多，而针对灾后广大受灾者居住的避难所、临时居住点、板房社区、新建永久居住点的研究较少。

（3）研究时间以灾后急性期为主。护理人员有关灾害护理的研究多集中在急性期灾害对受灾者影响的研究，较少进行灾害发生前的准备阶段及恢复重建阶段的长期研究。开始时间多数是护理人员完成灾害急性期的救治后，以灾后 1～12 个月的研究文章居多。

（4）研究内容以心理和创伤救治最多。灾害急性期研究内容以医疗救护类最多，其次是管理类，医疗救护中心管理和创伤救治问题又是医疗救护类研究的热点。灾害护理研究的内容有受灾者的健康护理，在早期主要是针对受灾者身体健康的研究，包括健康情况、受伤及致残情况及护理干预，而最近十多年护士对受灾者、救援人员的心理问题的研究增加。但灾害恢复和重建期，对受灾者慢性病问题、日常生活受到的影响研究较少，多数为灾后心理问题的调查研究。另外，有关灾害护理理论和教育的研究也较少。例如，"5·12"汶川大地震后，灾后研究常涉及受灾者的心理护理、创伤与手术护理配合、现场急救护理、伤员转运问题、病房应急反应机制、病房统筹管理、临时病房管理和护理教育等内容。

（5）研究方法以经验总结为主，干预研究少。由于灾害具有突然发生、难以预测等特点，加上护理人员的研究方法较少，灾害护理研究方法最多的是经验总结；同时发表的文章多数是经验，少有教训总结；其次是横断面的调查研究，少许的干预研究。例如，我国"5·12"汶川大地震后发表的论文中，调查及干预研究的论文不到 10%。

（二）灾害护理研究的量逐年增加，质量提高

随着灾害的发生增加，护理学及灾害医学的进步，以及灾害护理教育的逐步开展，灾害护理相关研究的数量逐年增加并且质量逐渐提高。从最初的没有论文发表，到经验总结，到现在较严谨的调查研究、干预研究的论文发表逐渐增加等，充分说明了灾害护理研究取得了一定的进步。

（三）重大灾害护理研究的国际合作与交流

由于重大灾害救援具有国际性，灾害护理的研究也需要国际合作与交流。各国在完成灾害救援工作、帮助灾区灾害护理继续教育的同时，也积极进行灾害护理研究合作与交流（表9-1）。例如，"5·12"汶川大地震后，日本和中国香港等地的灾害护理人员、公共卫生人员加强与灾区护理人员的研究合作，灾区的护理人员也积极参加在日本和中国香港等地举办的国际灾害护理交流大会，让研究成果与更多的护理人员共享，使我国灾害护理研究进一步与国际接轨，促进我国灾害护理的发展。

表 9-1　将学术研究与政策或实际应用相联系的国家

阿拉伯国家	亚洲和太平洋地区	拉丁美洲和加勒比地区	非　洲	经合组织国	中东欧与独联体
阿尔及利亚	蒙古	玻利维亚	肯尼亚	法国	捷克共和国
约旦	孟加拉国	维尔京群岛	阿尔及利亚	希腊	匈牙利
摩洛哥	新几内亚岛	哥伦比亚	加纳	日本	立陶宛
	韩国	哥斯达黎加	毛里求斯	新西兰	马其顿
	印度	萨尔瓦多	塞内加尔	葡萄牙	罗马尼亚
	伊朗	蒙特带拉特	乌干达	瑞典	俄罗斯
	土耳其	厄瓜多尔	南非	美国	阿尔巴尼亚
	巴基斯坦	海地	科特迪瓦	澳大利亚	斯洛伐克
	菲律宾	巴西		加拿大	斯洛文尼亚
		尼加拉瓜		芬兰	
		墨西哥		瑞士	
		委内瑞拉		德国	
		圣卢西亚			

[王景秀，刘兰，温家洪. 国际减灾教育进展. 灾害学，2011，26（2）：120-124.]

四、灾害护理研究发展方向

（一）由救援向全方位发展，由医院向社区发展

在美国、日本等发达国家，灾害护理不仅仅是急性期的救援，还包括了灾害后的伤病员护理、脆弱人群护理、防灾宣传、社区重建等工作。美国"9·11"恐怖事件后，社区护士对民众的恐惧心理的安慰，让人们认识到护士的重要作用。但目前一些国家，灾害护理仅限于急性期，灾害医疗救援多由急诊、重症监护（ICU）、各专科护理等医院内护理人员参与，社区护士参与较少，但社区中在灾害各期均有大量的灾害护理工作。应该强调社区护士在组织、指导社区居民进行及时的自救、互救行动；对社区常见灾害进行预防、宣传、风险管理；及时到达灾害现场，展开初步医疗护理救援；在灾后疫情监测、卫生防疫、污物污水处理、食品卫生、灾后心理护理、维护社区稳定等方面，特别是在受灾者的健康管理、卫生结构重建中发挥作用。

（二）建立专业的灾害救援护理队伍

为了将目前随机应变式的应对灾害的能力逐渐系统化，降低灾害防护的脆弱性，应对国内外灾害护理救援的需要，应该建设灾害护理的专业队伍。该队伍应配备足够的护理人员，并加强救援知识和能力的培养，使其知识全面、技术精湛、具有良好的心理素质，并且反应敏捷、训练有素，能够在救援队伍中与其他团队成员良好合作。

（三）由实践总结经验向研究引导实践发展

由于灾害的特点，在灾害照护与护理的历史中，长久以来均是在灾后总结经验，指导实践。随着科学的进步和人们认识的提高，护理人员在接受大量的相关教育和培训后，进行灾害护理研究，将研究的成果逐步应用到灾害护理的教学、管理和临床实践中，提高工作效率。

（四）超越国境的灾害护理

重大灾害发生时，当地的救援人力、物力及救援的环境受到严重损毁，本地力量不足以应对灾害的医疗救援，外来的救援是必需的。现代灾害的发生具有全球化的趋势，灾害已不仅仅局限于一个国家或者是一个地区。这就要求开展灾害护理救援国际合作，相互支援。培养护士在不同语言、文化背景下的灾害护理救援能力，与其他国家护理人员共同实施灾害救援和灾害护理教育、研究合作。世界各地的护理同仁应加强联系与合作，使护理学在灾害救援中发挥更大的作用。

第三节　灾害护理的专业发展

现代社会自然灾害如地震、海啸，人为灾害如原子能发电站核泄漏事件、恐怖袭击事件等严重地威胁当地居民的生命安全、身心健康和日常生活。在所有的灾害救护活动中，灾害护理对挽救生命、促进身心康复起到了不可替代的作用，需要进行灾害护理的专业建设，促进其发展满足社会的需求。

一、灾害护理专业发展的意义

（一）灾害护理的首要责任——灾害救援

在面临灾害的时候，救死扶伤是护士的天职。2008 年 1 月 23 日国务院 517 号令颁布的《护士条例》明确规定了"发生自然灾害、公共卫生事件等严重威胁公众生命健康的突发事件，不服从安排参加医疗救护的由县级以上地方人民政府卫生直管部门依据职责分工责令改正，给予警告；情节严重的，暂停其 6 个月以上 1 年以下执业活动，直至原发证部门吊销其护士执业证书。"说明护士有责任在发生自然灾害和人为灾害等严重威胁公众生命健康的突发事件时，参加灾害医疗救护。

（二）灾害护理的具体责任和作用

护士是急救医疗体系中的重要组成部分，在灾害的各个分期中进行连续、全程性灾害救援工作，发挥着重要作用。从灾害急性期到备灾期，灾害护理的护士起到了挽救生命、减轻伤残、减少并发症、降低死亡率、促进身心康复、促进社区重建、提高社区居民防灾和备灾能力的作用。灾害护理的具体责任和作用如下：

1. 进行现场状况及需求评估

第一个到达灾害救援现场的护士，要进行系统性的安全与健康评估，以识别出救援环境中是否存在危险因素（比如建筑是否可能倒塌，是否有大量暴露的化学性、生物性、放射性和爆炸性物质），还需要判断在突发事件中可能发生的大部分重要传染性疾病（如疟疾、急性呼吸道传染病）的一般症状和体征等，以在灾害现场救援中保障自身、救援队伍及受灾者的安全。

2. 参与伤病员的预检分诊

在急救现场，护士需要对伤病员预检分诊，区分出救治的先后顺序，提高救治效率。

3. 参与伤病员的转移工作

大部分伤病员经过现场以及灾区医疗站的救治后，需要转送到后续医疗机构。护士要参加受伤者的转移工作、病情观察和护理，同时还要负责组织受灾者从受灾地区暂时转移到安全地区，并做好撤离途中的环境卫生和健康教育工作，以降低灾害危险，确保受灾者的健康和安全。

4. 对伤病员进行护理救治

医疗救护队的护理人员要参加寻找、救护伤病员，对伤病员实施现场急救，对危重伤病员开展心肺复苏、止血、包扎、固定等救护工作，软组织损伤、烧伤的清创处理，保持呼吸道通畅等大量的急救护理操作；并且配合手术、手术后护理及病情观察，以保障伤病员生命安全和舒适。

5. 为脆弱人群及其家庭提供照护

护士需要为脆弱人群及其家庭提供灾害护理、日常生活方面的援助，以减少灾害的不利影响，维持和改善其健康状况。

6. 灾害中的公共卫生干预及安全保障

护士还需早期识别与监控可能发生的传染性疾病和暴发的感染性疾病，走进救援人员集中生活场所，直接参加灾区食品、饮用水、污物与污水处理监督、医院感染控制和受灾者聚集地环境卫生的监督工作，并在地震重灾区设立临时疫苗接种点，以确保大灾之后无大疫。

7. 协调沟通与管理

护士通常是灾害救援现场的第一反应者，首先需要领导和协调当地及来自其他地方的人群；有效使用应急通讯设备，向有关部门报告灾情，并记录关于灾害事件的评估、干预、护理照护和结果等；有效应对受灾者各种心理问题以及宗教信仰冲突、卫生知识缺乏等问题；与当地志愿者和各国救援人员之间相互支持与合作；培训当地护理人员和志愿者；另外，还需要协调各个部门机构之间的关系。以上工作有利于灾后国家及时应对和制定有关政策，使医疗救援达到事半功倍的效果。

8. 灾后心理评估与护理

护士需要评估灾害幸存者，特别是老弱病残、失去亲人者的心理状况，发现心理问题，进行心理护理。同时也要对救援人员的心理进行评估及必要的心理疏导，以减少其心理疾病的发生，维持该人群心理健康。

9. 备灾与防灾训练

护士在灾害各期，均应该对受灾者进行健康教育。特别在灾害稳定期，要对居民进行防灾教育及避难的训练，制定备灾宣传资料，参加危机管理体制的建立与完善，灾害网络的建立与确认，以提高居民防灾、备灾的能力。

10. 长期的健康重建护理活动以及社区重建的支援活动

护士参加灾区灾害恢复与长期的健康重建护理活动，以及社区重建的支援活动，可促进社区居民健康和社区生活的恢复。

11. 继续接受灾害护理教育

护士在灾害救援后，仍然要接受灾害护理教育，参加各种防灾训练，不断提高自己的心理素质、急救护理知识，以及技术操作能力、沟通能力、团队协作能力和自我防护能力，应对灾害的不确定性。

12. 灾害护理研究

护理人员，特别是接受灾害护理研究培训的护理人员，需要进行灾害护理研究，以促进灾害护理实践与教育的发展。

（三）灾害护理专业对护士灾害应对能力的要求

目前国内尚无灾害专科护士具体的相关规定和认证程序，但学者们认为从事灾害应对的护士应该具备相应的素质和能力，如优良的全科素质、合格的人际沟通技巧、良好的身体素质和心理素质等。

2001 年，美国疾病预防控制中心提出，所有公共卫生工作人员必须具备 3 种灾害应对核心能力，即应对一系列灾害事件的专业护理技能、灾害应对中的沟通能力和灾害相关知识技能的继续学习能力。

2003 年 8 月，大规模灾害教育国际护理联盟（2007 年改名为灾害护理防备教育联合会，Nursing Emergency Preparedness Education Coalition，NEPEC）资格委员会发布注册护士应对大规模灾害事件需具备灾害救援的核心能力和核心知识。其核心能力包括评判性思维、评估能力、专业技能和沟通能力；核心知识则包括健康促进，降低灾害风险和疾病预防，卫生保健系统和政策，疾病管理，医疗卫生信息技术，伦理学知识和个体差异的影响。

护士被派或自愿到灾害现场，暴露在灾害环境中救援，对于不同的灾害，护理人员还需要现场个人自救（使用防护用具、游泳、登山等）、个人装备、搜索设备、维护支撑技术、现场急救、伤员转运、障碍物搬运、救援策略、搜救技巧等针对性综合救援能力。

二、影响灾害护理专业发展的因素

在人类的历史上，地震、洪水、森林火灾、传染病等自然灾害始终威胁着人们的生命与健康。人们对灾害的认识增强，防灾减灾的危机意识增加，灾害护理伴随灾害医学的产生而产生。灾害护理实践与灾害医学实践一样，不论在国内还是国外，可以追溯的历史很久远，中国可以追溯到商代，而灾害护理专业的发展却落后灾害医学。许多因素影响灾害护理的发展，主要原因如下。

（一）教育滞后，缺乏专门人才

人才是一个专业发展的必要因素。在诸多发展中国家，灾害护理教育落后于灾害医学教育，大多数医学院校尚未开设系统的灾害医学课程，护士缺乏基本的紧急救援医学知识和技能训练，不能满足本地或本国的灾害护理实践需要。这些制约护士在灾难医学救援中发挥作用。同时，由于缺乏研究型人才，使灾害护理教育、实践的理论及方法研究较少，高质量的证据较少，以往工作中没有遇到的救援问题，灾害护理实践多数按照经验执行，影响灾害护理专业发展。

（二）灾害的防范意识仍然有待加强，国家灾害护理投入不够

多数国家没有设立系统化的灾害救援体制，在重大灾害来临后才开始临时应对，人们救灾意识强烈而防灾、备灾意识淡漠。多数国家，大灾害后会在短时间内重视灾害防范，制定一系列的政策、法规，进行一些培训，但随着时间推移，灾害防范的常规培训、教育等常常流于形式，影响人们对灾害护理的重视。许多国家对灾害护理准备、研究基金、教育经费等的投入不够，影响灾害护理的发展。

（三）灾害救援参与的护理人员不足，影响灾害护理评估和进一步研究

虽然在"5·12"汶川大地震各期的医疗救援中，数以万计的护理人员参与救援，实施灾害护理，但是由于灾害重大，参与救援的护理人员只能实施救援，仅有少数人员对救援及护理工作状况进行评估、记录，大量宝贵的救援护理数据及资料流失，影响了灾害护理的进一步研究。救援后多为灾害护理经验总结，而不足很少有人去总结。在欧美、日本、韩国等国家灾害救援中，也存在类似的问题。

（四）缺少灾害护理相关的职能部门

为了应对灾害护理发展的需要，有的国家已经建立了灾害护理的学术机构，如美国、日本等国家已经拥有了本国的灾害护理救援系统和组织，其国内不同地区的护士可以作为志愿者参与救援活动，这就大大缓解了灾区救援护理力量不足的压力。目前已经成立了国际灾害护理委员会和国际灾害护理的协作网络，但总的来说，多数国家护理界缺少灾害护理相关的职能部门，不便于灾后统一组织、调配护理人员参加救护，也不利于与相关组织和社团进行协作。

三、促进灾害护理专业发展

（一）加强灾害护理教育，培养相关人才

实践经验告诉我们，要尽快促进灾害护理的发展，就必须进行人才培养。正由于日本护理大学认识到灾害护理教育的重要性并且进行了灾害护理教学，使日本的灾害护理得到较快的发展。国际护理协会（ICN）通过 2007 年横滨会谈组成了"灾害应对网络委员会"，呼吁在各国的护理基本教育课程内设置相关课程，以开发团队协作护理的核心护理能力。灾害护理教育包括在校护理学生的教育及临床实践护士的教育。

1. 加强灾害护理教学资源及教育的师资队伍建设

为了对学生进行灾害医学与灾害护理学知识及技能的系统教育，开展学生的灾害护理教育前，应该有组织地编写全国统一的、不同层次护理学生使用的灾害护理教材。国家应该积极组织统一的《灾害护理》教材的编写，建立学术平台，增加相关专著的出版，统一制定教学大纲、考评标准。另外，应该注重培养灾害护理的教师，培养一批能够理解灾害护理的重要性、特殊性、必要性，掌握基本灾害护理知识及技能的临床护理人员，以及有灾害护理教学能力的教师进入灾害护理的教育队伍中。再者，由于灾害护理知识、内容涉及面较广，让相关专业在高校、灾害科研机构、医院临床等处吸引一批热爱灾害医学事业、有相关工作经验的专家，经过必要的灾害医学知识培训后充实到师资队伍中来。最后，可以让教师出国进修、培训或者引进国外师资，以完善灾害护理教育的教师配置。

2. 开展对在校护理学生的规范化灾害护理教育

护理教学上应强化灾害医学与灾害护理学的系统教育，推广开展本科、专科层次的灾害护理教育，培养大量的灾害护理实践人才。在学术力量较强的护理学院，应开展灾害护理的硕士、博士研究生教育，努力培养高水平的灾害救援实践、教育与研究人才。

3. 普及灾害护理继续教育

以往的灾害护理研究发现，实施救援的护理人员接受灾害护理培训的比例较低，其在灾害护理实践中观察能力和独立处理问题的能力欠缺。例如，在灾害救护现场，护理人员对个别简易、现代化医院不常用的仪器及设备不能熟练使用，影响灾害救援工作的效果。因此，必须对护理人员进行继续教育。在灾害救援中，只有具有灾害护理知识的护理人员才能更好地为受灾者及伤病员提供优质的照护。但由于护理人员的急救护理及护理操作技术有差异，各地常见灾害发生的类型不同，灾害护理教育应该因材施教，开展不同层次、不同形式、不同阶段的灾害护理教育，以培养优秀的灾害护理人才。可以采用基层和大学联合，或者网络远程教育与实际模拟训练相结合等方法，进行知识系统培训和强化训练。同时应将灾害护理学纳入社会继续教育的体系当中，依托先进的教学手段，对众多的护理人员分层次进行灾害护理继续教育，为国家防灾、备灾及灾害救援提供高质量的护理人才。

（二）完善灾害护理实践总结的问题

为了促进灾害护理的发展，要及时总结灾害护理中的失败教训，让以后的护理实践不再或者减少出现该类问题。

1. 重视急性期救援，实施灾害全程护理

目前多数发展中国家灾害护理实践主要在急性期，而美国、日本等国家除了在急性期救援、医疗和护理外，还加强中长期的康复护理、疾病护理及脆弱人群心理支持和生活照护等，重视灾后重建期的卫生管理、社区基本医疗设施的重建与修复工作、备灾期的护理灾害防范宣传教育和对受灾者的自救能力训练，实施灾害全程护理。例如，美国、韩国等国家的公共卫生护士在灾害后进行居民的健康情况登记与管理。

2. 重视灾区群众的力量，防灾备灾期加强相关知识的培训

"5·12"汶川大地震中大量的伤亡人员特别是在校学生伤亡的事实让我们认识到加强居民、学生的防灾备灾教育的重要性。灾害刚发生后，外援人员对受灾者进行全面的搜索、救援存在困难，在居民互相救助的基础上，及时展开受灾者的救援非常必要。因此，社区护士应该针对社区、学校开展防灾备灾教育和培训，组织居民学习及训练救助方法、急救措施等，以提高公众在面对灾害发生时的自救能力，减少伤残的发生。

3. 减少灾害护理的死角，全方位护理

既往的灾害护理实践中发现，灾害的中远期会出现许多救援活动无法触及的死角，对处于孤立状态的受灾者及受灾社区，给予长期持续的医疗、护理支援是非常必要的。这部分工作可以由当地的护理职能部门组织护士深入社区开展心理咨询、健康教育及灾后重建指导等活动来完成。日本护理界派遣护士深入落后灾区，进行灾害后重建护理的工作已经初见成效。

4. 定期灾害救援培训

灾害的救援中，常常出现灾前护理人员技术与心理准备不充分，现场应变能力不足等问题。由于工作环境的突然改变，医护救援任务重、病种多、流动性大、管理难、工作量大、空间小、污染机会多等特点，影响护理人员灾害救援效果。应该定期对护理人员进行应急知识和技能的培训和演练，主要是模拟常规的灾害护理实践，比如地震、火灾、化学毒气泄漏等突发情况，使广大护理人员明确自己在灾害护理中的工作内容，熟悉灾害发生时多部门之间的协作程序，养成备灾习惯，从而不断更新和提高救援知识和技能，应对今后有可能再次出现的灾害。

（三）进行相关研究，促进专业发展

1. 加强灾害护理教育的研究，促进灾害护理的进步

目前有关灾害护理的教育知识结构、内容及方法，灾害护理教育护士的灾害应对能力的内涵、标准、系统的评估方法及范畴，灾害护理教育与培训方法、模式及效果评价等护理教学方面的问题还需要研究完善。应该在研究的基础上尽快建立一套科学、完整、高效的灾害医学教育体系，开展灾害护理教育，加强防灾、抗灾和救灾的护理活

动，减轻灾害给人类带来的损失。

2. 丰富实践性研究

在灾害的各期，针对不同的受灾人群，进行灾害护理救援、管理、教学方法效果研究。根据不同灾害的分期、研究的具体情况，选择最合适的、更加严谨的研究方法，为灾害护理救援、管理、教学提供更多高质量的证据。

3. 在大量研究的基础上，制定应急预案和灾害的应对指南

为了减少护士灾害发生时工作条理不清，按照自己经验办事等不利于灾害救援及护理的行为发生，医院或护理学会应该在进行大量研究的基础上，制定灾害发生时护士的应急预案，并详细制定大规模灾害的应对指南。按照指南有计划地进行灾害救护训练，医护人员熟悉各种救援护理工作程序，明确自己的工作内容，使护士灾害救援有章可循，提高其快速反应能力，以便有效应对突发灾害事件。

（四）建立灾害护理的专业机构

只有成立全国性的专业性组织，才能对灾害救援护理进行系统的研究、协调、管理和指导。欧美、日本等发达国家已相继成立全国性灾害护理学术组织和灾害医学救援中心，进行灾害护理的理论与实践探索。我国在 1987 年 9 月 3 日成立了"中国灾害防御协会"，1995 年制定了《灾害事故医疗救援工作管理办法》，2009 年成立了中华灾害护理学会，但其协调、管理和指导作用还应该继续加强。

（五）加强国际交流合作

近年来自然灾害如地震、海啸发生频繁，加之 SARS 和禽流感（AI）等灾害发生率高，人员伤亡严重，影响范围超过国界，使人们认识到加强国际交流合作的重要性。护理人员需要加强与国际间灾害护理学的交流，以拓宽思路，把握最新动态，借鉴经验，充分利用已有的研究成果。利用权威的国际卫生组织制定的发展纲要，如世界卫生组织（WHO）及白宫报告声明所制定的灾害护理原则、发展方向等，把握这些国际信息，是促进灾害护理发展的重要手段。可以通过国际学术交流大会、国际互联网、合作研究、相互参与救援等方式进行交流合作。博采众家之长，学习先进的灾害护理救援及实践、教育、管理的理念和经验。

（六）国家重视，增加灾害护理的投入

重大灾害不仅影响人们的生命安全和身心健康，而且对一个国家的政治、经济、文化也会产生较大影响，比如 SARS 流行、"9·11"恐怖事件，对社会人心稳定带来巨大影响。国家在灾害救援投入的同时，还应该在政策、经费、人才等各方面增加灾害护理教育、研究资源投资，建立研究机构，指导进行灾害前后的理论、实践研究，灾害护理教育研究，增加医院及其他救灾机构医疗护理设备的投入和专业人才的培养。

通过以上措施，可以促进灾害护理专业发展，让护理人员更好地进行灾害救援与护理。

（陈　茜　胡秀英）

参考文献

[1] 南裕子，渡邊智惠，张晓春，等. 日本灾害护理学的发展与现状 [J]. 中华护理杂志，2005，40（4）：263－265.

[2] 金大鹏. 医疗防疫机构应对突发公共卫生事件的管理 [M]. 北京：中国协和医科大学出版社，2005：1－5.

[3] 张静，姜安丽. 灾难护理教育的理论与实践研究进展 [J]. 中华护理杂志，2009，44（7）：592－593.

[4] Stanley J. Disaster Competency Development and Integration in Nursing Education. Nursing Clinics of North America，2005，40：453－467.

[5] 林一美，水島ゆかり，木下幸子ほか. 石川県における医療施設の災害に備えた取り組みと看護管理者の災害看護の認識に関する検討. 石川看護雑誌，2005，2：1－6.

[6] 牧野典子，高林ふみ代. 災害支援ボランティア？ ナースの育成と地域連携能力の開発に関する研究. 静岡県立大学短期大学部特別研究報告書. 2004：1－2.

[7] 山手美和，吉田俊子，塩野悦子ほか. 教育機関の連携による看護職を対象とした災害に対する備え教育. 宮城大学看護学部紀要. 2007，10（1）：89－92.

[8] 张清. 我国灾害护理学及灾害护理教育现状分析与启示 [J]. 护理研究，2009，23（4A）：923－924.

[9] 山田里津ほか. 二葉看護学院の災害看護教育. インターナショナルナーシングレビュー. 2005，28：120－125.

[10] 小原真理子. ネパールにおける災害看護教育の課題. 日本赤十字武蔵野短期大学紀要，2002，15：1－16.

[11] 齋藤了. アメリカの看護系大学における災害看護教育について. 静岡県立大学短期大学部研究紀要，2003，17：61－63.

[12] 石川麻衣，山田洋子，武藤紀子. 学士課程自由選択課程における災害地域看護教育方法の検討. 千葉大学学部紀要. 2006，28：51－58.

[13] 山本捷子. 日本赤十字社救護看護の歴史と災害看護教育の課題. 日本赤十字九州国際看護大学紀要. 2005，3：219－227.

[14] 松本幸子. 高比良祥子. 片穂野邦子. 看護基礎教育における災害看護学構築に関する研究—日本看護系大学における災害看護学教育の実態調査と本学災害看護学構築の課題. 県立長崎シーボルト大学看護栄養学部紀要. 2006，7：53－60.

[15] 马云会. 重视灾害护理教育应对突发灾害 [J]. 中华护理教育，2004，1（2）：

98-98.

[16] 小原真理子，長谷部史乃．本学における災害救護教育と今後の取り組み―地域自主防災組織との協働を元に、学生及び住民の地域防災力の育成を目指して．日本赤十字武蔵野短期大学紀要，2004，17：65-73.

[17] 勝間みどり，伊藤明美，西村理惠ほか．看護基礎教育における災害看護に関する研究―その3：災害看護の概要と授業計画．神戸市看護大学短期大学紀要．1998，17：17-25.

[18] 山口貴美子．山本捷子．村上照子ほか．日本赤十字災害看護学の確立をめざして（第2報）―日赤系短期大学生の赤十字に関する認識の事態．日本赤十字秋田短期大学紀要．1999，4：23-28.

[19] 山本捷子．村上照子．山口貴美子ほか．日本赤十字災害看護学の確立をめざして（第1報）―赤十字災害看護学研究会の発足とその課題．日本赤十字秋田短期大学紀要．1998，3：29-33.

[20] 山本捷子，奥山朝子．看護学生の災害救護訓練参加による学習計画とその結果―日赤第一ブロック支部合同災害救護訓練参加の実際．日本赤十字秋田短期大学紀要．1999，4：29-35.

[21] 兎澤惠子，高木タカ子，古市清美．災害時生活体験学習における学生の災害に対する意識の変化―生活体験キャンプと高齢者施設見学を通して．群馬パース大学紀要．2006，2：207-220.

[22] 岩永智惠子，片穂野邦子，高比良幸子ほか．災害時看護管理実習の学習効果と問題点―実習担当者の振り仮りから．県立長崎シーボルト大学看護栄養学部紀要．2003，4：85-94.

[23] 山本捷子，村上照子，山口貴美子ほか．日本赤十字災害看護学の確立をめざして（第1報）―赤十字災害看護学研究会の発足とその課題．日本赤十字秋田短期大学紀要．1998，3：29-33

[24] 山本捷子，奥山朝子．看護学生の災害救護訓練参加による学習計画とその結果―日赤第一ブロック支部合同災害救護訓練参加の実際．日本赤十字秋田短期大学紀要．1999，4：29-35.

[25] 兎澤惠子，高木タカ子，古市清美．災害時生活体験学習における学生の災害に対する意識の変化―生活体験キャンプと高齢者施設見学を通して．群馬パース大学紀要．2006，2：207-220.

[26] 岩永智惠子，片穂野邦子，高比良幸子ほか．災害時看護管理実習の学習効果と問題点―実習担当者の振り仮りから．県立長崎シーボルト大学看護栄養学部紀要．2003，4：85-94.

[27] Gebbie K，Merrill J. Public Health Worker Competencies for Emergency Response. Journal of Public Health Management Practice，2002，8（3）：

73—81.

[28] 张丽岩，管晓萍，高红艳，等. 灾害护理学在紧急医疗救援中的地位与作用 [J]. 中国急救复苏与灾害医学，2006，1 (6)：338—340.

[29] Kent R C. The United Nations' Humanitarian Pillar：Refocusing the UN's Disaster and Emergency Roles and Responsibilities. Disasters，2004，28 (2)，216—233.

[30] 成翼娟，方进博，黄丹莉，等. 从汶川地震看我国灾害专科护士培养 [J]. 护士进修杂志，2009，24 (13)：1170—1172.

[31] 黄英. 地震灾害后护理工作作用探讨 [J]. 中国公共卫生，2008，24 (10)：1159—1160.

[32] 胡国清，饶克勤，孙振球. 突发公共卫生事件应对能力评价工具研究 [J]. 中华医学杂志，2006，86 (43)：3031—3034.

[33] 陈昕，陈华丽，陈妙霞. 卫生应急护士在灾害应急救援中的作用 [J]. 岭南急诊医学杂志，2008，13 (5)：380—382.

[34] 林琳，何国平，李祝英. 灾难救援中护士的角色和职责 [J]. 护理研究，2006，20 (12B)：3203 —3204.

[35] 管小平. 对灾害救援护理培训的两点建议 [J]. 中华护理杂志，2009，44 (7)：638.

[36] Jakeway C C，Larosa G，Cary A，et al. The Role of Public Health Nurses in Emergency Preparedness and Response：A Position Paper of the Association of State and Territorial Directors of Nursing [J]. Public Heal the Nursing，2008，25 (4)：353—361.

[37] 李春玉，Courtland R. 构建灾害应对护理人员培训体系的研究与实践 [J]. 中国护理管理，2009，9 (5)：11— 13.

[38] Polivka B J，Stanley S A，Gordon D et al. Public Health Nursing Competencies for Public Health Surge Events [J]. Pubic Heath Nursing，2008，25 (2)：159—165.

[39] Slepski L A. Emergency Preparedness and Professional Competency among Health Care Providers during Hurricanes Katrina and Rita：Pilot study results [J]. Disast er Man ag Resp on se，2007，5 (4)：99—110.

[40] Stanley S A，Polivka B J，Gordon D，et al. The Explore Surget Rail Guide and Hiking Work Shop：Disciplines Pacific Education for Public Health Nurses [J]. Public Health Nursing，2008，25 (2)：166—175.

[41] Kuntz S W，Frable P，Qureshi K，et al. Association of Community Health Nursing Educators：Disaster Preparedness White Paper for Community/Public Health Nursing Educators [J]. Public Health Nursing，2008，25 (4)：

362－369.

[42] 胡爱招，王志红. 加强护理人员在灾害救援中的作用 ［J］. 护理研究，2005，19
(5A)：332－333.

[43] 管晓萍，张利岩，高歌，等. 国际救援实践对护理培训方向的启示 ［J］. 中华护
理教育，2006，3 (9)：112－113.

[44] 黎檀实，卢光明，赵炜，等. 联合国维和行动卫勤保障的启示 ［J］. 解放军医院
管理杂志，2006，13 (2)：122－123.

[45] 游睿芳，赵文婷. 我国灾害护理教育与培训现状 ［J］. 全科护理，2010，8 (3C)：
823－824.

[46] 李宗浩. 创建发展中国救援医学事业 ［J］. 中国急救复苏与灾害医学杂志，2007，
2 (1)：1－2.

[47] 罗羽，杨雅娜，陈萍，等. 浅析我国社区护理人员灾害应对能力的建设 ［J］. 护
理学杂志，2010，25 (1)：23－25.

[48] Baskett P，Weller R. 灾害医学 ［M］. 张建平，译. 北京：人民军医出版社，
1992：3－13.

[49] Andress K. The 14th World Congress on Disaster and Emergency Medicine
Introduces an International Nursing Section ［Letter to the editor］. Disaster
Management & Response，2005，3 (4)：96.

[50] Salama P，Spiegel P，Talley L，et al. Lessons Learned from Complex
Emergencies over Past Decade. Lancet，2004，364 (9447)：1801－1813.

[51] Garfield R，Dresden E，Rafferty A. The Evolving Role of Nurses in Terrorism
and War. American Journal of Infection Control，2003，31 (3)：163－167.

[52] Kennedy M S. Nurses Making a Difference. Our Worst Disaster's First Nurse：A
Nurse Was at the Center of Disaster Response on September 11. American Journal
of Nursing，2002，102 (2)：102－103.

[53] Qureshi K，Gershon R，Gebbie E. Healthcare Workers Ability and Willingness
to Report to Duty During a Catastrophic Disaster. Journal of Urban Health，
2005，82 (3)：378－388.

[54] Rowney R，Barton G. The Role of Public Health Nursing in Emergency
Preparedness and Response. The Nursing Clinics of North America，2005，40
(3)：499－509.